JN268944

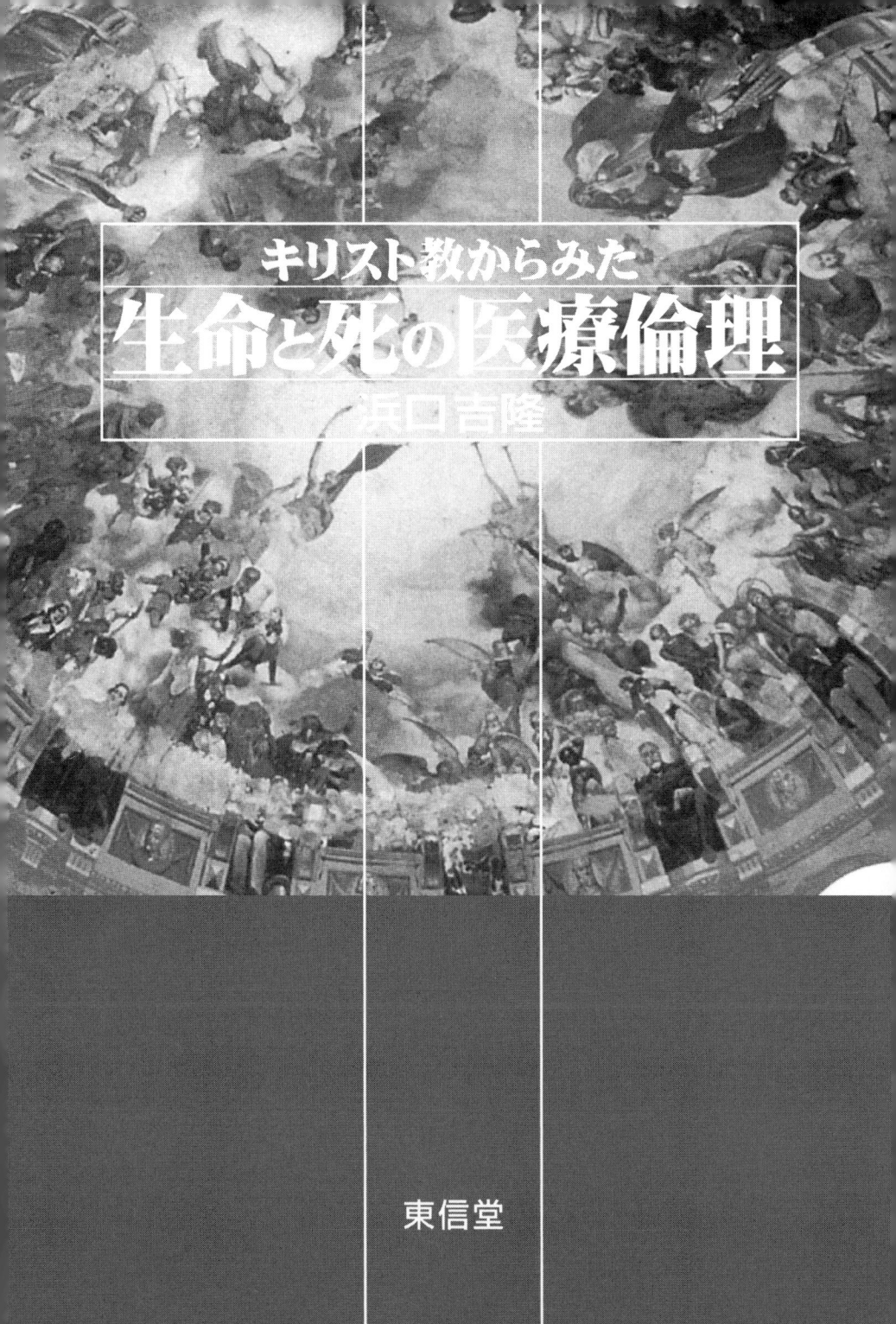

キリスト教からみた
生命と死の医療倫理
浜口 吉隆

東信堂

まえがき

　人は誰でも健康で充実した人生を過ごせることを願っている。その人生の途上で自分の身体に異変が生じ、思いがけず健康を害したり、突如として病気になり生命の危険に晒されることもある。それが若いときであるか、高齢になってからであるかは誰も知らない。医学や医療はいつの時代にも人間の病気の治療に寄与してきたし、健康を回復したいという患者の願いをかなえるものであった。医者は自分の専門的な知識と医療技術をもって、そのような患者の切実な願いに誠実に応える貴い存在であるからこそ、人は病気になると医者に自分の身体のいのちをゆだねてきたのである。だれもそのような医療の価値を否定することはできないであろう。しかし、近年の進展する医療事情をめぐっては、これまでとは異なる患者と医療従事者との関係の在り方が問い直されており、医療関係者のみならず、一般市民としても人間の生命と死の医療の在り方に強い関心を寄せるようになった。そのために、医療倫理はもはや単に医者だけの職業倫理としてではなく、すべての人が自分の生命と死の意味をより深く考えなければならないような身近かな日常的な倫理にもなっている。

　ところで、現代の新しい学際的な学問である生命倫理(学)においては、その学問領域をどのように理解するかにもよるが、医療倫理はまだ重要な位置を占めている。本書で紹介する医療倫理は、最近の生命倫理による新たな問題意識と具体的な医療現場を見つめながら、日々進展する医療技術を患者にどのように適用すべきか、それをどのような倫理基準によって判断し、また決断すべきかを伝統的なキリスト教医療倫理を踏まえて考察したものである。日本においても、時流に乗って生命倫理が謳

歌され、最新の医療技術による生命操作が万能であり人間の幸福を約束するかのごとく受け止められているようにも思われる。しかし、人間の本来の在り方を探求し、何をいかになすべきかを問う倫理の立場からすれば、技術的な可能性と倫理的な可能性とを区別し、何が病人や患者という「人間人格」にとって最善であり、どのような手段を選択すべきかを判断しなければならない。そこで、本書は、私たちが直面する人間の生命と死をめぐる現代医療の諸問題を学び、自分の価値観を形成または見直し、具体的な医療の場においてより適切な医療手段を選択するための賢明な判断ができるための一助にでもなればと思い、日本での種々の議論をも念頭におきながら基本的な考え方を教科書としてまとめたものである。

なお、倫理といえば、何をすることが善でありまた悪であるか、それは白か黒かという具合に鮮明に判別しうるものであるかのような判断を求められることがある。けれども、私たちが生きている現実の世界はそれほど単純なものではない。何をもって善とするか、また何をもって悪と判断するか、いろいろな複雑な現実の中にあって判然としないのである。善悪の判断は行為の主体である人間と、その人間が生きている時代や状況、また行為の目的などを総合的に考え合わせてなされるものだからである。それは医療倫理についても言えることである。

したがって、本書は人間の生命と死をめぐる医療に関して、まず第1章で生命倫理の成立の背景を確認し、第2章で生命と死の問題は医療と倫理と宗教との相互連関の中で取り扱われるべきものであることを力説することから始めている。第3章では、人間の生命について聖書とキリスト教の人間観に基づく理解を紹介するが、それは他の宗教の生命理解を排除するものではない。第4章と第5章は、人間の具体的な行為に対する倫理的責任の意味を探るとともに、キリスト教の医療倫理で適用されてきた生命をめぐる伝統的な倫理原則を紹介する。

このような医療倫理の歴史的な位置づけと理解に基づいて、第6章で健康と病気という側面から人間の生きる意味を問い直し、第7章では患

者と医者との関係の在り方について学ぶことになる。医療はただ患者に治療を施すだけのものに限定されるものではない。そこで、第8章で現代とくに強調されている看護と癒しそしてホスピス医療の原点を探求する。医療倫理は実際に施される医療行為にかかわるものであるから、第9章でその行為の意味を確認し、医療の進歩に必要な人体実験の倫理性とその条件などを取り扱う。第10章は現代の生命倫理で強調される自己決定権の根拠を探りながら、その権利を前提とするインフォームド・コンセントの法理の歴史と意味について学び、患者を中心とした選択医療の意義を正しく認識することをめざしている。

　こうして、医療をめぐる大きな枠組みを知ることによってはじめて、具体的な医療の事例に対する倫理的な判断に向かうことができよう。第11章では臓器移植の歴史のなかで現代の移植医療をながめ、日本での議論をも意識しつつキリスト教倫理の視点からの移植の倫理性を紹介する。第12章は先の移植医療との関連で論じられてきた脳死と心臓死の問題を解明し、どのように人間の死を理解すべきかを考える。最後に、第13章では人間の生命の終焉にかかわる延命医療と尊厳死および安楽死の倫理について問うことにする。その場合も、日本で展開されている医療の実態とキリスト教の医療倫理との接点を求めるように心掛けてみた。人間の生命と死はだれにでも共通する普遍的な問題であっても、各民族の文化や時代によって異なる理解が生まれるものであるから、相互に排斥することなくそれらの相違の原点を探り、どこに真理があるかを見極めなければならないであろう。

　いうまでもなく、各章で取り扱っているテーマは各方面からの議論や更なる研究を要するものであるが、教科書という性格から自ずと一定の限界がある。そこで、巻末には種々異なる見解の文献（邦文のみ）を挙げておいた。

目 次／キリスト教からみた生命と死の医療倫理

まえがき(i)

第1章 生命倫理の成立とその背景 …………………………… 3

1 生命倫理の成立とその定義 …………………………… 3
   (1) 生命倫理の成立(3)
   (2) 生命倫理の定義(4)

2 生命倫理の成立の背景 ………………………………… 5
   (1) 生命倫理に先立つ医療倫理(6)
   (2) アメリカにおける生命倫理の誕生(8)
   (3) 疾病構造の変化と先端医療技術(10)
   (4) 日本における生命倫理の成立(13)

引用文献 (14)
参考文献 (15)

第2章 医療と倫理と宗教 ……………………………………… 17

1 生命科学と医療技術 …………………………………… 17
   (1) 科学と技術(17)
   (2) 生命科学と医療技術(19)

2 医療技術と倫理 ………………………………………… 20
   (1) 医療技術とその限界(21)
   (2) 人間の生命と倫理(22)

3 医学と宗教 ……………………………………………… 25
   (1) 医学の限界(25)
   (2) 人間の生と宗教(27)
   (3) 道としてのキリスト教(28)

4 生命倫理の課題 ………………………………………… 30
   (1) 具体的な問題領域(30)

(2)　医療技術と人間性回復の倫理 (30)

引用文献 (33)

参考文献 (33)

第3章　キリスト教の人間観 …………………………… 35

1　聖書における人間観 …………………………… 35
　(1)　旧約聖書の人間観 (35)
　(2)　新約聖書の人間観 (42)

2　キリスト教の人間観 …………………………… 46
　(1)　人格である人間の生命 (46)
　(2)　人間の尊厳と人命の尊重 (51)

引用文献 (54)

参考文献 (54)

第4章　人格と良心と責任の倫理 …………………………… 55

1　人格と責任 …………………………… 55
　(1)　「責任」の語義 (55)
　(2)　人格と責任 (56)

2　倫理的責任と法的責任 …………………………… 58
　(1)　倫理的責任 (58)
　(2)　法的責任 (59)
　(3)　倫理的責任と法的責任の比較 (60)

3　責任と人格形成 …………………………… 61

4　責任の倫理と法 …………………………… 65
　(1)　倫理規範と法 (65)
　(2)　法と倫理との関係 (67)

引用文献 (69)

参考文献 (69)

第5章　生命をめぐる倫理原則 ……………………………71

1 生命の価値と倫理原則 ……………………………71
  (1) 人間の生と死の尊厳 (71)
  (2) 価値の衝突状況における倫理原則 (75)

2 二重結果の原則とその解釈 ……………………………77
  (1) 二重結果の原則とその適用 (77)
  (2) 二重結果の原則の再解釈 (80)

3 生命維持の「通常手段」と「特別手段」の原則 ……………………………82
  (1) 原則の起源と意味 (82)
  (2) 「通常・特別手段」の基準化 (83)
  (3) 基準の公式化 (84)
  (4) 原則の再解釈 (86)

4 全体性の原則 ……………………………89
  (1) 原則の起源 (89)
  (2) 原則の公的な適用 (90)

  引用文献 (92)
  参考文献 (92)

第6章　健康と病気と生きる意味 ……………………………95

1 健康はどのような状態か ……………………………95
  (1) 人間の生活と健康 (95)
  (2) 健康の定義とその意味 (96)

2 病気はどのような状態か ……………………………99
  (1) 病気の多面性 (99)
  (2) 病気への対応 (101)
  (3) 病気の原因 (102)

3 生きる意味と病気と苦悩 ……………………………104

(1)　生きる意味の探求 (104)
　　(2)　苦悩の意味と人生の価値 (107)
　引用文献 (110)
　参考文献 (110)

第7章　患者と医者との関係 ……………………………111

1　病気と病人の痛み ……………………………………111
　　(1)　病むという現象 (111)
　　(2)　痛みの意味 (114)

2　患者と医者との関係 …………………………………116
　　(1)　患者とは (116)
　　(2)　医者とは (117)
　　(3)　患者と医者との関係 (120)
　引用文献 (124)
　参考文献 (124)

第8章　病人の看護と癒しとホスピス ………………127

1　病人の看護と癒し ……………………………………127
　　(1)　看護の定義 (127)
　　(2)　"cure" と "care" の関係 (129)

2　キリスト教の癒しの原点 ……………………………135
　　(1)　隣人愛に基づく癒し (135)
　　(2)　現代医療における癒し (137)

3　ホスピス医療 …………………………………………138
　　(1)　ホスピスとは何か (138)
　　(2)　ホスピスの歴史 (139)
　　(3)　ホスピスの基本理念 (141)
　引用文献 (142)
　参考文献 (143)

第9章　医療行為と人体実験 …………………………………145

1　医療行為とは何か ……………………………………145
- (1) 医療行為とは何か (145)
- (2) 医療行為の法的規制 (148)
- (3) 医療行為の限界 (151)

2　人体実験をめぐる諸問題 ……………………………153
- (1) 人体実験とその意義 (153)
- (2) 人体実験のための倫理的基本原則 (155)
- (3) 人体実験の許容性の条件 (157)
- (4) 人体実験の法的規制 (159)

引用文献 (161)
参考文献 (161)

第10章　患者の自己決定権と同意原則 …………………163

1　人間の自己決定権 ……………………………………163
- (1) 人間の自由と倫理 (163)
- (2) 自己決定の可能性と権利 (166)

2　インフォームド・コンセントにおける「同意原則」 ……167
- (1) インフォームド・コンセントの基本理念 (167)
- (2) ICの意義 (170)

3　ICの歴史的経緯 ……………………………………172
- (1) ニュールンベルグ綱領 (172)
- (2) ヘルシンキ宣言 (174)
- (3) アメリカにおけるICの推移 (176)

4　日本におけるICの模索 ……………………………177
- (1) 日本医師会の生命倫理懇談会の報告書 (177)
- (2) 欧米と日本との相違 (180)

引用文献 (183)
参考文献 (184)

第11章　臓器移植とその倫理性 ……………………………… 185

1　臓器移植の歴史概観 …………………………………………… 185
  (1)　脳死以前の移植医療 (185)
  (2)　日本における脳死・臓器移植論議 (188)

2　臓器移植の必要性と倫理性 …………………………………… 190
  (1)　臓器移植とは何か (190)
  (2)　同種移植の種類 (192)
  (3)　臓器移植の倫理性 (194)
  (4)　臓器移植の倫理性の根拠 (196)

3　臓器移植の実施 ………………………………………………… 199
  (1)　臓器提供者と受容者の意思確認 (199)
  (2)　日本の臓器移植法 (201)
  (3)　移植術とそのシステム (202)

引用文献 (205)
参考文献 (205)

第12章　人間の死とその判定 ………………………………… 207

1　伝統的な死の判定 ……………………………………………… 207
  (1)　三徴候死説 (207)
  (2)　法的概念としての死 (210)

2　脳死問題と脳死説 ……………………………………………… 211
  (1)　脳死という現象 (211)
  (2)　脳死説の分類 (212)

3　脳死の判定基準 ………………………………………………… 215
  (1)　心臓死と脳死との関係 (215)

(2)　脳死の判定基準(216)

　　(3)　脳死判定基準に対する批判(221)

4　脳死と人間の死 …………………………………………222

　　(1)　脳死と個体の死(222)

　　(2)　「脳死＝人の死」の社会的受容(224)

　　(3)　関係としての人間の死(225)

　引用文献 (229)

　参考文献 (230)

第13章　延命医療と尊厳死と安楽死 ……………231

1　延命医療と生命の終焉 …………………………………231

　　(1)　人工的延命の義務と限界(231)

　　(2)　殺すことと死なせること(235)

2　延命中止による尊厳死の容認 …………………………239

　　(1)　日本における治療中止の要件(239)

　　(2)　キリスト教倫理の見解(241)

3　鎮痛と安楽死 ……………………………………………245

　　(1)　鎮痛医療と生命短縮(245)

　　(2)　日本における安楽死容認の要件(247)

　　(3)　キリスト教医療倫理の見解(251)

　引用文献 (252)

　参考文献 (252)

資　料 ………………………………………………………253

　　1　ヒポクラテスの誓い(255)

　　2　ジュネーブ宣言(256)

　　3　ニュルンベルク綱領(256)

　　4　ヘルシンキ宣言(258)

　　5　患者の権利章典に関する宣言(262)

6　患者の権利に関するリスボン宣言 (264)
    7　アメリカ大統領委員会報告 (265)
年表　日本の移植医療と法制化の動向 …………………………267
参考文献 ……………………………………………………………273
あとがき ……………………………………………………………281

キリスト教からみた生命と死の医療倫理

第1章　生命倫理の成立とその背景

1　生命倫理の成立とその定義

(1)　生命倫理の成立

　「生命倫理」または「生命倫理学」と訳される「バイオエシックス」(bioethics)は1970年代にアメリカで成立した新しい学問である。語源としては、生命や生活を意味する"bios"と倫理(学)を意味する"ethics"(ethike)の合成語である。癌研究者のファン・レンセラー・ポッター(Van Rensselaer Potter)が1971年に『バイオエシックス』を著したとき、彼が考えていたのは「生き残りの科学」(the Science of Survival)であった。人口増加や天然資源の浪費また地球の生態学の危機が叫ばれるようになり、この有限な世界で人間はいかに生き延びていくかが論じられるようになったのである。これは環境倫理学(Enviromental Ethics)であった。また、このような自然環境における人間の生存の危機感とは別の視点からも人間の生命をめぐる問題が提起されていた。1970年代初頭の分子生物学の発展に伴って遺伝子操作、とくに遺伝子組み換え技術が実用化されれば、環境に対してどのような悪影響を及ぼすかが議論された。科学技術の応用の危険性に対しては科学者による研究の自己規制と具体的な方策が講じられなければならず、バイオテクノロジー(生物技術 biotechnology)研究をめぐる新しい制度作りが必要になったのである。最新の生命科学(bioscience)の研究によって種々の生命操作は、1970年代末から実験研究を経て実用化段階(農林畜産業)に入っていたのである。さらに、生物医学あるいは生命医療(biomedicine)は生命科学の成果を人間に適用する医療であるが、それは人間の生命操作(human manipulation)の可

能性を拡大するものであり、新しい意味での人権侵害になる恐れがある。
　このような諸問題に対処するために生まれた学問が「バイオエシックス」である。つまり、この学問領域は「地球環境倫理」（global bioethics）の行動指針としての英知を結集する学問、また生物学の関連する諸科学の成果を基礎にした学問、さらに医学や環境に関する自然科学のみならず社会科学や人文科学に及ぶ学問であり、まさに学際的学問である。「学際的」（interdisciplinary）とは、自分の学問領域や専門を前提として、その立場から他の学問領域にかかわっていくという意味合いである。この学問の成立に、後述するケネディ倫理学研究所において日本人として最初からかかわってきた木村利人は、専門の学問分野の枠組みを越えた生命倫理について次のように述べている。「バイオエシックスという新しい学問は、人間や生命や医学や自然や社会など、生命に関するあらゆる価値基準、倫理、思想を根本から考え直すということを目的として形成されつつある。」（木村利人、1987、182-3頁）

(2)　生命倫理の定義
　以上のような広範な学問領域をもつ「生命倫理」をどのように定義することができるだろうか。1971年に設立されたジョージタウン大学のケネディ倫理学研究所は1972年から6年間かけて4巻から成る『バイオエシックス百科事典』を編纂し、1978年に全巻を刊行した。そこには生命科学と医療の倫理問題をめぐる学際的な学問として、次のように定義されている。「バイオエシックスとは、生命諸科学とヘルスケアの医療の領域における人間の行為を道徳的な諸価値と規則と諸原理に照らして吟味する体系的な研究である。」
　また、この百科事典は1995年に改定されたが、それによれば、「バイオエシックスとは、学際的環境においてさまざまな倫理学的方法論を用いながら行う生命諸科学とヘルスケアの（道徳的展望、意志決定、行為、政策を含む）道徳的諸次元に関する体系的研究である。」
　木村利人はアメリカでの生命倫理の誕生の経緯をふまえて、人権を守

る運動としてそれを受け止めている。「地球の生態系の問題を含め、私たちの生命にかかわりをもつあらゆる事象についての価値判断の基準や倫理を問い直し、個人のライフ・スタイルや公共政策までをも含む研究と実践の対象とするのがバイオエシックスである。」(木村利人、1987、184頁)

そして彼の基本的理解によれば、「バイオエシックスとは医療・医学のみならずビオス(生命・生物・生活)のすべてにかかわりを持つ、人間の尊厳の主張に根ざした人権運動であり、公共政策づくりである。」(同、11頁)それは、私たち一人ひとりの人間が、真に自由と責任をもって自分のいのちを護り育てるための運動である。

なお、1992年にオランダのアムステルダムで開催された「国際バイオエシックス学会」(International Bioethics Association)の総会による公式定義によれば、「バイオエシックスは、ヘルスケアや生命科学において生ずる倫理的・社会的・法的・哲学的問題、そしてその他関連する問題について研究する学問である。」

2 生命倫理の成立の背景

確かに、生命倫理は医学の学問と技術の目覚ましい進歩によって生まれてきた学問であるが、そこで何が問われているのだろうか。一つには、科学の発展が必ずしも人間の幸福につながるものではないということである。私たちは最も大切な自分の生命について、ただ科学者や専門家としての医者にゆだねて安心していられなくなった。技術の進歩による医療システムや頻発する産業公害の問題に直面するようになった今、自分の生命に対する自らの権利や責任を自覚する必要がある。専門家は技術のエキスパートではあるが、倫理や価値判断は私たち自らがなさなければならない。人権や安全や幸福という基本的な価値を問い直し、生命に関する医学的問題にも主体的に取り組むという姿勢が求められている。つまり、人間の尊厳と生命権を内容とする自己決定権が注目されるようになった。その背景を探ってみよう。

(1) 生命倫理に先立つ医療倫理

　a）西洋の医療倫理

　西洋の医療倫理はイエス・キリストの教えに基づいている。例えば、「医者を必要とするのは、健康な人ではなく病人である。わたしが来たのは、正しい人を招くためではなく、罪人を招いて悔い改めさせるためである。」(ルカによる福音書5章31-32節) この言葉は、人間の心身の癒しのために来られたというイエスの使命を要約するものである。キリスト教会はその設立当初から、このイエスの癒しの使命と隣人愛の教えを具体的に実践するために、病人の世話・看護を自らの基本的精神として生きてきた。ローマ帝国におけるキリスト教の伝播につれて、その精神に基づく社会制度や修道院付属の病院などが造られるようになる。

　また、中世以降のキリスト教倫理(神学)においては、人間の生命や身体の問題は正義の領域として取り扱われる。例えば、キリスト教哲学者・神学者であるトマス・アクィナス (Thomas Aquinas 1226-1274) は主著の『神学大全』(Summa Theologica) の中で「肉体に対する不正」(2-2, Q.64-66) について扱うとき、殺人、肢体の切断、死刑、自殺、盗みなどを「行いによる不正」として論じている。同じように16世紀のスペインのスコラ学者たち、例えばドミニコ会のドミニクス・ソト (Dominicus Soto 1494-1560) やイエズス会のファン・デ・ルゴ (Juan De Lugo 1583-1660) なども肉体に関する諸問題を「生命に対する不正」(殺人、肢体の切断、投獄、笞打ち、姦通、強姦など)として取り扱い、医療倫理を正義論の中に位置づけている。もちろん、生命と殺害などはモーゼの十戒の第五戒「殺すなかれ」に関連して論じられる。しかし、近代の著名な倫理神学者であるアルフォンソ・デ・リグオーリ (Alfonsus de Liguori 1696-1787) は、生命に関する法的な義務よりも個人の状況をより重視する医療の倫理を展開するようになる。また、人間の生命の問題は教会の霊的指導とも関連しており、医療の問題については聖職者の果たす役割が大きくなった。こうして、司祭のための手引書として「司牧的医療」(Medicina Pastoralis)

なども必要になり、医学と法律と倫理を含んだ欧米におけるカトリックの医療倫理が成立したのである。

　b）医者の職業倫理
　ところで、キリスト教のカトリック医療倫理はキリストの精神に根差しているとはいえ、医者という専門家集団の職業倫理として発展してきた。それは医者として守るべき倫理であり、医者がそなえるべき徳目であり、医者としてなすべき倫理的態度・礼儀作法 (etiquette) であった。医者の職業は西洋でも日本でも「医術」または「医道」ともいわれるように、それは医療技術だけでなく医者の手腕や経験の豊かさをも示唆している。キリスト教医療倫理も具体的には西洋医学の基礎を体系づけたといわれる「医聖」、ヒポクラテス (B.C.460/59-375頃) が医神アポロンや神々と女神たちの前で誓った「ヒポクラテスの誓い」と密接に関連するようになる。その理由はどこに見いだされるであろうか。
　先ず、西洋においてその「誓い」が取り上げられるのは12世紀以降である。医者たちが「専門的職業人」(professional) として登場するのは11世紀から12世紀頃である。「専門的」とは「宣誓する・公言する」(profess) という動詞に由来するが、医者と法律家 (弁護士) と聖職者の三つの職業が特別の専門家集団として認知されるようになる。彼らは自らの努力によって技術や知識を高めるだけでなく、「人の命」を取り扱う特別の判断を求められるから、神の前で宣誓し、社会にも公言する必要があった。また、医者自らの自律性と権威をもって一般人の信頼を失わないためにも、職業上の倫理的な自主規制としての規範が要請された。
　次に、キリスト教世界のヨーロッパでは当初、医学・医術は修道院で教えられていたが、それが修道院外で行われるようになったことである。例えば、西欧の修道院の発祥ともいえるベネディクト会のモンテ・カッシーノ修道院では、看病や医療活動も重要なものであって医学書の収集、薬草園の運営もなされていた。7世紀頃からは旅行者や孤児、老人、身体障害者などの宿泊や看護を行っており、彼らが利用する宿泊施設は「ホ

スピタル」と呼ばれ、その後中世社会でそのような施設は各地に広まり、現在の病院の起源ともなっている。11世紀にはナポリの南にあるサレルノにベネディクト会の修道院が建てられ、その地は良好な天候にも恵まれて保養地にもなっていた。そこは11世紀頃から医療センターとしても知られるようになり、ヨーロッパ各地から医学生が集まる医学校が創設された。12世紀以降にはボローニャやパドヴァの大学において神学や法学とともに医学部が設けられ、優れた医学書が出版されるようになる。このような教会から離れた教育機関では、一神教のキリスト教とは異なる「ヒポクラテスの誓い」が注目されるようになり、専門職業人としての医者の統一的なシンボルになっていく。それは医者の自発的な倫理規定として大切にされるようになった。この「誓い」の趣旨は、医者は医学知識の善用に努め、悪用しないこと、また患者との特権的な地位を利用しないことにある。ヒポクラテスは優れた医者として尊敬され、医者の患者への献身的かかわりと正直で慎重な医療の姿勢が評価されてきたのである。

しかし、医学の進歩の立場からすれば、近代実験医学や生理学の父と呼ばれるC．ベルナール（Claude Bernard 1813-78）の『実験医学序説』(1865年)やR．コッホ（Robert Koch 1843-1910）の結核菌の発見(1882年)などによって、人体に対する実験や細菌による伝染病の治療が必要になった。そこではヒポクラテスの自然治癒力は乗り越えられたようでもあるが、現代のアレルギー体質や薬害などは体質や自然環境の問題として改めて自然治癒力の意味が見直されてきている。いずれにせよ、「誓い」は患者の救済を目標とする医者の職業倫理のシンボルとして尊重され、医者独自の権利と責任を自覚させるものであった。中世のキリスト教会でも、神々を「イエス・キリストの父なる神」と言い換えて、その「誓い」は医療倫理の基本精神として受け入れられてきた。

(2) アメリカにおける生命倫理の誕生

アメリカでは1950年代には医療倫理は定着しており、堕胎、不妊手術、

避妊、医療実験、安楽死などを取り扱っていた。その倫理は一般原則をどのように具体的な事例(case)に適用するかという決疑論的倫理(casuistics)であった。しかし、そのような医療倫理から患者の健康をどのように維持するかという「ヘルスケアの倫理」(Health Care Ethics)、または人間の生命構造を分析し生命操作の可能性を探る「生命医学の倫理」(Biomedical Ethics)などが、全人的な健康を守る人間の医療を求めるようになる。それらはもはや医者の職業倫理ではなく、患者の人間としての尊厳と人間性の回復を中心とした倫理である。アメリカでの生命倫理の誕生には種々の社会的背景があった。ここでは、主に米本昌平の『バイオエシックス』(1985)に従って、その背景を要約しておく。

　アメリカでは、社会における弱者の権利を守る一連の社会運動が展開された。1950年代、黒人の人権差別撤廃運動がおこり、ケネディ政権(1961-63年)による積極的な支援策が講じられた。1960年代には中絶自由化の是非を問う女性解放運動、消費者運動や環境保護運動などと連動して、アメリカ社会全体が女性、消費者、患者の権利の承認をめざすようになった。またジョンソン大統領(1963-69年)による貧民層に対する平等政策が図られ、低所得者、障害者、高齢者などの医療保障制度が創設される。また、1960年代後半にはベトナム戦争でのアメリカの敗北により景気が大幅に後退し、反戦運動、黒人暴動、学生運動などが激化し、アメリカ社会全体が科学技術に基づく既成の物質文明を否定する傾向が高まってきた。1969年にニクソン大統領(1969-73年)がベトナムからのアメリカ軍の撤退を表明し、1973年には撤退完了した。1970年代になると社会運動は鎮静化し、大統領も医療問題に力を入れて癌撲滅のための生命科学や医学研究、医療制度などを見直し、適正な医療費の配分による公正な医療の在り方を検討するようになる。人体の実験医療などによる過剰な医療行為に対しては、患者の人権意識が覚醒した時代にあって、「患者が意志決定する主体であり、人格としての権利を有する」という主張が高まってくる(例えば、P．ラムジー、1970)。そのような社会状況にあっては、医療も消費活動の一形態としてサービス業になってくる。医者や

病院はヘルスケアの提供者であり、患者はその消費者という意識の変化がなされる。医者と患者とは一方的な上下関係から人間としての平等な水平関係に向かう。その関係の中では、医者と患者との双方の意志決定の権利を認めるものの、医療の在り方を決定するのは医療サービスを受ける患者にある。

　ところで、患者の人権を守る医療の在り方については、すでに1964年の第18回世界医師会総会で採択された「ヘルシンキ宣言」(ヒトにおける生命医療研究に携わる医師のための勧告) でも提唱されている。アメリカの病院協会 (American Hospital Association) は1972年に「患者の権利章典」を発表した。そこには、医者が十分な情報を与えて、患者が同意することによって医療を行うという「インフォームド・コンセント」(informed consent) の思想が取り入れられている。この思想は医者が医療過誤で患者に訴えられたときの防衛策でもあり、アメリカ社会において医療裁判が多発したことをも反映しているが、いずれにしろアメリカ社会では患者の自律性を承認する運動として生命倫理が誕生したのである。その生命倫理のパイオニア的な貢献を果たすのは、1969年に設立された「ヘイスティング・センター」(Hasting Center of Bioethics) とケネディ大統領の親族の寄付により1971年に設立されたジョージタウン大学の「ケネディ倫理学研究所」(Kennedy Institute of Ethics) である。

(3)　疾病構造の変化と先端医療技術

　以上のようなアメリカ社会における医療の在り方と生命倫理の誕生とは単にアメリカ社会に固有なものではなく、世界における疾病構造と病気治療技術の変化という共通の側面をもっている。医療の場は医者の職業倫理だけでは十分ではなく、患者の病状に対応する医療従事者集団と患者との関係の在り方、その倫理が求められるようになった。

　a) 感染症の治療対策と制圧
　先進国での経済的な豊かさとも関連して、現代では結核菌や赤痢菌な

どによる感染症よりも過労や食生活に伴う成人病が増えてきた。伝染病の結核については、コッホによる結核菌の発見、彼の下での北里柴三郎 (1852-1932) の破傷風菌の培養と血清療法やジフテリア血清の開発などが注目される。伝染病の予防対策としてワクチン予防接種や消毒とともに衛生思想の啓蒙もなされた。エールリッヒ (P.Ehrlich, 1854-1915) が1930年に発見したサルファ剤やフレミング (A.Fleming 1881-1955) が1929年に発見したペニシリン、またワクスマン (S.A.Waksman, 1888-1973) が1944年に発見したストレプトマイシンなどの抗生物質は、感染症の治療方法 (発見された病原体を除去する方法) が医療の世界に登場した例である。このような抗生物質は大量生産による実用化が進み、感染症に対する国 (主に先進国) を挙げての予防体制や公衆衛生教育とあいまって人々の健康状態は改善されてきた。こうして、20世紀半ば以降には感染症患者は激減し、WHO (世界保健機構) は1967年に天然痘の撲滅運動に乗り出し、1980年に世界においてそれが撲滅したことを公式に宣言した。

　b）生活習慣病の増大と疾病構造の変化

　現代では外的病因が特定されても有効な治療薬が見いだせないエイズ (後天性免疫不全症候群) や遺伝病の治療法の研究開発も進められているが、一方で抗生物質の乱用による副作用 (アレルギー性のショック症状) や耐性菌の出現、また病原体の巣窟ともいえる病院における院内感染なども発生している。しかし、なお死亡原因の上位を占めているのは、単一の原因を簡単に指定できない癌、糖尿病、心疾患、高血圧また脳血管疾患などの生活習慣病である。それらの病気は複数の遺伝的素因が組み合わさって、時間の経過とともに次第に症状が顕在化する性質をもっている。生活条件や食事の質と量などの環境的な要素も重要であるが、病気の原因が患者の外部にあるのではなく、患者自身の内部にある。その病気の原因は取り除くことができないばかりでなく、患者自身の生命を形づくっており、死ぬまでそれを自分の内部に抱え込んでいる。患者の寿命が延びているいま、そのような病人に対しては、病状の進行を抑えな

がら、社会の中で生きていくための患者の「生活の質」(Quality of life = QOL) が確保されることが課題になっている。

　また、1950年代から分子生物学の誕生によって人間の生命の発生、代謝、遺伝などの生命現象が科学的に解明されるようになった。1953年にJ.ワトソン (James Wat-son) とF.クリック (Fransis Crik) がDNAの二重らせん構造を発見し、1962年にノーベル生理・医学賞を受賞して以来、分子遺伝学が発展してきた。人間の細胞が示す生命現象は、一つの法則に従う細胞内の物質 (核酸とタンパク質) の働きとして理解されるようになる。つまり人体の活動を細胞の活動として捉える「人体機械論」が提唱され、分子レベルの研究が進むにつれていろいろな最先端の医療機器と技術が現れてきた。

　c) 医療技術の進歩と医療のチーム化

　疾病構造の変化や生命科学の進歩によって、病気と医療をめぐる外的環境も日ごとに変化している。先端医療を実施する大病院化が進み、各種の分析診断機器 (血液自動分析器、コンピューター断層撮影装置、核磁器共鳴画像装置など) による診断技術、また癌の放射線照射装置やICU (集中治療室) における新型の治療が行われている。このような機器による診断や治療によって救命や延命率も向上しているが、総合病院としての病院の規模が医療の質を決定するようになるとともに、先端医療機器を使用できる技術水準を身につけた専門家が求められる。こうして、医療行為はいわば「人体という機械」の部品の異常を専門家の医学的知識で判断し、その部品を修理するか取り替えるかによって成立する。そのような先端医療は一人の医者によって実施できるものではなく、専門チームを編成して行われることになる。

　他方、医療のチーム化は従来の医者と患者の関係にも変化をもたらす。医者はもはや自分の専門的な知識だけでは患者に対応することはできず、看護婦の役割が重視されるばかりでなく、患者自身の病気に対する治療方針への同意の可否 (自己決定権) も認められるようになってきた。つま

り現代の医療は患者個人の生命をめぐってより広い人間関係の中に位置づけられ、人間生命の価値そのものを問う倫理的判断を必要とするのである。現代の医療には、「病気は治ったが、患者は死んだ」という表現で誇張されるように、患者の身体の部分的な故障を修理するあまり、患者の心身の双方にわたる全体的配慮に意を払わないという状況をどうすべきかが問われている。

(4) 日本における生命倫理の成立

日本ではどのようにして生命倫理が成立したのであろうか。日本語の「生命倫理」が最初に使用されたのは、上智大学の青木清がその科目名を文部省に申請し、その認可を受けて、1978年の4月に開講したときであると言われている。

すでに述べたように、木村利人は1980年にケネディ倫理学研究所に所属していた。そこでの彼の理解によれば、バイオエシックス(生命倫理)とは、医療を受ける側の一般人の倫理(一般倫理)と、医師の職業倫理(医の倫理)を統合した人類共通の価値基準や合意をつくり出して行こうとする、新しい一つの総合的な倫理体系である。(木村利人、1987、180-181頁)

また、その頃の日本の医療界は武見太郎の権威の下にあったが、彼は「生存科学」を提唱している。彼は、すべての人がより良い人間らしい生存ができるような人類の未来を展望する医療と福祉を志していた。それは人間の生存の秩序を創造する科学であり、絶えず科学から挑戦を受ける倫理である。1979年の国際会議で式見氏は次のように発言している。

「封建時代から今日までの医の倫理は、医師と患者の人間関係を中心として展開された医の倫理です。それには社会倫理の立場は割合に少なかったと私は判断いたします。第二次大戦後、医療をとりまく社会環境は大きく変貌いたしました。それで非常に消極的な患者と個人間の医師倫理は、新しい発展をしなければならなくなりました。人間生存の理法というようなものを、医学者は考えなければなりません。

福祉国家の医の倫理として非常に大切なことは、人類の集団としての生存形態を、最も人類の繁栄と平和にふさわしいものとするという大きな医学的な構想が考えられなければならなくなりました。偉大な義務に対応し、より大きな積極的な倫理が必要になると思います。社会倫理としての医の倫理について、私は今後の世界的な立場での検討課題になると信じております。」(ホアン・マシア、1985、184頁)

　アメリカの影響を受けて、日本でも1980年代に三菱化成生命科学研究所やイエズス会経営の上智大学に生命科学研究所が設立された。また、1985年の2月には脳死移植の立法化を検討する生命倫理研究議員連盟の設立、9月には厚生省の「生命と倫理に関する懇談会」の報告がなされ、12月には厚生省の「脳死に関する研究班」が脳死判定基準(竹内基準)を発表した。
　なお、日本の生命倫理の導入や紹介には二つの傾向が見られる。一つは科学史的な分野における川喜田愛郎や米本昌平などによるアメリカの医療とその周辺社会の文脈で生命倫理を紹介するもの、もう一つは加藤尚武や飯田亘之などによる生命倫理の文献を翻訳して紹介するものである。また、1988年に全国規模の学会として日本生命倫理学会と生命倫理研究会が組織され、現在も生命をめぐり学際的な研究活動を続けている。その他にも、星野一正などの提唱による国際バイオエシックス・シンポジウムも企画され、種々の生命倫理問題について意見交換や討議の場が設けられている。

引用文献(引用順)
　木村利人、1987、『いのちを考える―バイオエシックスのすすめ』、日本評論社。
　Reich, Warren T., (ed.), 1978, Encyclopedia of Bioethics, 4vols.
　トマス・アクィナス、1985、『神学大全』(稲垣良典訳)、創文社。
　米本昌平、1985、『バイオエシックス』、講談社。
　Ramsey, Paul, 1970, *The Patient as Person ― Explorations in Medical Ethics.*
　ホアン・マシア、1985、『続バイオエシックスの話―生命操作への疑問』、南窓社。

参考文献(アルファベット順)

アンセルモ・マタイス、1981、「生命倫理の原点」『ソフィア』(上智大学)30号、169-177頁。

ヒポクラテス、1963、『古い医術について・他八篇』(小川政恭訳)、岩波文庫。

―――、1996、『ヒポクラテスの西洋医学序説』(訳・解説／常石敬一)、小学館。

ホアン・マシア、1982、「人間学とBioethics」『人間学紀要』(上智大学)12号、29-41頁。

―――、1983、『バイオエシックスの話―体外受精から脳死まで』、南窓社、11-100頁。

香川知晶、1992、「バイオエシックスの誕生」、今井道夫・香川知晶編『バイオエシックス入門』、東信堂、4-22頁。

川喜田愛郎、大森文子、唄孝一、中島みち編、1988、『生命倫理―先端医療をめぐる諸問題について認識を深める』、日本看護協会出版会。

クレール・アンブロセリ、1993、『医の倫理』(中川米造訳)、白水社。

村上陽一郎、1996、『医療―高齢社会へ向かって』、読売新聞社。

島田華子、1988、『生命倫理を考える―バイオエシックスの思想』、北樹出版、13-62頁。

多井一雄、上沼昌雄、由井義昭、1984、『生命をみつめる―妊娠中絶と安楽死』、いのちのことば社、11-60頁。

土屋貴志、1998、「『bioethics』から『生命倫理学』へ」、加藤尚武・加茂直樹編『生命倫理学を学ぶ人のために』、世界思想社。

米本昌平、1988a、『先端医療革命―その技術・思想・制度』、中央公論社。

―――、1988b、「先端医療とバイオエシックスの現況」、フォラム実行委員会編『バイオエシックス―先端医療を考える視点』、ゆるみ出版、6-27頁。

―――、1988c、「バイオエシックスと医の倫理」、同上書、157-177頁。

第2章　医療と倫理と宗教

1　生命科学と医療技術

(1)　科学と技術

　現代の日本語で「科学」といえば、英語やフランス語の〈science〉の訳語として考えられている。ラテン語の〈scientia〉を語源とする〈science〉は一般的に「学問」や「知識」を意味するが、19世紀には特定の問題領域における専門的な「知識」に限定されるようになる。今日の「科学」は、種々の学問のなかでも「自然」現象のみを扱う狭い学問であり、専門化された領域で自然現象を解明し、ものの事実や法則を実証する学問である。19世紀に出現した「科学者」(scientist)という知的集団は、中世期の大学で「天職」(vocation 神からの召命)としての専門職(profession)であった聖職者、医者、法律家とは異なり、国家や社会が必要とする人材としての社会層を形成していた。その集団は、苦しんでいる人に手を差し伸べるという三つの専門職とは異なったものになる。
　また、今日では「科学」と「技術」は切り離せないほど緊密であり、「科学技術」という言葉が常識的になっている。その技術は現代社会を支えているものであり、その社会も技術開発とともに進歩するものと理解されている。科学技術は人類の幸福のために最大の貢献をするものであり、その顕著なしるしであるノーベル科学賞はそれを社会的に認める制度としても定着しており、その受賞者は名誉ある社会的な存在になっている。
　ところで、もともとは学問〈science〉と技術〈technology〉とは異質の概念である。「技術」とは日常的には「ものごとを巧みに行なうわざ」であり、その「うまさを身につけた人」を〈technician〉(技巧家)と呼ぶ。ギリ

シャ語の〈techne〉も物を作るときの「手わざ」であり、漢字の「技」も「細かい手仕事」の意味をもっている。「術」も「通いなれた道、何かをするための手だて」であるから、「技術」とは細かい手仕事を行なうための手だてである。しかし、その語源的な意味だけでは、現代の技術の問題を解明することはできない。国語辞典によれば、技術は「科学を実際に応用し、人間生活に役立てるわざ」(岩波国語辞典)、「(technique) 科学を実地に応用して自然の事物を改変・加工し、人間生活に利用するわざ」(広辞苑第三版) である。このような説明にも見られるように、現代の技術は科学と合体しており、それは「手の巧みさ」よりもほとんどすべてを機械に依存する「自動システム」になっている。それほどまでに機械化された技術の急速な進歩は、私たちの仕事や生活に多大な恩恵をもたらすとともに、種々の困難な問題をも引き起こしているのである。確かに、科学は自然法則を探究し、技術は何らかの目的を達成するためにその自然法則や科学的成果を実際に応用する手立てであり、そのような人間の営みの体系である。

　このような現代の科学技術については、両面的な判断がなされる。一方ではそれは人類に幸福を約束するものであり、他方では人間の生活を危機に陥れる道具でもある。また、科学は自然の法則を探究し、その真理を追究するから有益であるとしても、技術は核兵器のような非人道的な利用・応用に供される。確かに、科学技術そのものは中立的な価値であって、それを利用し応用する人(例えば、政治家)が悪いのであって、それを支える社会の制度が悪いと評される。だからこそ、科学技術の善悪の基準をどのように考えるかという倫理的な判断が求められる。いずれにせよ、私たちの生活は科学技術の支配を受けており、それに依存しているという事実を否定することはできない。けれども、私たちも公害や自然破壊のような科学技術を中心とする人間の生活の在り方を真剣に反省せざるを得ない。そこに科学技術の進歩の意味が問われることになる。ここでは生命科学と医療技術とに限定して、その意味を改めて検討してみなければならない。

(2) 生命科学と医療技術

　いま述べたように、科学技術は両面的な評価あるいは没価値的なものであるが、それは人間を中心とした価値評価である。生命科学者はあらゆる生命現象を研究し、生命が生存する原理（その根源の力）を解明して、その成果を人間に応用する技術を探究している。生物学(biology)や生命工学(biotechnology)の領域で可能になった技術を人間に適用する試みがなされている。その際に、科学の進歩が必ずしも人類の進歩と幸福につながるものではないという判断をするならば、技術的な可能性をそのまま人間に応用することはできない。だから、その応用については、人間の生命に及ぼす影響を考えて倫理的な妥当性を問うことになる。

　周知のように、いまでは生命科学とその技術の進歩によって人間の生命操作が可能になり、人間の生命の選択やその治療の可能性が広がってきた。先ず、人間の生命誕生の場面では、遺伝学や生殖医学の進歩によって胎児診断の技術が確立され、胎児の異常の有無が判明するようになった。そこで、いろいろな疑問が呈されるようになった。もし遺伝的な異常であれば、どのような治療をするか。どの程度の異常があれば人工的な妊娠中絶が許されるのか。それを誰がどのような理由で判断し決定するのか。また、人工授精や体外受精の技術とともに、代理母などの結婚や家庭の意味についても問題が提起されている。次に、生命維持装置の発達、人工臓器や臓器移植などの移植医療技術の開発によって、救われる命と救われない命の選択が迫られるようになった。どの患者にその技術を優先的に使用するかを決めなければならない。さらに、救急医療の進歩により劇的な回復と社会復帰の可能性がみられる反面、救命装置を取り付けることによって延命の可能性が開かれただけでなく、いつまで延命すべきか、いつそれを中止すべきか、尊厳死か安楽死かという「人間の死」をめぐるさまざまな状況が生まれてきた。

　最近では、分子生物学の発達による新しいテクノロジーを応用するクローン人間の創造の是非、またヒト・ゲノム(genome)の解読による遺

伝子操作の可能性も論じられている。そこでは生物学的な種の特異性や個人のアイデンティティーの問題が提起されている。しかし、人間とその生命はヒト・ゲノムに還元されるだけのものではなく、人間はなぜ生きているか、どのように生きるのかは生物学的な生存からは解明されるものではない。また、医学も「自然」(physis) を研究する学問である「自然学・物理学」(physics) や「生理学」(physiology) と根を同じくしているから、「医者」(内科医) も〈physician〉と呼ばれる。人間の健康は、いわば自然との繋がりのなかで「バランスのとれた状態」また「調和のとれた状態」であるから、医学は人間の心身全体のバランスをどのように維持するか、人間の命・魂 (psyche) の原理についても探究する必要がある。なお、人間の病気を治すとき、西洋医学の「薬・毒」(pharmakon, pharmacy) の使用だけでなく、東洋医学の「気」(生命の根源) にも注目すべきであると指摘されている。健康回復とは「元気を取り戻すこと」であるから、身体を治すだけでなく、その命・魂・気を治す必要があるというわけである。現代の移植医療の場合には、身体の部品である「臓器を修理する」か「別の臓器に取り替える」ことによって、病気を治しているともいえる。さらに、延命医療技術がどうしても治る見込みのないような末期患者や植物状態患者などに使用されると、そのような方法で「長く生かされている」ことが果たして人間としての真の生命尊重といえるのかが疑問になってくる。

　このように、現代の生命科学と医療技術は人間の生命の始まり、健康維持と延命や延命中止、生命の終りである死の在り方や意味への問いを投げ掛けている。それらの生命に関する諸問題は、医者一人、また科学者一人の問題ではなく、学際的な協力を要するものであって、そこに「生命倫理」が求められているのである。それはもはや個人の倫理というよりも、患者を中心とした医療はどうあるべきか、また未来の人類の生存はどうなるのかを問う社会的な責任倫理でなければならない。

2　医療技術と倫理

(1) 医療技術とその限界

　生命工学や医療技術の急速な進展は、人間の営みとしての科学技術と倫理との関係を改めて問い掛けるものになっている。医療技術は人間の生命と死とに直接にかかわるものであるだけに、人類がいつの時代にも問い続けてきた生と死の倫理をいまどのように考えるべきであろうか。現代の医療は人間がどのように生れるか(生れ方)、またどのように死ぬか(死に方)をコントロールすることができるようになった。それらの技術はただ単に特別な境遇にある人に対してだけではなく、私たちの日常生活の卑近な場所で応用されている。

　最近の脳についての多くの研究は意識と脳との関係を明らかにし、人間の意識の構造を解明しようとしている。脳の左半球(左脳)は言語や論理的思考と関係し、右半球(右脳)は視覚、聴覚などの認知に関係すると言われ、その両者を脳梁が連結している。人間の意識を脳に還元するという科学的な探究は、今後もますます進展していくであろう。しかし、人間の意識や心は、脳細胞の科学的な探究だけで解明できるものではない。森本哲郎によれば、科学はあくまでも客観的に対象に迫ろうとするが、精神の深奥は絶対に客観化されないし、科学は"外堀"を完全に埋めることはできても、魂の"本丸"に達することはできない。彼はその"本丸"に迫るためには哲学的直観が必要であるとして、次のような比喩を用いている。「ちょうど、目があらゆるものを、さまざまな方法によってとらえることができるのに、自分の目だけは、けっして見ることができないのと同然である。そこに科学の限界があるのだ。」(森本哲郎、1999、16頁)

　つまり、人間の生命や意識の解明のためには、生物学的な生命についての狭い専門的な「知識」(science)だけでなく、より総合的な「知」(sophia)を「愛する」(philo)という「哲学」(philosophy)が必要であるということである。私たちは科学が解明する事実を知り納得するけれども、人間が体験する自然やその命の神秘や不思議さに対する感動は、科学的

な知識だけで解けるものではない。それは確かに「非科学的」であると言われるかもしれない。けれども人間の「問題」(problem)は、人間が生きているという実存の問題であり、それは「解消」(solution)されなければならない。人は多くの「疑問」(question)を抱いていろいろな知識を求めているが、その疑問に対する「解答」(answer)を得て満足しうるものではない。私たちは「人間とは何か」また「人間とは誰か」と問うだけでなく、「人間はどのようにあるべきか」とか「どのように生きるべきか」という根本的な問題に直面して生きている。生物学的には人は一種の生物(bios)であり、動物である。たとえ進化論によって他の動物との類似点や相違点が明らかになり、それを認めたとしても、人間には固有の生の領域があることを知っている。

　ところで、私たちが病気になって病院に行けば、そこでは先ず尿や血液の検査を行うのが通例である。だが、ある病人が医者の診断を受けて、看護婦と話をしながら静かに涙を流していたとする。病院ではその涙を検査し、その意味を問うことはしない。人が涙を流すという人間の現象をどのように説明すべきか。科学的な分析によれば、一粒の涙は大部分の水分とわずかな塩分から成っているものであろう。しかし、人間の涙は、種々の状況のなかに生きている人の心情の現れであり、悲しみの涙、悔し涙、うれし涙がある。それぞれの人間関係の営みの中で流される涙は、母親としての涙、父親としての涙、夫婦の涙、子供の涙、恋人の涙というように、それぞれの関係の中での寂しさ、悔しさ、悲しさ、愛と憎しみなどの表現である。その涙によって、人間関係の温かさや親しみ、矛盾や失敗、罪や死別の姿が露呈されているのである。このことは、科学的な分析だけではわからないのである。

(2)　人間の生命と倫理
　a）現代医療からの倫理への問い
　今日の医療技術は、人間の誕生と健康の維持や回復と死というレベルで人間の生命に関与できるようになり、その医療行為の意味が問われる

ようになった。新しい技術による診断や治療は、人間にとってどのような意味があるのか。それは人間の生命にどのような危険を与え、どのような変化をもたらすのか。人間にとって健康の意味とは何か。人間が病気になることは何の意味もないのか。たとえ手術に成功するとしても、絶えず心理的な不安があり憂鬱になることもあり、手術すべきか否か決心しかねる。人間の健康は心身の両面をもつものであるから、身体の病気の治療(cure)だけでなく、精神的な支えや看護(care)も必要である。人間は有限な存在であり、死ぬべきものであるから、生物学的な延命をはかる「生命至上主義」(vitalism)ではなく、人間の生と死の意味を真剣に問う倫理が求められている。

　ところで、倫理とは何か。政治の世界でも倫理が叫ばれており、多くの病院にも倫理委員会が設置されている。また、学校でも子供たちのいろいろな非行問題が取り上げられ、心の教育や道徳教育が求められている。「倫理」という単語の意味は、人の行うべき道、人倫の道、仲間とともに生きる道であるが、その「道」をどのように歩むべきかが問われているのである。人間の生命とのかかわりでは、どのようにその生命を扱ったらいいか、またどのように扱えば人間の生命の尊厳(dignity)に反しないか、人間らしい生命の質を保つにはどのような治療や看護が施されるべきかの判断が求められている。倫理学は人間の在り方と生き方、その行為の善悪などについてどのように判断するかを主題とするものである。現代の生命倫理の特色は、すべての自然的な生命環境と人間の生命とのつながり、またそれらの生命と現代医療技術との関連の中でどのように生きるべきか、また死ぬべきかという人間らしい生と死の在り方の判断にあると思われる。それはただ個人的に対応すればすむ問題ではなく、すべての人に共通する一種の社会問題である。つまり、医療技術の発達によって人間の生と死をめぐる新たな状況が現出しており、その医療の状況をどのように受け止めて対処すべきかが、現代社会の身近な問題となったのである。

b）倫理と科学技術

　これらの問題に対処するために、人間の一つの重要な営みである倫理が必要になってきた。すべての人が善を求めて生きているのに、どうして人間社会には悪があるのかという問題は、いつの時代にも問われる哲学や宗教の永遠の問題である。ここでは「倫理」の語源的な意味をも踏まえて、科学技術という新しい領域での倫理的課題に接近していくことにしよう。

　アリストテレスなどのギリシャ哲学によれば、日本語の「倫理学」や「倫理」と訳される英語の〈ethics〉の語源である「エーティカ」(ethika)は、「エートス」(ethos, 人間の性格、品性、人柄)にかかわるという意味である。それは人間のもつ種々の徳・卓越性としての「人柄にかかわる徳」と「知性にかかわる徳」とに大別されている。そのような意味からすれば、倫理学は人間の完全な徳に従った魂の活動として幸福を求める人間の生き方と在り方についての諸問題を考察する学問である。人は純粋な知識を求める知的活動だけでなく、物を制作したり何かのために行為したりする実践的活動をして生きている。

　また、日本語の「倫理」と「道徳」とはその意味合いが錯綜しており、それを明確に区別することはむずかしい。著名な倫理学者である和辻哲郎によれば、「倫」は「なかま・仲間」または人間の共同態であり、「理」は「ことわり・すじ道」または「事物のさかいでの関係」「人間関係における約束」である。その合成語である「倫理」は、人間共同態の存在根底にあって社会生活を成り立たせる法則や理法である。それは共同体のなかでの人間の行為の仕方を規定するものであり、また人間の社会のなかで培われてきた歴史的な産物でもある。つまり、倫理とはつねに共同体的な意味合いをもつ人と人との間柄・関係の理法であり、一定の共同体における人間の行為原理を示す実践理論である。

　ところで、現在の科学技術は自然の物や生命を操作し、改変する可能性をもって展開されている。そこでは、人間の究極目的として追及されるべき幸福という目標が見失われているようにも思われる。そして、

種々の器械とその技術の応用の現場である現代医療においてこそ、「人格」としての人間存在の生き方や「倫理」の本来の意味をもつ共同体的な行動原理が求められている。人間の生と死が高度な集中治療室のような科学技術の管理の下に置かれているような場合、医療従事者の倫理観だけではなく、患者とその家族の関係を中心とする倫理観が問われているのである。たとえ科学技術の成果を否定しないとしても、その技術が「よいもの」として人間に適用されるとき、それが本当に「よい結果」をもたらすのか、その「よい」というその中身は何か、という意味が問われなければならない。確かに、医学や医療の分野では実験的要素をもちながらも、医療技術は人間を病苦から救うという恩恵を私たちにもたらしてきた。だからといって、その技術を「無条件によいもの」として受動的に黙認するだけでなく、つねにそれが人間的な価値を犯していないかどうかを検証することも忘れてはならない。そのためには、いま人間の生と死をめぐる医療において、科学技術はどのような実態であるのかを知ることが肝要である。その知識を前提として、それが人間にもたらす価値を判断し、<u>いかによく生きるべきか</u>という根源的な目標である「人間の幸福」に適合するような倫理判断をしなければならない。その判断をするためには、他の人間との関係における倫理規範だけでなく、人生の究極的な目標について一つの方向性を示す宗教からの生命観も必要である。

3　医学と宗教

(1)　医学の限界

　私たちが、ただ生物学的な自然の生命を大切にすることは当然である。しかし、その生命を人間としてより充実したものにするためには、人間の営みである「文化」(芸術)や「宗教」の価値を見過ごすことはできない。文化やその根底にある宗教はまさに人間性に根差すものである。現代の医療を考えるとき、改めて人間の身体の健康回復に寄与する医学と人間

の生死の究極的な意味を問う宗教とのかかわりが再認識されてきている。例えば、現代の末期医療におけるケアを考えるとき、それは宗教からの生命観なしに考えることはできない。日野原重明は、医者としての長い経験を踏まえて、次のような広範な見方を提示している。

「人間の健康は今日の科学的医学のみでは勝ち取られるものではないことを認識し、医学以外の広範囲にわたる助け手を求めなければならないことに一刻も早く気づくべきなのである。医学をより高い科学として位置づけることと併せ、医学以外の手立てをもっと求める知恵と努力とが要望されていることを今日の医学は忘れてはならない。

そして、医療者は、科学としての医学に欠けているものは何かを反省しながら、医学以外の諸科学、および人文・社会科学の協力を求めなければならない。特に人のいのちの尊厳に触れる分野のものを、医学はなおいっそう広くかつ深く求めなければならないのである。その意味において、人間がからだだけでなく、心の健やかさを求め、いのちの尊厳を保つためにも、哲学、倫理、芸術、宗教が必要であることに、医療者はもっと気付かなければならない。」（日野原重明、1997、68頁）

こうして、彼はとくに死を前にした人間にとっては、科学としての医学はその存在意義が薄れるから、いのちの価値や意味づけに触れる人文学や宗教を受け入れるように勧めている。つまり、人間の生命の科学的・実証的な解明を行う医学だけでなく、人間の内面的・精神的な面にかかわる宗教の果たす役割に目を向けるように医療者を啓発している。人間の生命の価値や人生の意義への問いは科学者の科学的判断によってではなく、倫理的また宗教的次元の問題だからである。科学者自身も、科学とは別次元の「人間の問題」をかかえて生きており、「人間を越える何者か」とのかかわりに基づく宗教的生命観にも耳を傾けなければならない。そうすることによって、人間の生命の尊厳や人権尊重の態度もより高い、またより深い次元から考察されるであろう。

(2) 人間の生と宗教

　いろいろな宗教現象は、人類の歴史のいつの時代にも見られるものである。誰でも人は、人間を越える「絶対者」や人間のいのちを支える「保護者」が存在するのではないか、という漠然とした考えを持って生きている。それは人間が身体(肉体)をもつ存在であるだけでなく、精神的(霊的)な構造をもつという根本的な事実に基づいている。つまり、人間は本性的に、永遠性や超越性また絶対性を志向する存在である。人間が真に人間として生きるとき、自分とこの地上的な現象を越える神や仏に向かって合掌し、聖なるものへの畏敬の念をもって礼拝するという宗教心をもっていることを否定できないであろう。人間は自分の生と死を真剣に考えるとき、そのような究極的な存在者とのかかわりの中に生かされているということに気づくようになる。

　ユダヤ教の宗教哲学者であるアブラハム・J.ヘシェル(Abraham J. Heschel 1907-1972)によれば、「宗教の大前提は、人間が自分自身を超越することができるということである。つまり、この世界の一部である人間は、この世界よりも偉大な神との関係に入ることができるし、心を高揚させる絶対者を愛することができる。様々な要因で制限された人間でも、無制限の要求をもって生きることができる、ということである。」(アブラハム・J.ヘシェル、1983、68頁)

　また、日本の著名な宗教哲学者である西谷啓治によると、宗教は「絶対に他なるもの」との関係において成り立つものである。「宗教は一般的にいって、通常の意味での吾々の有り方、つまり廣い意味での自然的な有り方に対して『絶対に他なるもの』、彼岸なるもの、その意味で『超自然的』ともいい得べきものが、(それが人格的と考えられようと非人格的と考えられようと)、何等かの仕方で吾々に顕わになること、然もそれへの関係が吾々の存在そのものの最後の據り所となるという仕方で顕わになるということに成り立つ。」(西谷啓治、1977、3頁)私たちは、そのような神や絶対者との関係を「宗教」(religion)と呼んでいる。

なお、人はこの世界で自分の全実存を揺り動かされるような死別を体験したり、美しいものに驚嘆したりするとき、人生の無常感や生命の神秘を思いめぐらし、自分の存在の小ささや限界を知らされる。いわば虚無に帰する「儚い存在」である人間は、自分自身に満足しうる存在ではないから、より確実なもの、より究極的な存在を希求するようになる。病気になって心身の痛みを感じ、だんだんいつの間にか年老いて、死にゆくものであることに気づかされ、おのれの存在の危機と不安を実感しながら、しっかりした頼りになるものや救いを念願せざるを得なくなるものである。人間にとって死こそは乗り越え難い究極的な問いとして残されているからである。

(3) 道としてのキリスト教

　カトリック教会の伝統的な教理書である『カトリック要理』によれば、「宗教とは神に対する人の道である。」その「道」はイエス・キリストによって教えられ、また実践された「愛の道」である。その道は神に対する態度（神愛）と隣人に対する態度（隣人愛）によって実現される。有名な岩下荘一神父はその「道」としての宗教の意味を次のように説明している。なお、彼は東京帝大を卒業し、ローマで哲学と神学を学び、帰国してから神山復生病院でハンセン病患者とともに生涯を共にされた方である。

　　宗教は人生の一部分ではなく、内部から生活の全部を指導する原理である。道は、人をどこかへ導くものである。神へゆく必要あって初めて、宗教も有意義である。人は根本的な欲求として幸福を追求する。それは、実質的に、永続的に人間を満たす原理として働くのである。高度の文化生活のなかにあっても、永遠の価値に根をおろす信仰は、その人の人生を支えるものである。永遠な無限なものを見つめていない場合、人間の文化的な高度の生活も虚しいものと思われる。人生は一つの歴史であって、人は永遠の高い理想に向かって求道心をもって生き、それぞれ人生の問題の解決を探るのである。(岩下荘一、1948、101-108頁参照)

また、聖書を信仰の基準の書と認めるキリスト教は、人間として生きる倫理の原点をイエスが十字架上の死によって啓示された「愛」(agape)の内に見ている。人間のいのちと人生と死の深い神秘は、その「愛」という視点から明らかにされると信じている。その愛は本来的には、自然的な人間の血肉の限界を越えて、宗教的な壁をも打ち破り、民族的な国境を乗り越えて、すべての人に「仕える」という普遍的な生き方によって示される。現代の聖女であるマザー・テレサ (Mother Theresa 1910-1997) はその生き方を身を持って示された方であるが、彼女は次のように祈っている。
　「主よ、仕える者にさせてください
　　　世界中で
　　　貧しさと飢えの中で　生き　死んでゆくわたしたちの同胞に
　　わたしたちの手を通して　日々の糧を　今日　彼らに与えてください
　　そして　愛を理解することによって
　　わたしたちに平和と喜びをお与えください」（マザー・テレサ、ブラザー・ロジェ、1994、153頁）
　彼女は貧しい、見捨てられた人々とともに生活し、人間のいのちの深みに現存される神を信じていた。そして神の前に謙遜に跪いて礼拝し、神との対話である祈りのなかで勇気ある決断をされ、自分が人生の途上で出会った人々を自分に託された尊いいのちとして受け止め、わけへだてなくそれに仕える生涯を送られたのである。
　このように、宗教の生命観からみると、一人ひとりの生命の尊さと重さを救いの次元から考えて、それぞれの人間の罪とそのゆるしによる解放を告げる必要がある。どのような人のいのちも天(神)からの「賜物」であることを忘れてはならない。したがって、できるだけの生命維持に努力する義務があるとしても、無理な生命操作や延命は控えるべきであると判断される。そのようなキリスト教倫理による判断は、神による万物の創造と人類の救済の教えに基づくものである。

4 生命倫理の課題

(1) 具体的な問題領域

　いまや、現代の生命科学、とくに医療科学と関連する生命倫理の課題は、広範にわたる学問領域と連なるものであることが理解された。それは単なる生物学的な生命とその健康、また病気や死の問題だけでなく、<u>人間として生きる道を問う学問</u>でもある。具体的な課題としては、①生命の始まりをめぐる諸問題（人間の遺伝と医療の倫理）、②生命の成長と保護および治療をめぐる諸問題（環境要因と病気の諸条件、健康と諸価値との関係、麻薬やその心理的療法など）、③生命の終りをめぐる諸問題（生命の終りの見方、その倫理的・社会的諸問題、死に直面しての選択の問題）である。これらの三つの問題領域は、さらに次のような主題に分類することができる。

- ・生命科学と倫理の諸原則
- ・人口問題に対する倫理的責任
- ・人命の始まりと妊娠中絶
- ・遺伝学、優生学における生命の質の問題
- ・体外授精と男女生み分け
- ・末期患者の治療と看護（ホスピス）
- ・人体実験と治療
- ・医薬の開発と薬剤の使用
- ・脳死と臓器移植
- ・人工臓器
- ・延命措置と安楽死と尊厳死
- ・インフォームド・コンセント

　しかし、これらの問題領域は社会の公共政策、医療資源の配分、医療制度などの国や地域の具体的な政策ともからむ人間社会の正義の課題でもある。また、個人に対しては人間の健康と癒しの意味、また生命操作する人間の自由と自分の生死の選択についての価値判断を迫るものである。

(2) 医療技術と人間性回復の倫理

　すでにしばしば述べてきたように、生命倫理は人間に対する医療技術の意味を問い直し、どこまで、どのように適用して健康の維持や回復に

役立てるか、その倫理性を探究することが重要な課題である。ここでは、その課題に積極的に対処するために、ホアン・マシアによる教皇ヨハネ・パウロ二世の談話を要約しておきたい。教皇はイタリアの医学会（1980年10月27日）の参加者に対して、医学が再び人間性をもつものになることを願って、医療技術の進歩の意味と人間性回復の倫理を力説している。

①科学技術の進歩と医学の目的

医学者は単に医学や医療技術という専門分野における進歩を促進するだけでなく、人間全体の回復に努めなければならない。現代の医療方法の開拓に伴う医療技術の進歩は、医学の課題や医者と患者の関係を見直させる。医学の目的はただ単に病気を治すことだけでなく、人間の全体的な福祉を促進することでもある。

②人間操作による懸念

科学技術による医療の進歩に対する絶対主義的態度は、人間操作による人権蹂躙の恐れにもなる。進歩による人間または世界支配が単なる自己操作（self-manipulati-on）になり、人間主体（subject）を忘れた対象（object）になってしまうことに対する危惧の念がある。操作とは「操られて、自由でないこと」であり、意識的に自由を求めて人間らしく生きることを願う。従って、科学技術の進歩に伴う両義性に注目する必要がある。技術によって人間が自分の運命を手に握る反面、自己を破壊してしまう恐れをもっていることである。

③人間操作の危険領域

人工授精、産児制限と生殖の研究、特別手段による無理な延命、精子・卵子の冷凍化、遺伝子組み替え、臓器移植、精神病治療の薬剤など。それらの正しい使用と限界を見極める倫理的視点が求められる。人間の尊厳と人命の尊重の視点から、人間らしく生きる権利、生命価値を基準にした原則を守る必要がある。人間は人間として、誰も奪ってはならない価値と権利の担い手であり、どのような人間の生命にも人格としての生命尊重を忘れてはならない。

④社会に対する科学者の責任

　科学者は科学によってもたらされる人間への影響を考慮し、人間の尊厳と人間らしく生きる権利を脅かすことのないようにする倫理的責任を自覚する必要がある。科学は決して人間にとっての最高価値ではなく、肉体的・精神的な統一体である各個人と社会の共通善とに奉仕するものである。したがって、科学者は人間の尊厳を重んじることを倫理基準として、その研究と技術の開発を制限することも要請される。人類社会の未来は、科学者の責任ある倫理的選択にもかかっていることを自覚すべきである。

⑤人間のための医学

　医学は人間と社会全体の福祉のためのものであって、患者個人の生きる権利を侵してはならない。確かに、薬剤の乱用や治療ミスも不可避であろうが、新薬の開発や治療方法、また人体実験には厳しい倫理的基準を設けることが求められる。患者は実験の目的とそのリスクについて知らされていなければならず、十分に知った上で、全く自由に同意するか拒否することができる。医者は患者が同意したことのみを行うことができる。患者自身の健康を促進することが、患者が実験に協力する根本的な理由であり目的である。また、人体実験は、被験者の善益のために正当化される。しかし患者に実験による重大な損害を与えないという条件の下で、医学の進歩と人類の福祉に貢献するために、患者は自分の意志で、実験に伴う善益を比較考量して、そのリスクを容認することができる。患者は心身の病んでいる者であるから、医者と患者とのより人間的な信頼関係を生み出す人間性回復の医学が求められている。人は病気によって人間の限界を洞察するようになり、身体的な回復だけではなく、人格としての人間完成を目標として生きることができる。

　このような教皇の医療倫理の在り方からすれば、人間の生命と健康に関する倫理の基準を次のようにまとめることができる。

　a）かけがえのない個人的生命の価値を本当に大切することは、ただ

単に生物学的生命を延ばすことではない。
b）個人の善と社会の共通善との調和がとれているようにし、全体の利益のために個人の生命や人権が犠牲にされないようにする。
c）人間は科学技術の進歩を認めるとともに、新たに未来の人間の生命に対する責任を自覚する必要がある。そのような長期的な結果を熟慮すれば、科学技術的に可能なことのすべてを実施することが必ずしも倫理的に認められるとは限らないことになる。
d）最後に残るのは死の問題である。宗教の視点から、人間の永遠の生命や救いを信じている人にとっては、地上の生命とその価値は相対化される。人は永遠の生命に希望をもって生き、そして死を迎えることができる。ここに死の準備教育やホスピスにおける看護と死の受容の視点が開かれてくる。

引用文献（引用順）
森本哲郎、1999、『ぼくの哲学日記』、集英社。
日野原重明、1997、『現代医学と宗教』、岩波書店。
アブラハム・J.ヘシェル, 1983、『人間を探し求める神』（手島郁郎訳）、キリスト聖書塾。
西谷啓治、1977、『宗教とは何か』、創文社。
『カトリック要理』。
岩下壮一、1948、『キリストにならいて』、中央出版社。
マザー・テレサ、ブラザー・ロジェ、1994、『祈り—信頼への源へ』（植松功訳）、サンパウロ。

参考文献（アルファベット順）
藤沢令夫、1993、『世界観と哲学の基本問題』、岩波書店。
＿＿＿＿＿、1995、『「よく生きること」の哲学』、岩波書店。
ホアン・マシア、1985、『続バイオエシックス—生命操作への疑問』、南窓社。
加藤尚武・松山寿一編、1996、『現代世界と倫理』、晃洋書房、1-112頁。
望月太郎、1996、『技術の知と哲学の知—哲学的科学技術批判の試み』、世界思想社。
村上陽一郎、1986、『技術とは何か—科学と人間の観点から』、NHKブックス。
＿＿＿＿＿、1994、『文明のなかの科学』、青土社。

＿＿＿＿、1996、「科学史と医療」、竹内正監修、大井玄・堀原一・村上陽一郎編、『医療原論―医の人間学』、23-38頁。
塚田裕三・豊倉康夫・渡辺格編、1983、『人間の生命について考える』、講談社。
辻井正編、1992、『医学と宗教』、東洋書房。

第3章　キリスト教の人間観

1　聖書における人間観

　聖書はユダヤ教とキリスト教の信者たちにとっての聖典(信仰の基準の書)である。彼らはこの書物の教えに基づいて世界と人間を見つめ、自分と人類の進むべき方向や生きる意味を見いだしているのである。ただキリスト者だけでなく、多くの人は聖書から人生観を学んでいる。ある人はこの書に導かれて神との出会いを体験し、ある人は全生涯を勇気をもって貧しい人々への奉仕にささげ、ある人は深い真理に目覚めて思索し、ある人は自然の神秘にうたれて歴史に残る芸術を残し、またある人は絶望のなかで新たな希望を見いだして充実した人生を送ることができたのである。このような意味で聖書は一つの人生の指針の書でもあり、また「人類の遺産」であるとも言えるであろう。ここでは、聖書がどのように人間について語り、どのように人間のいのちを理解しているかを学ぶことにしたい。それは現代医療の課題でもある人間のいのちの癒し(cure)と看護(care)の真の意味を理解するためにも有益であると思うからである。

(1)　旧約聖書の人間観

　旧約聖書は多くの箇所で人間の生命について語っている。ここではモーゼ五書(旧約聖書の最初の五つの書物の呼称)の「創世記」を中心にして、その考え方を紹介する。「創世記」には二つの創造物語がある。第一創造物語(1, 1-2, 4a)は最新の資料に属しており、イスラエル民族の捕囚時代(B.C.587-538)の頃のものである。第二創造物語(2, 4b-25)は最古の資料

に属しており、イスラエル王国時代初期 (B.C.1000頃) に編纂されたものである。両方の物語とも、神が創造者 (Creator) であるという信仰に基づいて万物は神による被造物 (creature) であることを語っている。そこでは人間は決して単独なものとしてではなく、神と人との「交わり」(communion) という関係をもって生きる姿が描かれている。それぞれの物語の特徴を要約してみよう。

a) 万物のなかの人間の位置と品位

第一創造物語では人間は万物の創造のなかでも特別に「神の似姿・像」(imago Dei = image of God) として造られ、特別の使命が授けられている。

「神は言われた。

『我々にかたどり、我々に似せて、人を造ろう。そして海の魚、空の鳥、家畜、地の獣、地を這うものすべてを支配させよう。』

神は御自分にかたどって人を創造された。

神にかたどって創造された。

男 (ish) と女 (isha) に創造された。

神は彼らを祝福して言われた。

『産めよ、増えよ、地に満ちて地を従わせよ。海の魚、空の鳥、地の上を這う生き物をすべて支配せよ。』

神は言われた。

『見よ、全地に生える、種を持つ草と種を持つ実をつける木を、すべてあなたたちに与えよう。それがあなたがたの食べ物となる。地の獣、空の鳥、地を這うものなど、すべて命あるものにはあらゆる青草を食べさせよう。』

そのようになった。神はお造りになったすべてのものを御覧になった。

見よ、それは極めて良かった。」(創世記 1, 26-31)

この物語では「人」がすべての創造の冠のように万物のなかに置かれている。すべての命あるものは、植物と動物と人間という秩序に従ってそれぞれに食物が与えられている。そこに示されている人間の特徴を次のように解釈することができる。

①人には「神の似姿」として特別の使命が与えられている

人間はこの地上において神から特別の支配権を授けられている。「地を従わせよ」とか「生き物をすべて支配せよ」という言葉は、地上の世界を治める人間の権限と使命(mission)を示すものである。その使命の実現の背後には、人間とすべての生き物のいのちの保護と祝福による繁殖を望まれる神の意向(心)がうかがわれる。人間の生命は他の被造物によって支えられているだけでなく、人には他のすべての生き物の秩序を守る任務がある。したがって、人間が万物への正しい支配を怠るとき、地上(世界)の秩序は乱されてしまい、それらの生存を危うくすることになる。人が「神の似姿」であるという聖書の教えは、「人」が理性と自由意志をそなえた人格(person)であるというキリスト教の人間観の源泉ともなっている。

②人は相互の交わりのなかで生きる存在である

神が人を「男と女に創造された」という出来事は、人が男女の交わりのなかで生きるという本来の在り方を示している。それは男女の交わりによる生殖や繁殖という生物学的な祝福だけでなく、人は人格として相互の交わりを必要とする存在であるという意味でもある。つまり、人はすべての被造物のなかにあって、「神の似姿」として神との、また人との相互の人格的な交わりをもつとき、はじめて健全な生存を保ち、真の意味で人として生きる意味を体験することになる。人の生命と生存とは、物を所有するという在り方によってではなく、相互の交わりという営みのなかで実現されるのである。また、人は神とは全く区別されるものでありながら、神に完全に依存しているものであり、また神に向かう存在である。そこに人間の品位がある。

b）人間の物質的要素と霊的要素

　第二創造物語では人間が最初に創造され、他のすべての生き物は人のために造られている。そこではアダム（人）の創造(2, 4b-7)、エデンの園と神の掟(2, 8-17)、エヴァ（女）の創造(2, 18-25)が描写されている。人間は神の掟を守るとき、真の人間としての性的関係(sexuality)と、神とのかかわりにおける人生を全うできることが示されている。また、「エデンの園からの追放」(3章)は、「善悪の知識の木からは食べるな」という禁令に対する人の態度と行為による結果である。こうして、聖書全体を貫く人間の罪と救済のテーマが展開されることになる。

　「しかし、水が地下から湧き出で、土の面をすべて潤した。
　主なる神は、土(adamah)の塵で人(adam)を形づくり、その鼻に命の息を吹き入れられた。人はこうして生きる者となった。主なる神は、東の方のエデンに園を設け、自ら形づくった人をそこに置かれた。主なる神は、見るからに好ましく、食べるに良いものをもたらすあらゆる木を地に生えいでさせ、また園の中央には、命の木と善悪の知識の木を生えいでさせた。」(創世記2, 6-9)

　この創造物語では、人間は土との関係と神の息との関係で描写されている。その人間の姿を次のように解釈することができる。

①「土の塵」で造られた「人」の姿

　「人」（アダム adam）が「土の塵、土くれ、粘土」（アダマー adamah）で形づくられたという描写は、人間と土との本質的な結びつきを示している。それは人間が物質的要素をもつ存在として、やがてまた「土に返る」という人間の共通の運命を暗示している。なお、この物語での「人」は普通名詞であり、すべての人（男女）に相当する「最初の人」の姿である。なお、ラテン語では「土」(humus)から造られた人間の姿との関係で、「人間的」(homo → humanus)や「卑しい・謙遜な」(humus → humilis)という表現をするが、それらは「人間性」(humanitas)や「謙遜・謙虚」(humilitas)が土との関係にあることを示しているように思われる。

②「命の息」と「生きる者」の姿

　「人」は神が吹き入れられた「命の息」(ルアーフ ruah)によってのみ、「生きる者」(ネフェシュ nephes)として存在することができる。人は肉体をもっているが、それは「命の息・神の霊」によって「生かされている者」である。ヘブライ思想では、ギリシャ思想の「肉体と霊魂」という二分法の考え方よりも、人間の肉体のなかに宿ってそれを「生かす霊」との結合が強く表現される。その「息・霊」を授かっている人は、霊的な存在として神との密接なかかわりをもって生きているのである。なお、「ネフェシュ」はもともと「のど」の意味をもっていることを考え合わせると、「のど」と「いのち」とのつながりが想定される。「のど」は食道につながる食物摂取の大切な器官であり、「息をする」ための呼吸器でもあるから、人のいのちを支える「食物」と「空気」を運ぶ重要な部分である。人は「のど」を締められたり、「首」になれば、生きる道が断たれてしまい、死ぬことになる。

　③エデンの園と神の掟

　このように、物質的要素と霊的要素をそなえている人は「エデンの園」に置かれ、人として守るべき「神の掟」を授けられた。それらは神との関係および被造物との関係とが調和のとれた理想の姿を描写している。第三章の堕罪物語に続く「命の木と善悪を知る木」と神からの禁令との関係は、人には守るべき道徳規範(掟)があり、それに従って生きるとき、真の生命を得ることができることを告げている。また、その掟を破ることによって、人と神との関係だけでなく、他の人との関係にも分裂が生じるのである。いま、これ以上の詳しい解釈は控えるが、人は「禁断の木の実」を食べて神の掟を破ることによって「命の木」に至る道は断たれることになる。つまり、ここでは生物学的な死のみならず、人は神に背く罪によって究極的な死を迎えざるをえないことを諭しているのである。

　c) 人間のいのちと死

　創世記の二つの創造物語によれば、人間はあくまでも神による被造物

である。一面においては、人は「神の似姿」として尊い存在であり、神との交わりの相手としてこの地上では特別の権限を授かっている。しかし他面においては、この世界とつながれた物質的な存在であり、時間のなかに生かされている一時的な有限な存在である。人間のいのちと死とは、この二つの人間の側面から理解される。

　旧約聖書には生命をあらわす二つの用語がある。①「ハイイーム hayyim」は、地上での生涯・一生の意味であり、生物学的な死に対する生である。②「ネフェシュ nephes」は、人の存在に息吹を与え、生かし、活動させるいのちである。二つとも神とのかかわりのなかで把握される賜物として受け止められる。つまり、生も死も宗教的な概念であり、人間の手に握られるような性質のものではない。生も死も神に依存するものであって、神はそれらの「主」である。「イザヤ預言書」によれば、人が草に等しい儚い存在であることを次のように述べている。

　「肉なるものは皆、草に等しい。永らえても、すべては野の花のようなもの。

　草は枯れ、花はしぼむ。主の風が吹きつけたのだ。この民は草に等しい。

　草は枯れ、花はしぼむが　わたしたちの神の言葉はとこしえに立つ。」(イザヤ預言書40, 6-8)

　確かに、人のいのちも草のように儚いものであるが、人には「命の息」が内在しており、それによって生かされている。この息は植物や動物にも共通しているが、人のいのちは「神の言葉」との関係から眺められている。その「命の息」が取り去られると、人は死んで、その肉体は「土に返る」のである。聖書にはそのような表現が数箇所に見られる。日本語でも死ぬことを「息を引き取る」と言うから、それはどこの人にも共通する普遍的な感覚かもしれない。

　「(主が)御顔を隠されれば彼ら(生き物)は恐れ、息吹を取り去られれば彼らは息絶え元の塵に返る。あなたは御自分の息を送って彼らを創

造し、地の面を新たにされる。」(詩編 104, 29-30)
　「神の息吹がまだわたしの鼻にあり、わたしの息がまだ残っている限り、この唇は決して不正を語らない。」(ヨブ記 27, 3-4)
　「もし神が御自分にのみ、御心を留め、その霊と息吹を御自分に集められるなら、生きとし生けるものは直ちに息絶え、人間も塵に返るだろう。」(同 34, 14)

d) 殺人の禁止

　旧約聖書には「モーゼの十戒」のなかで、「あなたは殺してはならない」(出エジプト記 20, 13; 申命記 5, 17) という禁令の形式をもって、人間の生命に対する厳命を与えている。この戒め (ことば) は、イスラエル共同体における憎悪や敵意によって行われる不正な殺害、つまり罪のない者の殺害から共同体のメンバーの生命を保護するためのものである。しかし、当時の社会では死刑や戦争の権利が容認されていたから、その戒めは他者の恣意的な不正な殺害を禁止するものであることが理解される。また、イスラエルの社会では古くから「血の復讐」の慣習があり、それによって人間の生命の無制約的な殺害を防いでいたと思われる。
　ところで、聖書は殺人の禁止や復讐による血の要求の根拠をどこに置いているのであろうか。それらの根拠はノアの洪水の後に与えられた祝福のなかに示されている。
　「あなたたちの命である血が流された場合、わたしは賠償を要求する。いかなる獣からも要求する。人間どうしの血については、人間から人間の命を賠償として要求する。
　人の血を流す者は、人によって自分の血が流される。
　人は神にかたどって造られたからだ。
　あなたがたは産めよ、増えよ　地に群がり、地に増えよ。」(創世記 9, 5-7)
　つまり、ユダヤ社会においては、生命の原理は血のなかにあるという考えがあり、それに基づく「血の復讐」や「血による贖い」が行われてい

たのである。それを求めるのは、「神の似姿」として造られた人間の尊厳を守るためである。先に述べたように、人間は神から「命の息」を受けて「生きる者」とされたのであり、誰もそのような尊厳をもつ生命を恣意的に奪うことは許されていないのである。旧約聖書では人間の生命を保護するという戒めは、他者の身体の各部を保護するために数多くの細かい規定がなされるようになる。例えば、次のような「復讐法」がある。

「その他の損傷があるならば、命には命、目には目、歯には歯、手には手、足には足、やけどにはやけど、生傷には生傷、打ち傷には打ち傷をもって償わなければならない。」（出エジプト記 21, 23-25; またレビ記 24, 19-20 を参照）

このような復讐法は、新約聖書ではイエスによって廃止される。

(2) 新約聖書における人間観

新約聖書は人間とその生命の考え方について、語彙や語義の面でも旧約聖書の思想を受け継いでいる。神がすべてのいのちの「創造主」であり、その「与え主」であるから、人にはそれを賜物として感謝して受け入れ、充実した人生を送ることが期待されている。イエスは人間の生命の身体的・生物学的な次元のみでなく、「永遠のいのち」という新しい次元から見て、人間の本来の生き方を示された。

　a) 生命を表す三つの用語

新約聖書における生命を表す語彙は、主にギリシャ語の「ゾーエー」(zoe) と「プシケー」(psyke) と「ビオス」(bios) の三つである。

①「ゾーエー」

この語はヘブライ語の「ハイイーム」に対応するものであり、地上の生涯、一生、死に対しての生である。また、それは神とのかかわりのなかに位置づけられる生命であり、キリストの救済のわざによって人間が参与することがゆるされる超自然的・永遠の生命（神の命）をも表す。この用語は、人のいのちが神に依存しているとともに、人の生きる目的である

神の命との関係を示すものである。

②「プシケー」

この語はヘブライ語の「ネフェシュ」に対応するものであり、より多義的であり、地上の生命体、魂、人、生命の原理などの意味をもっている。つまり、人間の生命活動の中核を示すものであり、これも「魂の救い」や信仰による「命」についても用いられる。また人間の心情や感情の表出である「悩める心」、「苦しい魂」の姿を表現することによって、神の前に生きるその人自身のありのままの状態を示すものである。

③「ビオス」

この語は生命一般を表すものであり、すべての生命の生存期間、人の生涯(一生)、生活のための資力、日常生活を意味する。それはこの世の生であり、物質的ないのち、身体のいのちであって、より高次の価値の前では相対化される。それは現代英語の「バイオ」(bio-)であり、「生物・生命・いのち」を意味する。また、英語の"life"は日本語の「いのち、暮らし、生き方」などを意味するから、生命現象を示す「ビオス」または「バイオ」とは少しニュアンスが異なるように思われる。

b) 人間のいのちの相対化と価値観

新約聖書では人間のいのちは、旧約の教えを前提しながらも、イエスの教えとその生涯によって相対化され、「救い」という新しい価値観をもって評価される。イエスはその新しい視点から、人がこの世でどのように生きるべきかという指針を与えられたのである。例として、二つの箇所を挙げてみよう。

「自分の命(psyche)のことで何を食べようか何を飲もうかと、また自分の体のことで何を着ようかと思い悩むな。命は食べ物よりも大切であり、体は衣服よりも大切ではないか。空の鳥をよく見なさい。種も蒔かず、刈り入れもせず、倉に納めもしない。だが、あなたがたの天の父は鳥を養ってくださる。あなたがたは、鳥よりも価値あるものではないか。あなたがたのうちだれが、思い悩んだからといって、寿命

をわずかでも延ばすことができようか。なぜ、衣服のことで思い悩むのか。野の花がどのように育つか、注意してみなさい。働きもせず、紡ぎもしない。しかし、言っておく。栄華を極めたソロモンでさえ、この花の一つほどにも着飾ってはいなかった。」(マタイによる福音書 6, 5-29)

「自分の命を救いたいと思う者は、それを失うが、わたしのために命を失う者は、それを救うのである。人は、たとえ全世界を手に入れても、自分の身を滅ぼしたり、失ったりしては、何の得があろうか。」(ルカによる福音書 9, 24-25)

これらの言葉で言明されているように、人間は「体の命」や「自分の命」という自然の生命を大切に保持することは当然であるが、その命よりも価値があるものに目を向けて生きる必要がある。日々の生活の苦労は確かに自分の命を養うためであるが、人間の命は神の保護の下に生かされていることを忘れてはならない。その命は場合によっては、自らを与えて「犠牲にする」(sacrifice)ことができる。そのような生き方と死に方は、イエスの十字架上での死によって示された。新約聖書はその自己犠牲的な生き方を「アガペー」(agape)と呼んでいる。イエスの「アガペーの愛」によって与えられる新しい命が「永遠の命」(aionios zoe, eternal life)なのである。イエスを信じる人は、そのような「アガペーの愛」を模範にして自らの生き方を学ぶのである。イエスは最後の晩餐の席で弟子たちに語られた。

「わたしがあなたがたを愛したように、互いに愛し合いなさい。これがわたしの掟である。友のために自分の命(psyche)を捨てること、これ以上に大きな愛はない。わたしが命じることを行うならば、あなたがたはわたしの友である。」(ヨハネによる福音書 15, 12-14)

c）新しい生命と死の意味

キリスト教の理解によれば、「神の似姿」としての人間にはイエスに

よって新しい生命が約束されている。イエスが自らの生涯によって啓示された「アガペーの愛」は、本来あるべき人間の生き方として示されたのである。その生き方は、決してこの世の生を軽視したり、身体の生命を物質的なものとして蔑視するものではない。人間が求めている真実の至福(beatitude)は、たとえ病気や困難に直面して生きるとしても、この世の自然的な生命の営みを越えた新しい生命への希望のうちにある。その生命に照らして見れば、この世の生は軽視されるどころか、その生をどのようにすれば本当に充実したもの、意味あるものにすることができるかという課題を意識するようになる。人は一時的な目に見えるものだけに目を注ぐのではなく、永続的なものに心をかけて生きるように促されるのである。そこに目標とすべき永遠の至福があると信じ、自分の人格的完成に向けて進むことができる。それが、宗教的な生でもある。こうして、私たちは「アガペーの愛」に応えて生きる道が、日常生活の身近なところに開かれていることに気づくようになる。国際的に活躍している哲学者である今道友信は、その随想録のなかでキリスト教の信仰の背景から次のように書いている。

　「愛があふれるから、それを分かちたくて病人をみまい、やさしい言葉をかける。自分が何もできない病人でもかまわない、愛にみちるときは苦しい病床からでも、慰めのはがきを書いて寂びしむ人に送るだろうし、やさしい祈りを誰かのために、祈りを忘れた社会のために、することだろう。愛とは上げることである。自分のもっているよいものを何かに分かち与えることである。それゆえ、最高の愛は人間の場合、献身である。自分の命をささげて悔いない。」(今道友信、1983、18頁)

このような新しい生命の約束からすれば、人間の死とその意味もただ生物学的な生命の終りとして終結するものではなくなる。キリスト教の信仰によれば、人の死はイエスの贖いの死による罪のゆるしの恵みから理解される。イエスの約束はこれである。「わたしは復活であり、命である。わたしを信じる者は、死んでも生きる。生きていてわたしを信じる者はだれでも、決して死ぬことはない。」(ヨハネによる福音書11, 25-26) こ

の約束は、聖書の最後の書物である「黙示録」(22, 14)では、「命の木に対する権利を与えられた者」において実現することになっている。

2　キリスト教の人間観

　キリスト教では聖書の教えに基づいて、人間は「人格」であるという基本的な考え方をもっている。その考え方から、人間のいのちには尊厳があり、それを尊重しなければならないという倫理的な要請がなされるのである。個人の尊重だけでなく、すべての人の基本的な「人としての平等性」や人権尊重なども、「人間が人格である」という思想から生まれる。私たちは生命倫理において人間のいのちの尊厳あるいは自己決定権などを問題を考えるとき、それらの根拠を探り、その意味を深く理解しておかなければならない。

(1)　人格である人間の生命
　a)「人格」の語義
　私たちは「人間とは何か」(What)と問うだけでなく、「人間とは誰か」(Who)とも問わなければならない。最初の問いに対しては、例えば「人間は理性的な動物である」という具合に、人間以外の存在者と区別される人間固有の本性から定義されるものであるが、後者の問いに対しては、「私とあなた」という具合に、人間と人間以上の存在者との関係の中で規定されるように思われる。つまり、人間は<u>人格的な関係の中で</u>本来的に生きる意味を体験することができるからである。いまここでは、「人格」の語義を探り、そこにどのような生き方が提示されているかを紹介してみよう。

　①「顔面」
　「人格」の元来の意味は、ギリシャ語の「プロゾーポン」(pros-opon, pros-opon)に由来し、日本語の「顔・顔つき、容貌」(face, visage, countenance)の意味をもっている。人の「顔面」は、その人自身にとって核心的な意義

をもっている。私たちがある人を思い出そうとする場合、先ず「その人の顔」を思い浮かべるのが通常のことであろう。人の「顔」はまさに、その人自身の反映である。それは人の身体の一部でありながら、その人物の表現であり、まさに人格の主体的な座なのである。私たちが人の「表情」をうかがうのも、その「顔」が他者とかかわっているからである。私たちが人として生きるとき、相手に<u>直</u>面したり、相互に<u>対</u>面したりして生きているのである。この意味で「顔面」は、その語意〈pro + op〉からすれば、視覚と関連している用語である。それは、自分を確かめるのに、いつも「顔を鏡に写して見る」という行為によっても知られる。こうして、私たちは絶えず自己確認をして生きている。

②「仮面」

ラテン語の「ペルソナ」(persona) に翻訳されるギリシャ語の「プロゾーポン」のもう一つの意味は、ギリシャ演劇で使用される「仮面」である。顔に着ける「仮面」は、自分の顔形を隠し、他者の前で顔を覆うものである。すなわち、「仮面」は祭や演劇俳優の素顔を隠すものであり、日常的な存り方から脱して、非日常性や神聖性を表現するために用いられる。ところで、人は日常的にも自分の本当の姿である「素面」を隠して、ある種の「仮面」または「覆面」を被って生活していることも否めない。さらに、それぞれの人生を演劇に喩えるならば、「私」がそれぞれの舞台でどのような人生劇を演じるかは、その「素面」と「仮面」とのかかわり合いによって表現されるであろう。またラテン語の「ペルソナ」の語源には、二つの説が考えられている。一つは古代のエトルリア語の「仮面・冥府の神」(phersu) に由来し、もう一つはラテン語の「反響する・響きわたる」(personare) に由来するものである。後者であれば、それは演劇における台詞の発声を聴くという聴覚に関連している。

③「役柄」

いま述べた二つの語源的な意味から、次に「役柄」の意味に展開される。仮面はそれを着けて劇を演じる人の「役柄」を示すことになる。人は仮面を着けることによって、本当の自己の「実面」を表現する。その意味合い

を敷衍すれば、それは単に演劇の舞台上の演劇のみならず、各人が社会の中で演じる「役柄」が重視されてくる。一人ひとりにはそれぞれの人間共同体において果たすべき「役柄」が与えられているのである。

④「人柄」

人がどのような演劇をし、どのような役柄を果たそうとも、演劇や社会における種々の役柄を担う主体の「人柄」が問われる。それぞれの人生劇において、その営みのなかで個人の「人柄」が反映される。その「人柄」は、その人の「ありかた、ありさま」を意味するところから、あの人は「人柄が良い」とか「人柄が悪い」という具合に、その人の身分上の性格や人物の評価がなされるのである。つまり、「人柄」が問題になるとき、それは主として道徳的な評価を行っており、その人の人間性と品性について一つの判断を下している。

⑤「人格」

役柄を果たす人は、その行為の主体であり、種々の権利の主体である。それらの主体こそ、上述のような多層の面を持ち合わせている「人格」（person）である。つまり、最後に問われるのは、人柄よりも深いところで、その行為や責任の主体としての「人格」である。トマス・アクィナスは人格の意味を次のように理解し、定義している。「ペルソナとは、自然（natura）における最も貴重なもの、すなわち理性的存在者の全実体を意味する。」（トマス・アクィナス、1985, 1, q.29, a.3）すなわち、「一般に、ペルソナは理性的な、個体的な、すなわちそれ自体において単一であり、他のものからはっきり区別される、分割できない実体を意味する。」（同, a.4）ここでは、理性が人間を人間たらしめるものであるという理解から、人格こそが各人の倫理的行為の基本的な要因であることが示されている。より平易に言うならば、どのような役柄をもって演劇を演じようと、どのような人柄であろうと、各自が心掛けて求めるべきなのは、「人格者になる」という自己形成であり、人格完成である。

ところで、人格の完成こそ日本の「教育基本法」が掲げる教育の目的でもある。

「教育は、人格の完成をめざし、平和的な国家及び社会の形成者として、真理と正義を愛し、個人の価値をたっとび、勤労と責任を重んじ、自主的精神に充ちた心身ともに健康な国民の育成を期して行われなければならない。」(第1条)

b）人格である人間の生き方

いま見てきたように、「人格」の語義は多義にわたるものであるが、いまそれらの語義を踏まえて、人格である人間の生き方を考えてみよう。なお、日本の近代思想史のなかで誰が最初に「人格」という訳語を使用したかは定めがたいが、佐古純一郎の研究によれば、その概念が明治時代におけるカントの倫理学説の受容と密接に結ばれているのは確かである。そこでは、人格が手段として取り扱われる「物」とは区別された目的として尊重されるべきことが力説されている(佐古純一郎、1995)。いまその用語の由来やカント哲学は別として、ラテン語の「ペルソナ」の翻訳語である「人格」の概念が、キリスト教の教義である「キリスト論」や「三位一体論」の歴史と関係して発展してきたものであることも思い起こす必要がある。つまり、「イエスは本当に人間であるのか、また本当に神であるのか」、「唯一の神とイエスの関係はどのように理解すべきか」というキリスト教の中心的な教義が確立される過程でその概念が適用された。こうして、聖書が語る神は人格的な存在者であるという信仰が育てられたのである。

そのような信仰の視点からすれば、そのような人格的な神との関係において、「神の似姿」である人間は理性と自由意志を有している存在として「人格」であると言われる。したがって、人間は生物学的ないのちを生きているだけではなく、人格には倫理的な行為の主体としての善悪の判断が問題になってくる。物事の善悪の判断をして生きるとき、はじめて人間らしく生きているということができる。つまり、人間的な生命を生きるとは、そのような倫理的な判断に基づいて生きることであり、人格的な生とは自分と他者の生命についても責任を自覚する生であると理解

される。人間は人格として他者とのかかわりのなかで生きているからである。

このような他者とのかかわりにおける人間の生については、和辻哲郎の「人と人との間柄」としての倫理観やマルティン・ブーバー (Martin Buber 1878-1965) の人間観でも説かれている。ここでは、現代の人格思想を代表するブーバーの基本的な考え方を簡略に紹介しておこう。

彼は著名な『我と汝』のなかで、人格である人間の基本的な関係を「根元語」(Grundwort) と呼び、「我と汝の対話的・応答関係」を次のように描写している。①我と汝との人格的な関係。それは人格である人間同士における「我と汝」関係 (ich und du) 及び人間人格と神的位格との関係 (ich und Du) の両方の関係に分かれる。②我とそれとの関係。つまり人格と物との関係 (ich und es) である。人間はただ物との関係のなかで生きるだけでは、決して人格としての充足感を得ることはできない。すなわち、人間は「それ」(物) との関係のみならず、「汝」(神と人) との出会いにおける対話と応答のなかで「人格」として自覚されるのである。「人と人との間」である「人間」は、他者と出会うことによって、他者との間柄における対話と応答の関係において「私」として目覚めるのである。(マルティン・ブーバー、1978)

ところで、人格は「物」とは異なり、所有される存在ではない。この世には私と全く同じ人間は二人といないのであるから、誰も私の代わりに、「私の人生」を生きる人はいない。この人間の「唯一無二性」(uniqueness) にこそ、各自の独自性だけでなく、「神の似姿」としての人格の尊さとその価値を見ることができる。他者との関係を生きる私は、他の人と「共存」(co-existence) しており、自分の存在と生を他者とかかわらせながら、自分を他者と分かち合うという相互授与のなかで生きているのである。まさに、「人間らしい生」とは、他の人格との出会いと愛という対話と応答の人格的関係において感得されうる<u>神秘</u>である。「問題」は客観的な探究によって解決されるものであるが、人間の生命という現実は「神との関係に開かれた神秘」の次元があり、客観的な問題解決のようにはいか

ず、いつも不可解な領域が残る。その人に固有な領域は、ただ他者との出会いや愛によって、また畏敬の念をもって厳粛に受けとめるべきものである。したがって、病気を抱えている患者は単純に「問題」として処理されるべきものではなく、病気という問題を解決してゆく過程においても、その人の神秘の領域に属するかけがえのない人格としての尊厳性を守らなければならない。

(2) 人間の尊厳と人命の尊重
 a) 人間の尊厳の根拠

　すべてのものには一定の価値があるが、人間には人間だけに見いだされる固有の価値がある。そのような価値を「尊厳」(dignitas, dignity)と呼ぶ。その根拠は、聖書の生命観に基づいて二つに要約することができる。先ず、人間が「神の似姿」に造られたという尊厳性である。次に、人間はイエス・キリストの死によって贖われたいのちであるという尊厳性である。人間はそのような神との関係において人格であるからこそ、尊厳あるものである。その尊厳が認められるのは、人間が他の動物と異なるという側面においても、理性を有する者として精神的な働きを通して「自らを律する自由」を与えられているからである。

　しかし、人間は有限な存在であるから、その人格もその価値も絶対的なものではない。ただ、人間は、たとえ犯罪者であろうと不治の患者であろうと、人間である限り尊厳を有しているから、その尊厳を侵してはならないのである。人間の自由は実際にはいろいろな形で束縛されたり、奪われたりする。しかし、不当に人間の生命や自由や名誉などを奪ったり傷つけることは人間の尊厳を侵すことになる。なお、人間の尊厳は、人間の生物学的な生命や物理的な自由に内在するというよりも、人間の精神性や霊性に根差していることも忘れてはならない。外的な状況がどうであろうと、人は精神性による内的な自由をもって、どのように生きて死ぬかを自ら決定することができるのである。そこに倫理的または宗教的な自由を尊重する意味があり、人間の尊厳とはそのような自由を承

認することでもある。

　ところで、「人間の尊厳」という表現は現代よく使用される用語であるが、日本語としてはまだ歴史が浅い。国際連合の「世界人権宣言」(1948年)は、すべての人の尊厳に基づく基本的人権を承認することを求めている。「すべての人間は、生まれながらにして自由であり、かつ、尊厳と権利とについて平等である。人間は、理性と良心とを授けられており、互いに同胞の精神をもって行動しなければならない。」(第1条)「日本国憲法」では個人の尊重について、次のように規定している。「すべての国民は、個人として尊重される。生命、自由及び幸福追求に対する国民の権利については、公共の福祉に反しない限り、立法その他の国政の上で、最大の尊重を必要とする。」(第13条)このような尊厳と権利の擁護は、すべての人に共通するものである。法哲学者のホセ・ヨンパルトは「尊厳」と「尊敬」の違いや「尊厳」と「平等」の関係を次のように解説している。(ホセ・ヨンパルト、1987；同、1990)

①人は反省していない犯罪者を尊敬することはできないが、そのような者でも「人間としての尊厳」を有しているのであるから、その尊厳を侵してはならない。人間の尊厳とは、人間の固有の価値であって、その尊厳はすべての人に内在するものとして尊重されるべきものである。

②人間の平等というのは、「人間としての平等」である。つまり人間が人格であり、その尊厳をもつものとしての平等という意味である。人間は個人として考えると、各人は個性または個体性 (individuality) をもっているが、その個体性からは人間の平等は出てこない。むしろ個人のレベルでは他者との比較がなされ、その差異性が明らかになるだけである。人間の尊厳や平等は、各人の人格に根差しているのである。

b) 人命の尊重

　すでに、聖書の生命観からも明らかなように、この世界のいのちには

一定の秩序がある。先ず、「生命」は植物、動物、人間にも共通のものであり、無生物との対比において、価値あるものとして尊重される。そこにはいのちの循環がみられ、より下位の生命はより上位の生命のための食物となり、犠牲にされる。次に、「人間の生命」は人間に限定されたものである。それは生物学的にも植物や動物とは異なり、より高い価値が認められ、より高く尊重される。さらに、「人間としての生命」は人格としての人間の生命である。人はより高い価値のために、生物学的な生命さえも自由意志をもって犠牲にすることができる。それは他の動物には見られない生命の次元であり、人間の尊厳が具体的にはそのような行為を通して実現されるものである。

また、人間の生命に関する諸義務は、人格である人間の尊厳を前提にして理解されなければならない。道徳的にも法律的にも、「人間の生命」は「人間の尊厳」の下で考えられるべきものであるから、「人間としての生命」を生きることは、人格をもつ自由な主体として生きることである。したがって、人はより高い価値のために自分の生物学的な生命をも犠牲にすることもできると言ったが、場合によってはそのような自由のゆえに、自らの存在を否定したり生命を破壊する可能性も秘めているのである。そのような善悪に対する自由な可能性のゆえに、それに伴う人間の責任も問われることになる。

以上のように、キリスト教の思想からすれば、人間の生命の尊厳は人間が人格であるということに基づいている。人間が単なる「物」ではなく「ひと」であるということは、人間同士の相互の交わりという横の関係ばかりでなく、「ペルソナ」である神との交わりという縦の関係なしには人間として生きる真の意味と尊厳を感得できないことを示唆している。一人ひとりの人間のいのちが私たちの手にゆだねられている。そのいのちを「ペルソナ」である神の愛の「賜物」(donum, gift) として見るか、あるいは私が自分勝手に処分できる「物」として見るかによって、人間の関係の在り方も生きる姿勢も大きく異なってくる。しかも、人間のいのちのな

かに、また人と人との間に親の愛や神の愛を見ている人は、自分と他者のいのちのなかに人間が恣意的に処分することのできない尊厳を感得しうるであろう。

　また、人間の生命の尊厳や価値は、人間の共同体のなかで具体的に体験されるものである。人は孤立した個人として生きるのではなく、一定の家庭、共同体、社会のなかで連帯して生きるべき存在である。つまり、私たちが自分の生命の意味と価値を実際に感得しうるのは、自分の属する共同体の人間関係のなかで理解され、愛し、愛されるときである。そのとき、人はいろいろな挫折と苦悩を乗り越えて、再び生きる意欲を見いだすことができる。つまり、人は何かの目的をもって生きるとき、また誰かのために生きるとき、自分の生を充実したものとして実感できるように思われる。人として生きることは、常にそのような課題を果していくことである。

引用文献（引用順）
　今道友信、1983、『断章 空気への手紙』、TBS ブリタニカ。
　トマス・アクィナス、1985、『神学大全』（稲垣良典訳）、創文社。
　佐古純一郎、1995、『近代日本思想史における人格観念の成立』、潮文社。
　マルティン・ブーバー、1978、『我と汝』（田口良弘訳）、みすず書房。
　ホセ・ヨンパルト、1987、『刑法の七不思議』、成文堂。
　＿＿＿＿＿＿＿、1990、『人間の尊厳と国家の権力』、成文堂。

参考文献（アルファベット順）
　H・W. ヴォルフ、1993、『旧約聖書の人間観』（大串元亮訳）、日本基督教団出版局。
　東方敬信編、1993、『キリスト教と生命倫理』、日本基督教団出版局。
　稲村秀一、1987、『ブーバーの人間学』、教文館。
　門脇佳吉編、1985、『死の彼方に―宗教的死生観』、南窓社。
　岸英司編、1994、『宗教の人間学』、世界思想社。

第4章　人格と良心と責任の倫理

1 人格と責任

(1) 「責任」の語義

　人は、自分の考えや発言や行為に対して自ら責任をもたなければならない。無責任な行為こそ厭われるし、責任感のある人は他の人にも信頼される。『岩波国語辞典』(第二版)によれば、責任とは、「人がなすべきつとめとして、その人がみずから引き受けなければならないもの」であり、責任感とは、「自分の仕事・行為についての責任を重んずる気持」である。
　今道友信は、「責任」にあたる述語はギリシャやローマの古典的伝統のなかにはなく、キリスト教の中世世界を通じても同じであると指摘し、西欧における「責任」の語源を研究している。フランス語の"responsable"(13世紀、或ることを引き受けて保証するの意)からラテン語の"resonsabilis"(14世紀)が生まれる。その語の由来は、中世の教会における典礼・音楽用語の「交唱・答唱」(responsorium)からである。それは聖歌隊が「交互に応答的に合わせて」歌う方法であり、現代までその歌唱法は受け継がれている。現代語の源泉を探ると、英語の"responsible"(1599)、"responsibility"(1787)、フランス語の"responsibilite"(同年)、ドイツ語の"verantworten"、"verantwortlich"(1644)、"ver-antworten"(答えさせる)、"verantwortlichkeit"、"Verantwortung"(19世紀末)という具合に、それらは近代社会で生み出された用語である。また、「責任」の概念は西洋の哲学や倫理学でもなおざりにされていたのである。また、中国語の場合、西洋の「責任」に当たるのは、孔子の五つの枢要徳(仁・義・礼・智・信)の「義」である。「義」という字は、「我の上に羊がいる姿」を示しているように、

天に献げる犠牲の獣と関係している。その語義を解釈して、今道友信は責任について次のように理解している。「義という字は、共同体に於いて祭祀を執り行なふのに絶対に必要な大事なものを自分が背負っているといふことで、水平的には他の成員の期待と委託に応答するといふ共同体に対する責任と、垂直的には、超越的存在に向けての人間の応答といふ天に対する責任とを、自分が背負っているといふ、さういふ意味で、この義はまさしく responssabilite に相応ずるものであると考へられる。」（今道友信、1981、66頁）

ところで、日本人にとって責任の観念は曖昧であり、責任の取り方にも特徴があることが指摘される。ホセ・ヨンパルトによれば、日本人の場合、「所属感」が強く意識されるから、「仲間」に対する責任感は強いのに、「余所者」に対しての責任感はゼロである。日本人が内輪の問題であれば、非常に責任を感じるのは団体意識が強いからである。また、例えば、社員が悪いことをすれば、その本人が責任を取るとともに、社長や上司が責任を取って辞任するのも、本人の責任の所在を曖昧にして終わらせることにもなりかねないとも言われる。

現代の日本語で、責任がどのような意味で理解されているか、『広辞苑』（第三版）で確認しておこう。責任とは、①人が引き受けてなすべき任務であり、②法律上の不利益ないし制裁を負わされることである。その核心は不法な行為をなした者に対する法律上での制裁であり、対個人的なものと対社会的なもの、及び民事責任と刑事責任とがある。辞書では、主に法的責任に限定されている。しかし、「責任」の元来の語義からすれば、それは「人格」との関連が深く意識されるし、責任の倫理はむしろそこに根差していると思われる。

(2) 人格と責任

前章で見たように、「人格」と訳される "person" の意味は、顔、仮面、役柄、人柄などの重層の意味合いをもって理解される。それらの意味理解は「責任」の原意を浮き彫りにしてくれる。劇を演じるとき、役者たち

が仮面を被って台詞を言い、「相呼応し合う」のである。その模様を思い浮かべると、「責任」と訳される"responsibility"、"responsabilite"、"Verantwortung"などが、「相呼応する」という意味の"respondere"に由来することから、責任とは人間相互の「呼応性」または「応答性」であることがわかる。演劇の比喩からすれば、人生は仮面を着けた人(役者)が互いに作者の意図を表現し、相手の役者の台詞や動作に呼応して生きるという「応答としての責任性」を自覚させることになる。その責任は、それぞれの役割をもっている他の人と互いに呼応して生きてゆくという社会的な役割としての責任だけでなく、神の前での人格としての垂直的な関係における呼応性をも意味している。再び、今道友信によれば、「責任」という概念は「ペルソナ」(persona)に深くかかわるものであるが、それは西洋の近代語としては契約社会の必要概念として成立したものである。またH・クレーマー(Hans Klemer)によれば、「責任」についての哲学的概念は第一次世界大戦後に「義務」に代わって倫理的意識にのぼってきたものである。「義務」に基づく倫理的構造が「秩序」に対する具体的な方向性を有しているのに比して、「責任」は人格的な対話関係での「応答」と結ばれている。用語史からみれば、「責任」という語は人格的な関係における「呼び掛け・語り掛け」に対して「応える・対応する・相呼応する」などの「応答性」を意味するものである。つまり、「責任」とは人格として相互の呼び掛けに対する、その相手への「呼応性」(Verantwortlichkeit)である。

　また、このような意味での「応答としての責任」は、宗教と倫理との密接な関係を理解させる。人間の宗教的な行為の一つである「祈り」は神と人との対話であり、聖書が語る「契約の神」の呼び掛けに対して誠実に生きようとする人間の応答行為である。人格的な神と人との「契約」(covenant)は、信仰に基づく相互信頼関係を示す垂直的な応答関係ばかりでなく、その契約によって樹立された共同体内での相互関係の在り方としての倫理をも規定するものであった。西洋の契約社会が成立するにつれて、社会的に対等な人権をもつ人同士が自由に契約を交わすことによって、新しい応答関係における責任が重視されるようになった。相互

の人格的な信頼関係に基づく契約が物を媒介として結ばれるようになり、法的な義務観念が先行するようになる。そこでは、自分に課せられた仕事を忠実に果たすという責任と義務が重視される。こうして、宗教的・倫理的な意味での責任と契約社会における法的な意味での責任とが区別されるようになった。

2 倫理的責任と法的責任

(1) 倫理的責任

　私たちは、すべての行動や行為について責任を負うことはできない。たとえ責任感をもって行動するとしても、人が責任を負うのは「人間的な行為」(human act) に対してだけである。すなわち、厳密には人間は理性と自由意志に基づいてなされた行為に対して責任をもつのである。人間の理性によって知りうる限りでの、自由に決断された行為こそが、主体としての「私の行為」である。このような人間的な行為は人格の主体的な現実化であるから、その行為の背後にある人格こそが責任をもつのである。

　この意味での責任は単に他の人との対社会的な関係ばかりでなく、神の前での信仰に基づく責任を含んでいる。そのような宗教的な次元での責任は、否定的な意味では神の前での「罪責感」として意識される。この場合の「罪」(sin) は、人間の内面における神への背反であって、法的な意味での「犯罪」よりも広い概念である。罪は人が自由に、しかも故意に行ったあらゆる悪行を含んでおり、比喩的に「良心の法廷」と言われるように、各人が神に背いたという人格的な決断とかかわっている。人は誰でも自分の「良心の声」に象徴される自然道徳律を有しているのであるから、それを意識するか否かは人によって事情は異なるとしても、良心とのかかわりで倫理的責任が問われることになる。より自覚的な信仰をもって生きる人は、「人の心を知る神」との関係で、自らの責任を受け止めることができる。

(2) 法的責任

　人間の社会生活は法律によって規制され、一定の秩序が保たれている。法的責任が問われるのは、その法律との関係においてである。法的責任は通常では刑事責任である。それは常に過去のことに関する、しかも悪いことをした場合の「犯罪に対する責任」(Schuld, guiltiness) を意味する。その罪責は法的な当為に対する過失に関係するものであり、<u>法的な刑罰</u>を負担することである。「人を罰する」ということは、次の三つの特徴をもっている。①他人がいなければ、罰を受けることはありえない。②罰を受けるのは、何か悪いことをしたか、または何らかの規則や法に違反したからである。③受ける罰は、本人にとって肉体的または精神的苦痛になるものである。

　ところで、「過失」は人が法律の要請に従って生活することを前提にしており、しかもその行為が法律(実定法)で禁止されている場合である。また、そのような責任が追求される場合には、行為者の責任能力(引責能力)を前提する。行為者の有罪か無罪かを検証し、法的責任の可否を判断するとき、次の諸点を考察しなければならない。それらの条件が充たされれば、法的(刑事)責任が生じる。

　①その行為が犯罪(例えば、殺人罪)の構成要件に該当するかどうか。
　②その行為に違法性があるかどうか。例えば、正当防衛によって他の人の生命を奪った場合には、違法性の阻却事由があり、罪にはならない。
　③その行為に責任があるかどうか。例えば、行為者が心神喪失状態になかったかどうか、避けられない錯誤によるものではなかったかどうか。

　一般的にみて、裁判所も人間による組織であるから、人間の一定の反社会的行為を裁くのであって、「人間を裁く」のではない。つまり、行為者が容疑者であっても「悪い人間」であるからというのではなく、その時、その場において、「悪いこと」をしたからこそ裁かれ、刑罰を受ける

のである。「罪を裁いて、人を裁かず」ということである。人間の人格までも裁き、また赦しうるのは神だけである。

また、民事責任 (Haftung, Liability) は必ずしも倫理的責任を含まないが、過失に対して負担を引き受けるという意味での責任である。例えば、親は子供の悪戯による他者への損害に対して、それを賠償する責任を負うことになる。

(3) 倫理的責任と法的責任との比較

このような倫理的責任と法的責任との理解を踏まえて、両方の責任を比較すれば、それらの関連と相違がより明らかになってくる。もともと、法的責任は倫理的責任なしにはありえない。どんな人間でも責任を感じることはあるが、「犯罪」を犯していない者は、刑事責任を感じるという経験はない。しかし、何度も犯罪を犯していても、反省もせず、たとえ責任を感じていなくても、法廷でその責任が認められれば、法の定めに従って罰せられるのである。

①法的責任はある一定の時期を経ると、時効になる可能性がある。しかし、倫理的責任には時効はなく、むしろ時が経つにつれて、心理的に一層重く罪責感を覚えるようになる。

②人間は一定の社会に所属して生きているから、所属する団体における或る事柄に対して倫理的責任だけでなく、法的な団体責任を負うことがある。人はその社会性に由来する他者との結びつきによって、倫理的な連帯責任を感じる。そのような責任の取り方は、社会や団体の組織の在り方とかかわり方によって異なるであろう。

③法律は人間の立法によるものであるから、この法から生じる責任の程度は、人間社会の制度の在り方によって測定される。しかし、倫理や道徳は良心を通じて神に直結しており、その神の前での責任については測り難い。

④人間は社会や共同体の成員として「共に生きる」ために互いに協力する必要がある。主体的に生きる人は、その社会や共同体に対する

責任を自覚するものである。
⑤法的にも倫理的にも責任の果たし方は、自ら進んで「なすべきことをなす」という肯定的側面と「してはならないことをなすべきではない」という否定的側面とがある。その果たし方は、一定の道徳律に対する主体的な態度や各人が身につけてきた生活習慣や徳によって異なってくる。

　要するに、責任ある態度とは自分の行為の結果をも予見し、将来に及ぼす影響との関連において各人の行為の重要性を認めることである。法的責任が問われ、それを追求しそれを負わせるのは、社会の公益を保護するためである。諸々の法は各人が平和に生活できるように共通善のために制定され、公布されたものである。したがって、法的責任を追求して課せられる刑罰は、行為者が適法な態度をとらなかったこと、法に従う潜在能力はあったのに不法な自己決定をしたことに対する公的な非難である。人間はひとりの人格として応答的な責任感をもって倫理的に自己決定する能力をもつ者であり、それが破壊されていない限り、法に従うか違反するかを決定する能力をもっている。すなわち、責任は、人が道徳規範や法的規定による「当為」に従うことができることを前提するから、倫理的にも法的にも禁止されていることに反する場合には、倫理的責任または法的責任が問われるのである。このような責任は人間が自己を実現し、また自己を完成させるために要請されるものであるから、それを構成している諸要素をも明らかにしておく必要がある。

3　責任と人格形成

a）時間的要素
　先に時効について述べたが、時の経過が責任に関連している。法的責任はその行為のもたらす結果、すなわち過去に犯した過失に対して負担する。倫理的責任は、過去に犯した罪による持続的な苦痛によって痛悔

の念を起こさせ、告白し、赦しを求めて、罪の償いをしようという決心を起こさせる。それだけではなく、人は自分の行為とそれによって引き起こされる未来に対する責任を感じ、何らかの形で負担し、また償おうとする。とくに倫理的責任を感じる人の場合には、自分の人格的な改善に導かれるであろう。

　時間的な要素が明確なのは、法律によって定められた年齢である。法定年齢より前には法的責任は問われることはない。しかし、たとえ子供であっても倫理的責任を逃れることはできず、その人の成長に見合うだけの責任の自覚が求められる。そのためには、家庭や学校における適切な幼児教育が重要であることは言うまでもない。時間のなかに生きている私たちは、いまここでという現時点での決断をするとき、過去と未来への視点をもって何をなすべきかを判断しなければならない。

　b）人の同一性
　責任が問われるのは誰であるかを明確にする必要がある。「誰がしたのか」という犯人の確定は、問題になっている行為をした人と今のその人とが同一人物であることを前提する。「私に責任がある」というのは、或る行為が「私の行為である」からにほかならない。だから、証言を求めたり、犯人を確定するとき、「あなたは誰か」と問い、自己証言を求めるのである。「本人である」ことを確定してから、刑罰の可能性が開かれるのである。倫理的責任においては、良心がその内的法廷において行為の事実を想起させ、その自己同一性のゆえに「良心の呵責」を感じさせるとともに、その人のあるべき姿を回復させるように内的に促すのである。こうして、人は自分の行為、とくに理性と意志による人間的行為を通して自己を形成することができる。

　人格と責任との密接な関係を考えるとき、誰が特定行為の主体であるかを確認し、その行為の一貫性と持続性の根拠を自己同一性のうちに求めることは重要である。宗教的次元における責任、つまり信仰による神への人格的応答としての責任も、神による救いの恵みと永遠の罰につい

ても人の自己同一性こそが重要である。神による裁きも、各人が生涯の間に行った善悪に応じてなされるというのが聖書の証言である。

c）理性と自由意志

厳密な意味で責任が問われるのは、分別ある人の行為に対してである。人は理性的な判断に基づいて自分の行為とその結果を予見することができるし、そのような判断と予測をもって行為する意思をもっている。私たちが諸価値を認識し、それを意思し、実現していくところに人間としての成熟がみられる。そのように、人は自由に自分の行為を左右できる場合に、自ら自由に選んだ行為に対して責任を負うことになる。

子供の場合、子供も人格的な存在として本質的には理性と自由意志をもっているが、現実にはまだそれらの能力を発揮する自由を保持していないか、行使することができない未発達段階にあるとして、自分の行為に対して責任がないものと判断される。成人の場合でも、何らかの強制力によって自由な決断が剥奪されている状態では責任を負わせることはできない。すべての倫理的な善悪は人格の自由を前提するから、人の自由な決断による行為こそが倫理的な善または悪であると判断されるのである。

このように、人間の責任の根拠は、行為の主体である人間の理性と自由意志を働かせる人格性にある。人間は自分が出会う多様な価値に自由に呼応して、何らかの行為を行っている。理性による諸価値の認識と意志によるその承認こそが人間的な行為を可能にし、責任ある人格を形成するのである。

d）良心と責任の自覚

責任の語義からも推測できるように、人の内部から「自分自身」になるように呼び掛ける良心の声に応答することこそ、自分自身と他者に対する責任を果たすことである。良心の声は人の内部にありながら、その人自身を超越する方（神）にかかわっている。それは「良心」(conscientia, conscience, Gewissen) の語義からも理解される。「良心とは他者と共に知る心である」。だから、「いまここで行われる具体的な行為の善悪について判断する良心の声」は、他者に開かれた私の主体的な行為を導くという意味で、それを倫理的良心 (moral conscience) と呼ぶ。

また、「責任」という言葉も他者を指示している。人は、その他者との対話や人格的な関係のなかで責任を自覚するのである。実際の生活においてはさまざまな選択と決定がなされるが、良心の判断がいつも注意深く省察されてから行為することは少ないと言わざるを得ない。人は自分の人生経験を通して形成された良心をもっており、通常は自分が遭遇するいろいろな状況において自然な倫理感覚に従って、いわば自動的に判断して行動している。なお、新しい問題に直面するとき、私たちは容易に判断したり決断できない状況に置かれることもあるが、そのような場合には一定の倫理規範や既成の法律だけでは不十分である。そのときこそ、各人の賢明な良心判断が重要であり、そこでも責任が自覚されるのである。

e）義務と責任

人は自分の自由裁量によって何かをなすのであるが、人には「人としてなすべき事柄」がある。義務とは道徳上または法律上で、人がしなければならないこと、または、してはならないことを意味する。したがって、義務とは人は何かをなし（作為）、または何かをしないように（不作為）、人を拘束するものである。そのような義務には責任の場合ほど他者への応答性は感じられない。その実態について、今道友信は次のように述べている。「義務は、他人に対するあらかじめ定められた自己の仕事に誠実に励むことであり、それは他人の心に応ずるよりも、むしろ自己に課せられた仕事に対する忠実といふことであり、それを果たすことは義務を果たすことに過ぎず、相手の心に応ずるところまでは至らないのである。従って、そこに心と心の応答性はなく、与えられた仕事に対するその人の態度のみが問題とされるのである。」（今道友信、1981、234頁）

また、義務は良心によって各人に課せられる倫理的また法的必然性でもある。法に含まれていないことに対しては、人は法的責任は問われないが、倫理的責任の場合には他者に対するより自発的なかかわりによって義務以上の責任を負うこともある。すなわち、責任を重んじる人は、義務感を覚えない場合にも責任を感じて行動するのである。さらに、責任は行為の結果を重んじるのに比して、義務は結果よりも現在の行為を強調する。果たすべき義務に対しては常に責任を伴うが、人は義務でない事柄に対しても倫理的責任を負うのである。

　このように、責任に関連する諸要素を考え合わせると、責任を果たすことが人間の人格形成に重要であることが理解される。この視点から、ホセ・ヨンパルトの次のような説明にもうなずけるであろう。
　「人間は<u>自分</u>の行為または不作為について、常に責任をもつものであり、その意味で責任は、行為者に関する非常に個人的・主体的事柄であるが、同時に、責任が生じるときに、誰に対してか、また誰によってその責任が問われるかという問題が必然的に生ずるということである。つまり責任は一人一人の個人の問題であるが、同時に、一人の個人だけの問題ではないということである。したがって、もし、他人も、神さえも存在しないとすれば、責任の成立も考えられないことになろう。」(ホセ・ヨンパルト、1987、94-95頁)

4　責任の倫理と法

(1)　倫理規範と法
　人間は常に直面する諸現実のなかで真理を探究し、その真理に従って行動するように促される。何をなすべきか、それをいかになすべきかということは単に客観的な倫理規範によってではなく、「いまここで」という具体的な状況での行為を決断させる。その決断は、「私」の良心による人格的な決断であって、それによって具体的な「私の行為」がなされるこ

とにより「私の生が実現される」のである。何が責任ある行為であるかを明らかにするためには、その行為を促す倫理規範と法との相互関係を明確にしておく必要がある。

　人間の倫理は自己の存在を他者との関係のなかに位置づけ、その間柄をどのように生きるかという具体的な行為を問題にする。その倫理はなによりも先ず、人間として守るべき善や実現すべき価値があることを前提する。それらの善や価値を認めて、人間のあるべき姿と行動に導くような人間に内在する規則を「倫理・道徳規範」(moral norm) と呼ぶ。例えば、人間として誰にでも共通に認められる人命の価値と尊さを保護するために、「殺してはならない」という倫理規範が生じる。その規範を前提として、「自己防衛のためには、ある条件・状況の下では他人を殺しても許容される可能性がある」という自己防衛の倫理原則 (moral principle) が成立するのである。このような倫理上の守るべき人格的な価値があってはじめて、倫理生活を規定する規範や規則が生まれる。これらの規範や規則を、外的法としての法律に対して、内的法としての「倫理法」(moral law) と呼ぶ。

　旧約聖書の代表的な倫理法は「十戒」(ten commandments) である。それは語義からすれば「神の十のことば」であり、イスラエルの民に対して神の意志を啓示するものであって、民はそれを守るように呼び掛けられ、招かれているのである。十戒はユダヤ民族に特有な要素も含んでいるが、万民にも共通する「人として守るべき掟」としても受け入れられる。十戒による義務づけは非人格的なものではなく、民を招かれる神とそれに応答する人間との間に交わされる対話的性格をもっている。そこにも「応答する責任」が問われている。一般的にみて、法はもともとは理性の命令であり、個人と社会との秩序を打ち立て、それを維持するという目的をもっている。内的法にしても外的法にしても、立法者の意向に従ってその合理的な秩序づけを受け入れ、その目的を実現しようと意欲するのは、各人の自由意志によってである。それゆえに、各人の責任が問われることになる。

(2) 法と倫理との関係

　法と倫理・道徳の関係については、法哲学ばかりでなく倫理学でも検討される。ここでは主にホセ・ヨンパルトに従って、法と倫理の関係と区別を要約しておこう。(ホセ・ヨンパルト、1981、78-90頁)

　　a) すべての法律は倫理・道徳の問題であるが、すべての倫理的義務
　　　が法律的に義務づけられるものではない。

　倫理は人間の外的また内的行為という全行為を含むものである。全く内面的なものは法の対象にはなり得ないが、場合によっては内面的なものに注目することが法的判断にとって不可欠な場合がある (未遂罪や窃盗罪)。姦通とか自殺は道徳的には悪い行為であるが、刑法で禁止されてはいない。それらは個人の自由な倫理的判断によるものであり、違法や適法の判断を受けない「法的には空虚な領域」である。法には制裁や強制力があるが、人は必ずしもいつも法的義務を果たすものではない。殺人や窃盗などは道徳的に禁止されている行為だけでなく、それらの行為の禁止は社会生活の維持という公的な善益のために必要不可欠であるから、それらは刑事犯として処罰されるのである。「殺してはならない」という倫理法は断言的規範であり、刑法は「人オ殺シタル者ハ死刑又ハ無期若クハ三年以上ノ懲罰ニ処ス」というように仮設的規範である。人が守るべき道徳を無視すれば、そのことが人間としての成長にとってマイナスになる。倫理的な悪に対しては良心の呵責や社会的な非難があっても、刑罰は科せられない。これに対して、刑法は刑罰という強力な制裁によって規範の実効性を保証するのである。また、倫理は物事の善悪という視点から人間の行為を対象にするが、法はその行為が反社会的な行為であるかどうかを既成の法律からみて判断する。法の目的は平和な社会や共同生活を目指すものであり、正義に基づく社会秩序を維持することにある。他方、倫理や道徳は「善い人間になる」という自己完成やその実現を目指すものである。

b）法と倫理・道徳は分離されないし、法は道徳に反してはならない。

　人間は法と道徳の主体である。法の命令がその人の倫理観に背く場合には、良心の葛藤が生じて法を守ることができなくなる。また倫理規範は実定法よりも高次のものであり、立法者は法の基礎を倫理規範に求めるのである。したがって、道徳なしには法も存在しないとも言えるし、すべての法は倫理規範に基づいているべきである。人間の道徳も法も、人間と社会との存在秩序と価値秩序を守り、それらを実現するように方向づけるものである。

　しかし、道徳的に悪いことをすべて法律によって罰することも妥当ではない。立法者は個人の道徳に関する問題に対して、法律で規定されている事柄を越える権限をもっていない。また逆に、法律で罰せられないからといって、道徳的にも行ってよいというものでもない。基本的に法に従う義務が認められるのは、「法は道徳に反してはならない」という原則の下においてである。すでに述べたように、倫理的な責任は自分自身に対する義務、同じ人間社会の同胞に対する義務ばかりでなく、各人が内面的にかかわる神に対して応答する責任を含んでいるのである。

　また、法は社会における人間の活動を規制し、ある秩序を守るために拘束し、社会の共通善に寄与しようとする。なぜならば、法は共同体や社会に配慮する者によって制定され、公布されるものであり、共通善を実現するために理性による秩序づけだからである。こうして、各人は法による基準によって或る行為に導かれ、また或る行為を規制される。なお、法はそれに従う者にその目標に向けて善行を実行させるから、社会の成員を教育する機能をもっている。人は法的規制の下に行為するとき、その法を人間的行為の一つの基準として受け止めることができる。倫理の立場からすれば、法は神の命令による「神法」(divine law)と人間の権威によって制定される命令である「人定法」(human law)とに分けられる。キリスト教の立場からの責任の倫理は、これらの二つの法を認めるものである。

引用文献(引用順)
　今道友信、1981、『東西の哲学』、TBS ブリタニカ。
　ホセ・ヨンパルト、1987、『刑法の七不思議』、成文堂。
　＿＿＿＿＿＿、金澤文雄、1981、『法と道徳―その理論と実践』、成文堂。

参考文献(アルファベット順)
　ホセ・ヨンパルト、1979、「責任の二つのとり方」『ソフィア』28号(上智大学)、157-170頁。
　＿＿＿＿＿＿、1986、『一般法哲学』、成文堂。
　浜口吉隆、1982、『伝統と刷新―キリスト教倫理の根底を探る』、南窓社。
　湯浅泰雄、1982、『東西文化の深層―心理学と倫理学の間』、名著刊行会。

第5章　生命をめぐる倫理原則

1　生命の価値と倫理原則

(1)　人間の生と死の尊厳

　人間の生命に対する責任の倫理を考えるとき、先ず私たちが心掛けることは各人の生命を大切に維持するとともに、人間らしい死を迎えさせるように努めることである。現代の生命倫理で改めて論じられるのは、人間の生と死の尊厳についてである。人間の生命をめぐる倫理原則は、どのようにすれば人間の生と死の尊厳に反しないように行為することができるかという原則を提示することになる。しかし、個別の原則を紹介するまえに、なぜ人間の生命は尊いものであるのか、またどのようにすれば死の尊厳を守ることになるのかを考えなければならない。この問題はすでに伝統的な医療倫理においては一つの前提でもあったが、現代の生命倫理の文脈において新たに「生命の神聖性（尊厳）」か「生命の質」かという選択的な医療の在り方との関係で、それが注目されるようになった。

　　a）生命の神聖性

　先の「キリスト教の人間観」の章で触れたように、人間の生命は他の生命とは異なる価値として評価され、その尊厳が尊重されるべきである。しかし、「人間の生命の尊重」(respect for human life)や「人間の尊厳」(human dignity)が問題になるとき、その根底または背後に「人間の生命の神聖性」(sanctity of human life)の承認の可否が論じられている。これらの問題はとくに死と死にゆく過程に関する倫理的判断、また人間の生

命のはじまりや障害をもつ胎児の処置をめぐる倫理的選択や公共政策を正当化するために論じられている。その議論の際、同じ言葉を用いながら、何をなすべきか、何をやめるべきかについては、語義のあいまいな異なる理解の下に全く違った結論が導き出されることもありうる。言葉はそれぞれの文脈とその歴史をもっているものだからである。ここでは「生命の神聖性」のキリスト教的な意味づけを確認しておきたい。

聖書およびキリスト教の理解によれば、先ず生命の神聖性の源は神であり、神とのかかわりにおいて人間が「神の似姿」に造られたという信仰に根差している。ラテン語の語源による「神聖性」(sanctitas)は神との関係において「聖別されたもの」の意味をもっており、それは不可侵のものである。こうして、人間の生命の神聖性と不可侵性とが緊密に結ばれることになる。また、人間の生命はキリストの血によって贖われるという意味でも聖別されるものである。このような人間の生命だけの特別の尊厳と神聖性は、各人の生命に対する人間の責任を自覚させることになる。したがって、各人の生命に対して何がなされなければならないかについての要求が、倫理原則によって示されるのである。どのようにすれば人間の尊厳という価値に相応しい生と死の取り扱いをすることになるのか。

b）生命の質

確かに、人間の生命やその人格の尊厳を「生命の神聖性」から考えるとしても、現実の医療現場においては、人間の尊厳とはかけ離れたような事態が見られる。そこで、人間の「生命の質」が問題となり、「生きる権利」や「死ぬ権利」という要請がなされている。つまり、人間の生き方や死に方は人間の尊厳という視点から理解されるべきであるが、実際には具体的な死にゆく末期患者や生まれてくる胎児についても「生命の質」が問われるようになった。

ここで「生命の質」と訳される"quality of life"の"life"は「生活・生命・人生」などを意味しうるから、日本語ではあいまいである（なお、この用語は第二次世界大戦後に国民の生活から奪われたゆとりと快適さを取り戻

そうとして、いのちの長さよりも質と深さを求めて使用されたものである)。しかし医療や生命倫理の文脈では「生命の質」が適切であると考える。「生活の質」とすれば、例えば患者の生命がどういう容態であるかとは別に、どのようにすれば生活をより豊かにしうるかという問題になる。確かに、人間の生命の状態と生活の質とは無関係ではないが、人間の生命の価値や尊厳は「生活の質」から出るものでない。

それでは、なぜいま「生命の質」が注目されるのか。その背景には最新医療技術とそれを用いて治療を受ける患者の生命との関係の在り方の問題がある。例えば、人工的生命維持装置や蘇生術による治療、あるいは死にゆく患者や末期患者の治療は、これまで以上に人間の身体的生命の維持だけでなく、維持される「生命の質」の問題を提起している。生物学的生命を維持することが、人間の生命の意味や神聖性に反すると思われるから、積極的にいつまで生かし続けるか死なせるか (allowing to die)、生と死の境をめぐる判断が求められている。

c) 生命の尊厳と生命の質の関係

西欧のキリスト教倫理を背景とする「生命の尊厳」と、現代の生命医療倫理の文脈で提起されている「生命の質」との関係をどのように考えるべきか。「生命の質」への接近は「生命の神聖性や尊厳」を遠ざけ、それに反することを求めているのか。ここでは、その問題の全体的議論をしないで、ただ四つの考え方を紹介しておく。

① 動物も自覚のある合理的な存在として認め、人間だけに「尊厳」を認めることに疑問をもつ立場 (ピーター・シンガー)。この立場からは、人種だけでなく動物の尊厳や権利を法的にも保護する必要性が生じる。これは現代の生態系を守ろうとする動物愛護主義者の主張や環境倫理の領域へと広がっていく。

② 生命の尊厳と生命の質とを対立させるのではなく、相互に補い合う基準であると考える立場 (エドワード・W. カイザーリンク)。生命の尊厳と質とは両立可能であり、生命の尊厳を尊重することは生命の質

に留意することを含んでいるのである。人間の生命は尊重され保護されるものであるが、生命の質の立場からは生命はどのようにはじまり、存続し、終わりに至るのかを医療技術との関係で考えるべきである。医療の知識や技術はどのように使用するかによって、人間の生命に益にもなり害にもなる。したがって、技術と関連して「生命の質」の問題が論じられるのである。

③生命の質を重視する倫理は、人間の尊厳を否定するまでの「自由」を主張する危険性があるとする立場（ホセ・ヨンパルト）。人間の尊厳は自由意思を前提とするが、その尊厳は道徳律に服従するものとしての自由を含んでいる。すなわち、人間の尊厳は自由意思プラス道徳律の価値であるから、道徳律と無関係の自由として理解するのは誤りである。したがって、「生の質」という新しい倫理観は別の意味内容をもっている。「人間の尊厳からみた人命尊重の思想は、すべての人間がその尊厳において平等であることを大前提としているのに対して、生の質の倫理は、すべての人間の生命は同じ価値をもってはいないという『価値観』に立脚するからである。そして、それぞれの人間の生命の価値は、功利主義の観点から評価されるべきであると言われるので、この点においてもこのアプローチは人間の尊厳の思想とは根本的に異なるものといえる」（ホセ・ヨンパルト、1987、214頁）。

④人間の尊厳を前提として生命の質の意味内容を考えるとき、人間の生命の「関係の質」をも問う立場（R・A. マコーミック）。人が人として有する個人性（individuality）と社会性（sociality）とのバランスをとり、人間の生命に固有な自由の価値と限界を認めて、もっと「生命の質」を考慮した生命維持に必要な医療手段を判断すべきである。患者は孤立した存在としてではなく、家族や友人、また精神的には神との関係をもっており、依存と信頼という医者との関係のなかに置かれている。それらの「関係の質」も大切である。「人間としての生命」の意味を実感させるのは神への愛と隣人への愛という人間の諸関係であるから、患者がそれらの関係を脅かされたり不可能な状況にある

場合、その「生命の質」を考えなければならない。人間の生命は他の諸価値の条件または基礎として重要な価値であっても、あくまでも相対的な価値であり、絶対的な価値ではないから、人間の尊厳の立場からも延命至上主義をとるわけではない。

(2) 価値の衝突状況における倫理原則

　a) より普遍的な原則

　人間の生命をめぐる倫理判断をするとき、諸価値の衝突状況にあって相対立する価値の選択を迫られる。そのとき、一つの義務が他の義務と対立しているように思われ、どのような選択をすべきか戸惑わざるを得ない。そのような状況で私たちが具体的な判断と行動をするとき、何らかの規則や原則があれば、それらに従うであろう。それだけではなく、それらの規則や原則はどのような価値観や生命観に依存しているかをも見極めなければならない。私たちの倫理的判断は、単なる個人的なものとして正当化されるよりも、より普遍的な判断であるためには、一定の規則や原理または倫理観によって正当化されることが必要である。人間の生や死にかかわる倫理判断も、医療現場の具体的状況における規則や原理を適用してなされるはずである。例えば、非治療的な研究に子供を利用することが倫理的に許されるか否かを判断するとき、マコーミックは次のような一般的規則に従っている。次の条件が満たされれば、その研究は正当化される。

　①研究に含まれる危険が最小限度か、あるいは無視しうる程度のものであること。
　②代理人の承諾があること。
　③研究方法が科学的に正当かつ適切であること。

　これらの条件が正当化される根拠には、医療実験によってもたらされる社会の共通善のためには、その研究が子供に与える負担はやむを得ないものとして許容されるという倫理観がある。

　今日の生命倫理や医療倫理ではそのような倫理判断をただ医者という

専門家集団にまかせておくのではなく、患者を中心として誰でもが一定の判断ができるように備えていることが重要である。というのも、医療関係者の「義務」よりも、医療を受ける側の「権利」に焦点が合わせられるようになってきた事情がある。もはや、「ヒポクラテスの誓い」のような医者の綱領ではなく、どのような医療を受けるべきか、それをどのような基準に従って判断すべきかを私たちも日常的に考えておくことが求められる。そのような基準や指針は広く誰にでも通用し、受け入れられる、より普遍的なものであることが妥当である。すなわち、倫理的判断は個人的判断を越えて、人と人との間で成立する普遍的な可能性を求めるものである。しかし、価値の多様化した社会にあって、そのような規則や原理を提示するのは容易なことではない。ここでは、人間の生命をめぐる伝統的な倫理原則を紹介し、それらの再解釈の現状を示すにとどめざるを得ない。

b)「殺すな」という禁令の解釈

モーセの十戒の「殺すな」という禁令は、すべての個人的な恣意の報復による殺害から人間の生命を防衛することを求めている。それは敵の殺害や不法者に対する公権による死刑執行を禁じるものではなく、同民族間の報復に反対する禁令であり、共同体に反する殺害を禁じるものである。このような不正な殺害(murder)は正当化されず、「殺すこと」(killing)を絶対的に禁止するものではないとされる。

ヘブライ人たちの歴史的背景からみても、自己防衛や戦争、死刑は容認されていたのである。キリスト教倫理でもそのような考え方を受け継ぎながら、とくに「不正な殺害」を大きな罪悪として断罪する。すなわち、その解釈によれば、人間の人格性に基づく尊厳のゆえに、その尊厳を踏みにじる「不正の殺害」は決して倫理的に許されない。「不正な致死行為」とは、人間の生命の尊厳のゆえに要求される価値を否定するような、不当な恣意的な生命の処理である。より厳密には、「罪のない者の生命」を消滅させることを直接に意図して殺すことである。それでは、なぜ不正

な殺害は許されないのか。次の二つの理由を挙げることができる。
　①生存の権利は人間の本性に基づく最も基本的な不可侵の権利である。このような人権の侵害は反社会的な行為であり、重大な犯罪である。なぜならば、人間の生命は各人にとって他の諸価値の前提であり、条件であるからである。
　②人間の生命の究極の原因は神の愛である。神の愛ゆえに、存在と生命が与えられている人を不正に殺すことは、神への反逆行為である。

2　二重結果の原則とその再解釈

(1)　二重結果の原則とその適用

a）二重結果の原則

　「二重結果の原則」(principle of double effect)はカトリック教会の倫理神学においては、すでにトマス・アクィナスあるいはそれ以前から援用されてきた原則である。それは、「罪のない者の生命」を死なせるような有害な結果をもたらす行為が倫理的に許容されない殺害にあたらない、ということを弁明するものである。つまり、意図的な直接的殺害は倫理的に許容されないが、間接的殺害は或る条件の下では許容されることになる。トム・L.ビーチャムとジェイムス・F.チルドレスによれば、「この原理は、行為者が直接的に目的として引き起こすことは許されない悪い結果を、間接的に引き起こすことを容認するのである。結果が間接的だということは、それが目的にたいする手段としても、あるいは、それ自体目的としても、意図されていない、ということを意味するのである。」（トム・L.ビーチャム、ジェイムス・F.チルドレス、1997、150-151頁）

　伝統的な自然法に基づく倫理の基本的な考え方によると、人間の自然道徳律は「善をなせ、悪を避けよ」である。しかし、人間の生きている現実をみれば、善と悪とが複雑に絡み合っており、諸価値の衝突状況のなかで何を善とし、何を悪とするか判明しない場合が多い。生命に「害を加えてはならない」(primum non nocere)という無危害の原則を大前提と

しても、一つの行為から二つの結果が予見されるとき、どのようにすれば正当な治療を施すことができるかは判断がむずかしい。或る善を目指している行為から、副産物として別の悪が引き起こされることがある。また或る悪を避けようとするとき、或る善を犠牲にしなければならない。あるいは或る善を目指しているのに、その実現のための手段として或る悪を行わなければならない。このように、或る善を目指してなされる一つの行為から、その行為の目指す結果とは別の悪い結果が直接的にか間接的に生じることが予測される場合に、どのような条件に基づいて判断し、行為すべきだろうか。そこで、「二重結果の原則」の四つの条件が考えられたのである。それらの条件を同時に満たすならば、副次的な結果である悪も倫理的にはやむを得ないものとして容認されるから、そのような行為に踏み切ることも倫理的には許容されることになる。

① その行為自体が本質的に（倫理的に）善いものであるか、少なくとも価値として中立（無記 indifferent）でなければならない。
② 行為者は善い結果のみを意図し、悪い結果を本心から意図してはならない。悪い結果は予見され、許容されるかも知れないが、意図的に求めてはならない。
③ 悪い結果は、善い結果をもたらすための手段であってはならない。すなわち善い結果は、悪い結果を通じてではなく、直接にその行為によって達成されなければならない。
④ 善い結果は、容認される悪よりもまさっていなければならない。つまり、悪い結果を黙許しうるだけの相応の重大な理由がなければならない。言い換えれば、その行為がもたらす善い結果と悪い結果との間に、相応の釣り合い（均衡）が存在しなければならない。

これらの条件のうち、②は行為者の意向が正しいことを求めて「心理的直接性」を排除し、③は行為の手段の「物理的直接性」を排除している。したがって、②と③の条件を満たしていれば、行為は悪い結果（副次的結果）とは間接的なかかわりであると判断され、その行為は死の直接的な原因ではないことになる。つまり、致死という結果は付随的なもので

あって、意図されたものではないから、そのような行為は倫理的に容認されることになる。

b）原則の適用

カトリック教会は伝統的に「二重結果の原則」を主に二つの事例に適用して、或る行為の倫理的許容性を擁護してきた。一つは人間の生命の受胎時に関するものであり、もう一つは患者の生命の終りに関するものである。そのような事例では、義務や価値が衝突しており、すべてを同時に実現することは不可能である。

《人間の生命の受胎》

女性が子宮癌に罹っているか子宮外妊娠をしていて、母親の救命のために手術するとき、胎児の生命を犠牲にしなければならない場合である。「二重結果の原則」を適用する前提として、罪のない人間を殺すことの禁止、および人間の生命は受胎時に始まるから中絶は殺人と同等であるという倫理的判断がある。医者による手術の結果として胎児が死亡するとしても、先の四つの条件を満たせば、胎児の死は倫理的に正当な医療処置による間接的かつ意図しない結果とみなされて、倫理的に許容されることになる。つまり、癌に罹っている子宮を摘出する処置は、善い結果（母親の救命）と悪い結果（胎児の死）とをもたらすが、そのような産科的手術は容認できる。医者は悪い結果ではなく、善い結果のみを意図しており、母親の救命という目的のための手段として胎児の死を意図してはいないからである。ただ、胎児の死は意図しないとしても予見しうる結果であるが、それが目的でもないし、目的のための手段でもない。ここで母親の生命を救うことは、胎児の死を黙許するための理由になっており、善い結果の方が悪い結果よりも重要であるとの判断がなされている。

《患者の生命の終り》

末期の癌患者が耐え難い苦痛にさいなまされているとき、鎮痛のためにモルヒネなどを投与しなければならず、その投与によって生命が短縮され、死期を早めることになるような場合である。末期患者のケアにお

いては、行為者は殺してはならないという無危害の原則と苦痛を緩和するという恩恵 (beneficence) の原則という衝突状況におかれる。「二重結果の原則」をその事例に適用すれば、医者が生命短縮や死期を早めるということを意図せず、苦痛の緩和のみを意図すれば、そのような投薬は正当化されることになる。すなわち、死にゆく人に対して、たとえ苦痛の緩和のために鎮痛剤を投与して患者の理性を混濁させたり、生命を短縮することになっても、そのような処置は必要であると判断される。そのような処置は死を意図していないから、安楽死と同一視することはできない。

(2) 二重結果の原則の再解釈
　a) 意図的な行為と「直接―間接」の関係
　二重結果の原則の着眼点は、意図的な行為と行為の意図的な結果にあり、「直接的で意図的な悪い結果」を避けようとするところにある。「意図的な行為」とは、少なくとも行為を遂行するための行為者の計画が必要である。つまりその行為が「行為者の意向」と結ばれていなければならない。意図された行為から望ましくない結果が生じる場合、その結果が果たして意図したものであるかという心理的直接性を証明したり、医療処置の物理的直接性を検証することは、実際には困難である。たとえ予見しうる結果であっても、行為者（医者）がそれを望み、本当に欲したものであるという「意図的な行為」か否かの判別は実際上はむずかしい。

　また、直接的に善い結果を望むことと、間接的に悪い結果を望むこととの区別も容易ではない。実際に、産科手術によって胎児の死を意図的に引き起こすことと、癌にかかった子宮を除去し、それが胎児の死を引き起こすことになる場合、直接と間接とをどのように区別できるのか。医者は母親の同意を得て、たとえ胎児が死亡することになるとしても、それを承知のうえで、手術という一連の行為によって妊婦の命を救うことを意図しているのである。その場合、誰も悪い結果を望んでいないし、できればそれを避けたいと望んでいるはずである。胎児の生命を失うこ

とも黙許せざるを得ないとして、その限りで悪い結果を望んでいることになるが、それを「間接的」と呼ぶことが妥当であろうか。胎児の死という副次的な結果は意図されたものではなく、望まざる結果である。

　b)「小悪選択の原則」または「釣り合いの原則」
　このように、「二重結果の原則」はその条件の②と③における意図や、直接と間接の解釈をめぐって議論が続いてきた。そこで、或る行為についての「二重結果の原則」による倫理的判断は、結局④の条件で言い尽くされているのではないかという理解がなされるようになった。つまり、意図の問題や直接的・間接的な致死行為を含む行為を倫理的に判断するためには、「致死をも黙許しうるだけの相応の重大な理由」があれば十分であるという理解である。
　その理解のために用いられる新しい概念は、「自然悪」(physical evil)と「倫理悪」(moral evil)である。「自然悪」は人間の自由意志とはかかわりなく生起する悪であり、ここでは病気や死などを意味する。自然悪を自由意志をもって意図的に引き起こすという原因関与によって「倫理悪」が生じるのである。人間にとって死は避けることのできない自然悪であるが、それもやむを得ないものとして容認するに足るだけの「生命の尊厳に相応しい重大な理由」があれば、そのような悪をもたらす行為も倫理的には非難されない。このような判断は、人間の極限状況や諸価値の衝突状況において、相対的に「小さい方の悪」を選択するか、すべての条件をできる限り総合的に比較考量して「釣り合いのある価値判断」をするところから、「小悪選択の原則」とか「釣り合いの原則」とか呼ばれる。
　私たちの人間的な行為はいろいろな仕方で「自然悪」か「自然善」とかかわっているから、行為の倫理的な評価は行為の主体がどのように善と悪にかかわっているかを判定するのである。したがって、その行為の倫理的善悪の判断をするとき、基本的には行為者の目的や意向、結果、情況(環境)などをできるだけ総合的に考慮しなければならない。たとえ死という自然悪を目的や手段として意図しないまでも、何らかの行為の結

果として生じることが予見されるとしても、そのような結果を含む行為に踏み切らざるを得ないこともありうる。そのような状況での人間的な行為の倫理的判断は、その行為を全体的また総合的に考察して、死やその他の重大な悪をも黙許しうるだけの相応の理由があるかどうかによってなされるのである。できるだけ「小さい悪」や「釣り合いのある価値」を選択することになる。そのような理由の存否によって、倫理的な善悪や正と不正が決まることになる。

3 生命維持の「通常手段」と「特別手段」の原則

(1) 原則の起源と意味

　人間の生命は基本的な善として尊重されることが求められるが、その生命維持の義務と限界を具体的にどのように考えるべきか。その判断の一つの基準として、中世から近代にかけて発案されたのが、医療の「通常手段」(ordinary means) と「特別手段」(extraordinary means) の原則である。私たちには、自分と他者の生命や心身の健康を維持または保持するために必要な種々の手段を講じる責任と義務がある。しかし、その責任と義務は絶対的でも不変のものでもなく、患者個人の状況に依存しうるものであり、ある医療手段を用いるか否かは抽象的ではなく、患者の個別の状況によって異なってくる。

　たとえば、すでに15、16世紀には自然的手段（飲食物）と人工的手段（医薬）との区別がなされ、次のような考え方があった。人は食物によって生命を養う義務があるが、医薬は生命を養うものではない。医薬品は、人が病気や痛みを訴えるとき、または自然的な手段によって自分の生命を維持できないとき、その生命保持を助けるためのものである。もし病気でなければ、医薬品は必要ではない。病気であれば、生命を保持する人工的手段を用いることはきわめて自然なことである。要するに、自然的手段は、生命保持のために自然によって意図されているように、人工的手段によっても意図されているが、後者は必要になった場合に自然を補

う手段としてだけである。これらの二つの手段の区別がなされながらも、両手段は相互に補い合うべきものとして理解されるようになる。なお、麻酔薬の未発達の時代には外科手術は激痛を伴うものであり、拷問のようなものでもあったから、それを義務づけることはできなかった。

なお、生命維持の議論に最初に「通常」と「特別」の用語を導入したのは、1595年にドミノコ会士のドミニクス・バニェス (Dominicus Banez †1604) によってであると言われる。彼によれば、人間が自分の生命を保持しなければならないのは理にかなうことであるが、特別手段を用いることまでは義務づけられてはおらず、すべての人に共通な滋養や被服、医薬品、また通常の痛みや苦しみを伴うもので十分である。特別に激痛や苦悩を伴っているもので、患者の生命の状態にひどく不釣り合いなものであってはならない。このような考え方は次の時代の倫理神学者たちにも受け継がれて、身体の切除に関しても、切除が激痛なしに行われるのであれば義務づけられるが、非常に残酷な痛みを伴うならば義務づけられないとされる。なぜならば、人は自分の生命保持のために必ずしも「特別の困難な手段」を用いなくてもよいからである。こうして、生命を救わないことと明確な殺人や自殺との相違が倫理的にも重要な判断となってくる。

(2) 「通常・特別手段」の基準化

生命維持のための医療手段は、通常なものであれば義務であり、特別なものであれば任意に選択できるという判断は、個別の患者の状況によって相対的なものであるという共通の理解が得られるようになる。1950年代には生命維持のための人工手段を用いることが義務であるか否かが論じられるようになる。当時の医療現場では、すでに早産児保育器、輸血、酸素マスクなどの生命保持のための種々の人工的手段が増えてきた。その頃の倫理学者たちによれば、「通常と特別」の区別について次のような共通理解がみられた。「通常手段とは、大きな困難なしに得られ使用されるものである。特別手段とは、身体的苦痛、嫌悪感、費用などの理

由で過度の困難を含んでいるあらゆるものである。言い換えると、特別手段は賢明な人が自分の生命維持の義務に関して少なくとも実質上不可能であると考えるものである。」このような共通理解をも踏まえながら、倫理神学者のジェラルド・ケリー (Gerald Kelly 1902-1964) は手段について次のように定義している。「通常手段は、善益の合理的な希望を与え、過度の経費、痛み、あるいは他の不都合なしに得られて使用される、すべての医薬品、治療処置、手術である。特別手段は過度の経費、痛みまたは他の不都合なしには得られず、また使用されず、たとえ使用されても善益の合理的な希望を与えない、すべての医薬品、治療処置、手術である。」(浜口吉隆、1996、246頁)

　確かに、医療手段はたえざる医学の進歩や医薬品の改良などにより相対化されるばかりでなく、患者個人の医療処置に対する主体的な嫌悪感が手段を特別手段とすることもあり、手段の質的評価なしには、その手段が「通常」か「特別」かの判断は困難であった。こうした手段の検討から、生命維持についての個人の義務は次のように基準化される。「それ自体で、人は自分の生命維持の通常手段を使用するように義務づけられる。それ自体で、特別手段を使用することは義務づけられないが、そのような手段の使用は許容されるし、一般的に推奨される。しかしながら、場合によっては、もし自分の生命維持が自分自身の霊的福利や共通善のような、或るより大きな善のために要請されるのであれば、特別手段を使用することも義務づけられる。」(同、245頁)

(3) 基準の公式化

　ところで、数時間のうちに死を迎える人に継続的に延命医療を施すことが、患者や家族にあまりにも大きな経済的負担をかけることになる場合、その手段を用いることは妥当であろうか。延命のための通常手段は患者の身体的状況によって相対的であるが、回復の見込みがなく、激痛に耐えてほんのわずかな時間を延命するにすぎない場合、点滴による滋養手段も医者は中止することができるのではないか。また短時日のうち

に死を迎える患者が投薬を止めるように家族に願ったとき、その意向を受けて家族が平安な死を迎えさせることは慈悲殺 (mercy killing) には当たらないのではないか。さらに、極度の奇形児を手術する場合、たとえ通常手段であっても生命維持が困難で成功の可能性がきわめて低いならば、食餌療法だけにとどめて人工手段を控えてもいいのではないか。

　これらの具体的な症例を考えると、治療の可能性や過剰経費の問題だけでなく、手術の成功や回復の見込みの程度、また臨死の状況などを考慮して治療や延命を中止しても倫理的には問題はないという見解が開かれてくる。けれども、これらの症例では患者個人の義務に限定することはできず、親族と医者 (医療従事者) の義務をも考える必要がある。つまり、たとえ患者が、それ自体で通常の成功の見込みのある手段だけを使用するよう義務づけられているとしても、現実には医者や患者の家族が財政状態などを考慮して、治療法を選択することもある。それは必ずしも患者の願い通りに進むとも限らない。医者はその職務から医療や回復の可能性を最大限に実現するように義務づけられているが、医者の理想追求が死にゆく (dying) 患者やその家族に不必要な負担をかける結果になることもありうる。医者の職業的理想が、患者の義務や望みを越えて生命維持のためにより大きな努力をすることもありうるということである。こうして、通常の人工手段でさえ相対的に無用であるとき、それは義務ではない、つまり随意に選択できる可能性が開かれてくる。

　このような医療の「通常・特別手段」の議論を重ねるなかで、1957年の教皇ピオ12世による「蘇生術についての宗教的・倫理的諸問題」(1957年11月24日) についての談話は、生命維持の基準を公式化するものになった。ここでは、医者の判断で回復の見込みのない場合にでも、人工呼吸装置のような近代的機器を用いる権利あるいは義務があるかという問いに対する原則だけを記しておく。

　「自然理性とキリスト教倫理が是認するのは、人は誰でも重い病を患っている場合、生命と健康を保持するために必要な治療装置を採用する権利と義務があるということである。この義務は、人が自分自身

に対して、神に対して、人間共同体に対して、そしてよりしばしば特定の人に対してのものであり、創造主へ秩序づけられた愛と従順から、社会正義と家族を敬う狭義の正義から生じてくるものである。けれども、一般的に言えば、(人、場所、時代、文化などの諸事情による)通常手段、つまり自分自身にも他人にも特別の負担をかけないような手段の使用しか義務づけられていないのである。それ以上厳しい義務づけは大部分の人にとっては重過ぎるものであり、より高い、より重要な善の獲得をあまりにも困難にしてしまうであろう。生命や健康、またすべての現世的な活動は実際には霊的諸目的に従属しているのである。他面からすると、より重大な義務をおろそかにしない限り、生命と健康を維持するために必要以上のことをすることは禁じられてはいない。」

このような原則に基づいて、例えば昏睡状態の患者に人工呼吸装置を取り付けるべきか否か、またいったん装着した延命装置を取り除くことができるか、という問題が論じられるようになった。これは延命の義務と限界をめぐる具体的な解決策を求めるものであるが、次に現代の生命倫理との関連での原則の再解釈に触れておきたい。

(4) 原則の再解釈

伝統的には、「通常・特別手段」の原則は、医療手段や措置が患者やその家族に与える<u>負担の軽重</u>によって手段が通常であるか特別であるかが判断されてきた。しかし、現代の先端医療技術の臨床現場では、患者の健康を保全または増進し、生命を維持しようとする諸手段の適否を判断するとき、患者の生命本位に考えて、その手段の<u>有意味性と効果</u>を重視するようになった。患者の生命が置かれている「今、ここで」という具体的状況を全体的また総合的に勘案して、それらの手段が健康増進や生命保持という努力にとって理に適っていると判断されるものは「通常」であり、それを越えるものは「特別」であるということになる。したがって、何が患者にとって最善であるかは、それぞれの個人を規定している事情

によって異なってくる。原則としては、無意味なことをする倫理的な義務はないから、自由に選択できることになる。「技術的に可能なこと」と「倫理的に義務づけられること」とは異なるばかりでなく、義務にも一定の限度があり、それを越えると自由選択の領域であるから、特別の医療手段を用いなくとも倫理的には非難されない。

　このような原則の再解釈によって、つまり医療手段によってもたらされる「負担の軽重」から「有意味性と効果」への転換を表現するために、最近では「通常と特別」(ordinary, extraordinary) という用語よりも、「選択的と義務的」(optional, obligatory) という用語を採用する。また、その「手段」と患者にとっての「意味」とが、総合的にみて釣り合いがとれているか否かという視点から「均衡と不均衡」(proportionate, disproportionate) という用語を使用する人もいる。いずれの用語であっても、内容的には、医療手段を選ぶ場合、ある程度の冒険的で英雄的行為を覚悟しなければならない。また或る患者にはどのような治療も無意味と思われる場合、何の治療も施さないことが義務的であることもありうる。生命のわずかな延長しか望めないのに、治療を施すことが苦痛を与えるだけのこともあろう。したがって、治療が無意味なために、患者に何の利益ももたらさない場合、治療は義務的ではなくなる。

　医者の立場からすれば、患者の生命を守り、健康回復のために全力を尽くすことは当然であるが、患者の置かれている状況をできる限りすべて考慮し、患者にとって最良と思われる治療を施す義務がある。しかし、具体的には医療手段が真の治療のためか、本当に意味のある延命であるか、それとも「死の過程の延長」にしかすぎないのか、その判断が困難な場合がある。そのような具体的な限界状況においては、医者と家族と患者とが相談して医療手段を選ばざるを得ない。著名な倫理神学者であるベルンハルト・ヘーリンク (Bernhard Haring 1912-1998) は、どのようにすれば人間の生命を尊重し、人格の尊厳を守りながら、適切な手段を選び、また延命を中止すべきかについて、次のような判断基準を提示している。(金沢文雄、1978a、54-55頁；同、1978b、129-138頁)

①病気の治療にも苦痛の緩和にも役立たず、ただ死の過程を延長するにすぎない手段を取る必要はない。それは死を早める意思をもって治療や看護の手段をとらないような「消極的安楽死」ではない。
②意味のある生命延長が見込まれる限り、かつては「特別」であったが、今日では「通常」である手段になっているものは、これを用いる義務がある。患者もこれを拒否できる道徳的な権利を有しない。
③一般的には「通常」の手段でも、具体的にはそれが非常に苦しい病状の延長に役立つにすぎない場合には（回復の見込みのない末期癌患者への外科手術など）、患者は苦痛緩和と通常の看護に限定することを求める権利がある。
④病気の治癒や意味のある生命延長の見込みがきわめてわずかであり、その手段が通常のものであるが、非常に高価であって、家族に不相応な重荷を負わせるような場合、患者はこれを拒否する権利がある。
⑤患者に意識がある限り、それ以上の治療を断念する決定は本人自身がなすべきである。人間は自らの人生を生きてきたように、自らの死を迎える権利があるから、無意味な延命に終始することは避けるべきである。
⑥患者の意識が失われて回復の見込みがないとき、その人の自由の歴史が最終的に終わったとき、単に生物学的な生命を延長するにすぎない手段は不必要である。その場合には、栄養、新鮮な空気、通常の看護は必要であるが、人工栄養と人工呼吸器は用いるべきではない。そのような無意味な「死の過程の延長」を止めるという決定は、医者自身が行うべきであろう。

　本人が救命を拒否する場合でも、熟慮された良心的理由からの拒否は尊重するとしても、できる限りでの延命に尽くすべきである。しかし、例えば、「エホバの証人」に属する子供の場合、両親が信仰上の理由で輸血を拒否することがある。その場合でも倫理的には両親の意思に反してまでも輸血によって子供を救助すべきであると思われる。医療倫理の基

本は、生命に奉仕し、決して殺すことに協力しないというところにあるからである。

4 全体性の原則

(1) 原則の起源

人はどのような理由があれば、自分の身体を傷つけたり切断することができるのかという問題は、現代の外科手術に先だって論じられてきた。その理論の確立とともに、人体実験や臓器移植の倫理的な可能性が開かれることになったのである。この理論の起源はトマス・アクィナスの「何かの理由で身体のある肢体を切断することは許されるか否か」という問いへの解答に見出だすことができる。

　「手足は人間の全身体の一部分であるから、不完全なものが完全なもののためにあるごとく、全体のためにある。したがって、人間身体の手足については、全体に有益であるような仕方で処置すべきである。しかるに、人間身体の手足は、自体的には(per se)たしかに全身体の善にとって有益である。しかし、たとえば壊疽をおこした手足が全身体を腐敗させる場合のように、付帯的には(per accidens)有害であることも起る。それゆえに、手足が健全であって、その自然本性的な状態を保持しているかぎり、全身に害を及ぼすことなしにはそれを切断することはできない。しかるに、前述のごとく〔第61問題第1項、第64問題第2、5項〕、全人間そのものが、(かれがその部分であるところの)全共同体へと、目的にたいするように秩序づけられているのであるから、手足の切断ということが——たとえ当の身体の全部に損害をもたらすものであっても——共同体の善へと秩序づけられている、ということも起りうる。すなわち、そうしたことが罪を抑制するために罰として或る人に科せられるかぎりにおいて。このようなわけで、或る人が何らかの大きな罪科のゆえに、公的権力によって生命を全体的に奪われ

ることが正当であるように、何らかの大きな罪科のゆえに手足を奪われるということもまた正当なのである。しかし、たとえ手足を奪われる当人が同意を与えた場合でも、私人がそれを為すことは許されない。なぜなら、そのことによって当の人間、およびそのすべての部分(手足)がそれに属するところの、共同体にたいして害が加えられることになるからである。

　しかし、もし手足が壊疽のゆえに全身を腐敗させるおそれがあるならば、その手足が属する当人の同意をえて、全身の福祉のために壊疽にかかった手足を切断することは正当である。なぜなら、自分自身の福祉を配慮することは各人にゆだねられているからである。(全身を)腐敗させるような手足の持主の福祉を配慮すべき義務を有する人の同意をえて(手足の切断が)為される場合には、同一の論拠が成立するであろう。しかし、これ以外の場合には或る人の手足を切断することはけっして許されないのである。

　〈中略〉全人間の生命は当の人間に固有な或るもの(aliquid proprium)に秩序づけられているのではなく、むしろ人間に属するすべてのものがそれ(生命)へと秩序づけられているのである。〈中略〉手足の切断は一人の人間に固有的な福祉(salus propria)に秩序づけられることが可能である。したがって、或る場合には(手足を切断する権限が)当人に属することも可能なのである。〈中略〉身体の一部を全身の福祉のために切断することは、他の仕方によっては全体を助けることができない場合をのぞいては、為すべきではない。」(トマス・アクィナス、1985、II-2 q.65, a.1)

　このような理論に基づいて、トマスは刑罰や医療の目的での手足の切断を認めているが、この理論はカトリック教会の医療倫理において当人自身の健康維持のために肢体を切断できるという論拠になったのである。

(2)　原則の公的な適用

先のトマスの理論を「全体性の原則」(principium totatitatis = principle of totality) と公に初めて呼んだのは、教皇ピオ12世であると言われている。教皇はこの原則に基づいて、現代の外科手術と人体実験および臓器移植の倫理的根拠づけを公的に認めている。二つの「談話」を資料として挙げておこう。

a) イタリアの聖ルカ生物・医学協議会への談話 (1944年11月12日)
「制限されているとはいえ、人間の肢体と器官に対する権能は、それらが自分の身体的な存在の構成部分であるがゆえに、直接的である。それゆえ、それらの分化は完全な一致へ向けての全身体的な有機組織体の善以外の目的をもたないのであるから、各人の諸器官と諸肢体は、その全体を不可避的な危険にさらさない限り、犠牲にされうる。社会は、身体的な存在とは異なって、個人がそれぞれの目的と活動をもっている共同体である。この資格のゆえに、社会はそれを構成する人々に要求できるし、社会の構成員として真の共通善が現実に求めているあらゆる奉仕に呼び掛けられている。」

b) 第1回国際神経病理学会への談話 (1952年9月13日)
「患者に関していえば、彼は自分自身、つまり自分の身体と魂の絶対的な支配者 (master) ではないから、自分の意のままに自己処分することはできない。〈中略〉患者はその本性上主張される内在的目的論に束縛されている。彼は自然本性的な目的性によって限定されているが、人間本性の諸機能と力の使用権をもっている。彼は使用者であっても所有者ではないから、自分の身体やその機能を破壊したり切断したりする無制限の力をもってはいない。それにもかかわらず、全体性の原則によって、すなわち全体としての有機体に役立つ限りでの使用権のゆえに、患者は全体としての自分の存在の善に必要なとき、またその限りで自分の個々の肢体を破壊したり、切断することは許容される。彼は自分の実存を確実にするために、また不可避の、あるいは修復不可能な永続的な重い傷害

を避けるために、またそれを修復するためにもそのようにするであろう。」(AAS 44, 1952, 782)

　教皇ピオ12世によれば、この原則に基づいて、人体実験も次の三つの理由によって正当化される。すなわち、人体実験は、①医学の進歩のために、一定の限度内で有効と認められる。②患者の同意を得る必要があるが、患者の善のために認められる。③共同体に対する個人の従属のゆえに、共通善のために認められる。いずれにせよ、患者は、個人としては自分の生命とその身体の統合性、すなわち自分の身体の善が要求する以外には、特定の臓器や機能を処理する権利をもっていないのである。このように、「全体性の原則」は目的性の原則である。すなわち、すべての肢体(血液や皮膚も含めて)や機能は各人の善のために存在する。したがって、患者の身体の部分を切断するという医療措置は、患者の全体的な善のために必要であり、また有益であるということである。ここでいう「切断」(切除)とは、手足の切断、目の除去など肢体の破壊や機能の抑止という身体の統合性に損傷をきたすもののすべてを意味する。

引用文献(引用順)
　ホセ・ヨンパルト、1987、『刑法の七不思議』、成文堂。
　トム・L.ビーチャム、ジェイムズ・F.チルドレス、1997、『生物医学倫理』(永安幸正・立木教夫監訳)、成文堂。
　浜口吉隆、1996、『伝統と刷新—キリスト教倫理の根底を探る』、南窓社。
　金沢文雄編、1978a、「ドイツにおける最近の自殺・安楽死論議—倫理的・法的考察」『判例タイムズ』No. 353。
　金沢文雄、1978b、「ベルンハルト・ヘーリングの『自然と安楽死についての倫理神学的考察』」『広島法学』第1巻3・4合併号。
　トマス・アクィナス、1985、『神学大全』(稲垣良典訳)、創文社。

参考文献(アルファベット順)
　H・T.エンゲルハート、ハンス・ヨナス他、1988、『バイオエシックスの基礎—欧米の「生命倫理」論』(加藤尚武・飯田亘之編)、東海大学出版会。
　星野一正編著、1995、『死の尊厳—日米の生命倫理』(編集協力、土田友章・赤林

朗)、思文閣出版。
宮川俊行、1983、「二重結果の原則」、『純心女子短期大学紀要』第19集、1-9頁。

第6章　健康と病気と生きる意味

1　健康はどのような状態か

(1)　人間の生活と健康

　健康はすべての人の関心事であり、健康を望まない人はいない。毎日毎日を平穏に過ごせるように、健康維持のために食事に気をつける人、健康増進のためにいろいろなスポーツに興じる人もいる。知らず知らずのうちに仕事や人間関係によって蓄積されるさまざまの精神的ストレスを解消するために、適度な余裕をもって生活しなければ、いつの間にか健康を害してしまう。健康であることは心身の調子がいいことである。自分の自由裁量によって仕事と余暇とのバランスをとり、調和のとれた生活リズムを造れる人は幸いである。

　しかし、私たちがどのように健康でありたいと願っていても、現実には健康を害したり、健康であることを実感できないこともある。たとえどれだけ日本人の平均寿命は延びても、またいろいろな医療装置によってこれまで以上に寿命を引き延ばすことができても、延命そのものが必ずしも健康であることでもないし、その生活が幸せであるとも実感できないであろう。その「生命の質」や生活の内容が問われなければならない。したがって、人間の生命の倫理を問題にするとき、健康とは何か、またどのような状態が健康であるのかが問われなければならない。人間の健康は、ただ単に身体や精神の問題だけではなく、自分の生命の誕生がそこで始まる家庭や家族関係、学校における教育や会社における仕事を通じての人間関係、毎日の生活の糧を得るための経済状態などを含んでいる。つまり、人間の生命と生活の全般にわたる「全人的健康」（total health) を維持するためには、種々の層からなる人間の生命の健全な様態と人間の生活の実態をよく見極めなければならない。日本国憲法によれば、「すべての国民は、健康で文化的な最低限度の生活を営む権利を有する。国は、すべての生活部面について、社会福祉、社会保障および公衆衛生の向上および増進のために努めなければならない」(第25条)。この条文でも明らかなように、健康であること、健康に生きることは個人の責任であるだけでなく、国民の健康管理については国家の責務にもなっている。

ところで、英語の"life"は、日本語では「生命、生活、人生、生き方」などと翻訳できる言葉であるから、"healthy human life"もそのような多義性をもっていることになる。人間は生物学的な存在だけでなく精神をもった社会的な存在でもあるから、健康の意味を考えるときにも、生物学的な身体の機能だけではなく、社会的な存在として、多くの人間とのかかわりをもつ生存の在り方という側面も軽視してはならない。このようないろいろな側面をもつ人間の生命の健康をどのように定義できるであろうか。

(2) 健康の定義とその意味

　a) 健康の定義

健康とは「病気でない状態である」と考えても、それは非常に曖昧であり不十分である。外見的には健康であるように見えても本人は病気の自覚症状で苦しんでいたり、医者にかかるほどでもないと思っている人が意外にも重病であったりする。健康であるという判断は相対的なものであるから、通常は比較的に健康であるという実感しか持ち得ない。ましてや、何をもって健康な人であるというかは容易ではない。人間は身体とともに、感性や理性や意志などをもっている人格的な存在であるから、その人のどこかが病んでいるという方が正しいと思われる。その意味では、厳密には誰もが部分的な何らかの病気をもって生きていると言えるかもしれない。

そこでよく引用されるのが、世界保健機構(WHO = World Health Organization)の保健憲章(1946年採択、1948年公布)の前文にある定義である。「健康とは単に病気ではないとか、身体が弱くないというだけではなく、身体的にも、精神的にも、そして社会的にも十分に良好な状態である (a state of complete physical, mental and social well being)」この定義は三つの側面からみた人間の健康である。とくに「精神的」健康について考えると、"mental"が何を意味するかが問題である。それが頭脳の働きに関連する理性的な「知」や心理的な「情」や精神的な「意」を含むとすれば、それらの知・情・意の良好な状態の人がメンタルな健康人である。生体のすべての臓器機能が健全であれば、身体的健康体であるが、そのような人が必ずしも社会的な人間関係が良好であるとも限らない。また、"well being"とは「よい状態にあること」、つまり「安定、幸福、福祉」であるが、その判断もむずかしい。このような多面的な広範囲の健康について考えるとともに、宗教の側面からはもう一つの霊的次元での人間の健康があることも忘れてはならない。

b) 健康の意味

ここではWHOの定義に見られる健康の三つの側面に人間のいのちの霊的次元をも加えて、人間の健康の意味を考察してみよう。

① 身体的健康

何をするにも身体が資本であると言われるように、人間の諸活動を無難に行うためには健康な身体の維持と体調の調整が前提となる。学問をするにも仕事をするにも健康であることが就業の前提条件になるから、就学や就職のためには健康診断書が必要書類として求められる。また、就業規程には定期検診や人間ドックによって絶えず健康状態のチェックが義務づけられている。たとえ健康優良児でなくとも、誰でも日常生活に支障をきたさない程度に身体の健康を保持することを望んでいる。健康診断は身体の仕組みや機能についての医学的な知識を身につけた医者によって実施されるが、医者は身体の生命維持機能が調和を保って良好

に働いているか否かを判断するのである。

②精神的健康

　人は身体的には健康に見えても、いろいろな満たされない欲求や悩みをもって生きている。人の精神や心 (mind) には雑多な事柄が去来している。「思い煩うな」と言われても、家庭や学校、また会社のあれこれが気になり、心が休らう暇がない日々を過ごしているのが普通である。病気とは「気を病むこと」であるから、身体だけでなく「気」を安めなければ健康を維持することはできない。胃潰瘍や皮膚病また脱毛症などの病気は、心に蓄積されたストレスによるものであると言われる。心因性の精神障害のためには精神医学が必要である。誰にとっても「清い心」を保つことはむずかしい。さまざまな欲求に駆られて、人は自分を中心とした利己心や虚栄心、劣等感による卑屈な心や嫉妬心を抱いて生きている。けれども、他者と共に喜び、共に悲しむという謙遜や寛大さ、また自らの過ちを素直に認めることによる平安を保てるような健康な心を願っている。

③社会的健康

　人は社会的な動物であり、さまざまな社会的な関係のなかで生きている。家庭における夫婦関係や親子関係、学校における先生と生徒との複雑な関係、会社における上司との関係など、誰にとっても<u>対人関係を健全に保つ</u>ことは容易ではない。また労働や経済活動の側面からすれば、解雇や失業によって生活の糧を得る手段を断たれてしまうと、生活が不安定になる。経済的な窮乏状態でも社会環境の劣悪状態でも健康を維持することは困難になる。人は社会や共同体のなかで必要とされていると認められたとき、それぞれに与えられた場で自分の仕事をして生きがいを感じることができる。「人間」が人として生きることは、「人と人との間」をどのように生きるかという各人の社会的な関係が問題になるのである。

④霊的健康

　人は霊的存在である。「神の似姿」として「いのちの息」を受けている

人間は神との心の交流をもって生きている。生きる意味と目的を確認して生きる人間は、神に依存している自らの生の神秘を知り、神に向かって祈ることができる。また、目標を見失って迷える人は、知らず知らずのうちに神に背を向けて生きている自分の姿を見出だし、それが本来の健全な生ではないことに気づくようになる。宗教的な人間観からすれば、そのような生がいわゆる人間の「罪の姿」であると悟り、罪のゆるしと救いの必要性に目覚めるのである。このように神の前で善悪を識別し、自らの過ちを認めうる人は、健全な良心の持ち主であり霊的に健康な人である。

　このような健康の内容は、「健康」の語源的な意味からも明らかである。「健康」の「健」は、「すこやか」であって「曲がっていないこと」、「依存を断ち切って自立していること」を示す。「康」は、「穀物を保護する籾殻」から転じて、人体を保護する強靭な精神を示す。この合成によって、健康とは統合された心身の状態を意味することになる。また、英語の"health"は「全体・完全」（whole、entire、complete）、「癒す」（heal）や「神聖な」（holy）などと同根であるギリシャ語の"holos"を語源にしている。さらに、ラテン語の"salus"は心身の健康だけでなく、霊的健康の意味での「救い」（salvation）にも通じる。したがって、どの言語においても健康は身体と精神の健康だけでなく、知・情・意を含めた人間の生命の調和ある状態や霊的救済までを含んでいるように思われる。

2　病気はどのような状態か

(1)　病気の多面性

　健康の意味が多面的であるように、健康を害している病の症状もさまざまな領域で表面化してくる。例えば、「胃が痛む」という身体の症状は、食べ過ぎや飲み過ぎなどの不節制による生理的現象であったり、複雑な人間関係や心配事による心のストレスなどの心因性のものであったりす

る。「病気」という言葉で表現される状態は、だいたい次の三つの段階に分けられる。

① 「病・患い」(sickness)とは、人が主観的にいつもとは違う心身の「違和感」を味わっている状態である。頭痛や腹痛など何らかの異常を覚えるが、まだ医者が介在しない段階である。本人はその異常がどこにあるのか、何が原因なのかを探りながらも、まだ病人意識がないような状態である。その異常事態の軽重についてもまだ不明であるから、何事もなく回復する可能性もあれば手遅れになる可能性もある。

② 「病気」(illness)とは、医者の診断を受けて診断書をもらってはじめて病気と認められ、社会的にも病人として認知される状態である。医者の発行する診断書は一般に権威あるものとして承認されているから、病人は公的にも休養を要する者として一般の社会的義務から一時的に解放される。このように、医者の診断書によって人の状態は「病」から「病気」への移行がなされ、病人として認定されるからである。そうでなければ、社会的な業務や責任を免れることはできない。

③ 「疾患」(disease)とは、医学によって成立する病気の概念である。生物学的な生命構造や機能に基づいて、医療機器を用いて血液を調べたり、心電図をとって検査した結果、一定の病名をつけられた状態である。一般的な医学上の病名が個別の具体的な患者に対して適用され、その病名が診断書に記される。しかし、患者の傷病が適切な病名であるか否かは、裁量権をもつ医者の医学的知識とその診断に拠る。

このような段階を経て、違和感を覚えた人は、医者の診断を受けて、一定の病名をもつ病人や患者になるのである。「疾患」は病人が患っている病気のある側面を自然科学的に抽象したものであって、医学的な知識と患者の実態とが必ずしも一致しない可能性をもった平均的な診断であることも忘れてはならない。したがって、医者によっては「疾患」と具

体的な患者の病状との間には或るへだたりがありうる。「病気」という場合、一般的には①を含むが、医学的には②と③の意味である。付言すれば、「疾患」(disease)の語を分節してみると、それは「不安定な状態」(dis－不＋ease 安定)であり、「バランスの崩れた状態」を意味する。「病気」は人間が所有する何かであり、「疾患」は器官が所有する何かであるとも言われる。疾患は身体構造や機能の変質や障害または喪失によるからである。

　いずれにせよ、病気は身体の異常な状態、心の患い、病名を受けての疾病苦、病状による種々の病苦を含んでいる。「疾病苦」は心身の病気の痛みで苦しむことであるが、「病苦」は病気を患うこと自体を悩み苦しむことである。心身の病気の結果として、病人は家族や社会の一員としての機能を果たせなくなり、社会的な役割が低下していくのを体験せざるを得ない。つまり、病気のために、人の社会での役割や活動が低下し、その人の社会的な身分にも影響が及んでくる。このような事態が病苦になり、人間として生きることにも不安感を覚え、死を予感して恐怖心を抱いたり、時には自分の運命を呪うことにもなる。このような実存的な苦悩のなかで、人は「死ぬべき存在」であるという厳しい現実を認めざるを得なくなる。

(2)　病気への対応

　どのように医学が進歩しても絶えず新しい病気が見つかり、医学的な病名も増えているから、人はたとえ自分が病気にならなくても病気とは無関係に生きることはできないように思われる。社会における公衆衛生や環境衛生の教育が進み、国民の生活水準が向上しても、健康を害したり破壊するようなさまざまな現象が現出する。病気は人間の生活と共にあり、永久にそれを完全に克服することはできないのである。人は病気になったとき、どのように対応すべきだろうか。病気になることは避けられないことであり、いつ病気になるかも知れないとすれば、私たちはその不可避の現実のなかに自分の生の意味を見出すためにも、病気に対

する姿勢や対応の仕方を学ばなければならない。心理療法の豊かな経験をもつ近藤裕は五つの対応の仕方または段階を区別している。(近藤裕、1984、49-55頁)

①病気を否定し、拒否する仕方である。自分が病気であることを否定または拒否して、それに背を向けて逃げようとする。病気の重大性に直面させられ、また予後の悪さを直感して、それを否定する態度である。

②病気と闘うという仕方である。病気を克服するために治療を求める一般的な態度である。望ましくない病状を認めて、健康の回復を求める。しかし病が癒されない場合、敗北感や絶望感に襲われ、呪われていると思いつつ、病苦に陥ってしまう。

③病気へ逃避し安住する仕方である。病気に甘えて病床につく。生活上のいろいろな問題やストレスを解消するために、むしろ病気であることに安住するようになる。このような場合には健康回復への意欲も弱く、その望みも薄くなる。

④病気に屈服し敗北する仕方である。病気との闘いをやめるほど精神的にまいってしまい、例えば癌の脅威にまけて死を早めてしまうことになる。

⑤病気の事実と実態を認めて理解し、否定せずに受容する仕方である。つまり病気と共存する生き方である。治る病気と治らない病気があるが、治らない場合に、その現実を受け容れて、病気と同居し、病の苦難を精神的に克服する。人間は最終的には死ぬべき存在であるから、死ぬ過程のなかで病気をとらえて、自分の人生を真剣に生きるようになる。

(3) 病気の原因

ところで、人間は病気と対応するだけでなく、病苦を和らげたり、取り除いたりすることができる。そのためには病気の原因を探り、それを見極めることは必要である。不快感や痛みの原因がわからないと、健康

回復への願いよりも不安感がつのってくるばかりであろう。人は痛いところに「手を当てる」という本能的な動作をしているが、まさにこの「手当て」こそが痛みを除去する対症療法の基本である。しかし、発病した場合にはそのような療法だけではなく、病気の根本的な原因を究めなければならない。健康にも種々の側面があるように、病気も人間の生命を取り囲んでいるさまざまな条件が重なって起こるのである。三つの要因にまとめることができよう。

①遺伝的要因

親譲りの生来の体質や素質が直接的また間接的に病気の原因になっている。血液型をはじめ、免疫能力や体格などの遺伝的体質が病気の原因でもあり、その人の性格形成にも影響を及ぼしている。

②環境的要因

環境には自然環境と文化的環境と人的環境がある。人の生れ育った自然環境が生活の背景にあって健康や病気に影響を及ぼす。また各人が生活する文化的・社会的・政治的環境が病気の原因にもなりうる。戦争や社会不安、経済的窮乏の状況は幾多の病気を惹起する。人が生れ育った家庭環境も発病の一つの社会的要因にもなりうるし、子供や大人を取り囲む社会の複雑な人間関係におけるトラブルがもとで病気になるのである。

③個人的要因

人間の個人的な生き方が、先の二つの要因とも重複して健康を害することになる。人は遺伝的にも環境的にも制限された個人的存在であるから、それらの要因については自分の責任を問われることはない。しかし、人はどのような身体的また外的制限の下でも、その限定された状況のなかで自分の生き方を選ぶことができる。その選択に起因する病気もある。例えば、暴飲暴食による臓器障害、過労や睡眠不足による体調不良など個人の責任ある心身の制御に待たざるを得ないこともある。

実際には、これらの諸要因が複雑に作用して人は病気になる。遺伝的

要因にしても、整形手術などの医療技術によってある程度まで制御することもできる。現代の遺伝子診断や遺伝子治療、また未熟児医療の進歩によって病気の発生を予防する対策も講じられてはいるが、先述したように、医学はすべての病気を防ぐことも絶滅させることもできない。自分の限定された条件や状況のなかで自分の心構えや自由な選択により、マイナス価値と思われる病気をも積極的に、また肯定的に受け止めることも必要である。そこでは個人の価値観や人生観が重要な働きをなすと思われる。たとえ病気であっても障害をもっていようとも、精神的あるいは宗教的な霊性に支えられて、病気という出来事を通して新たに生きる意味を見出だすこともできる。

例えば、星野富弘さんは体操事故によって手足の機能障害者になってしまったが、精神的また宗教的な支えによって価値の転換を体験し、身体は傷ついても精神の健康を回復した人である。自然の美と神秘を通して人間の生命の尊厳を見出だし、詩と絵を描きながら神を賛美し、生き甲斐のある日々を送り、多くの人に感動を与え続けておられる。このように、人は突然に負傷して病気になることもあり、不治の病に遭遇することもあるが、つねに健康回復や心身の癒しを願いながら生きている。人は自分の力ではどうすることもできない逆境を体験し、自分の無力さを自覚しながら、時には自己を超越する神の存在を信じることによって病苦を克服することもできる。

3　生きる意味と病気と苦悩

(1)　生きる意味の探究

人は健康であっても病気になっても、自分の日常的な現実のなかで生きる意味や目的を探究している。種々の苦悩に直面しながら、生きることにどのような意味があるのか、何の目的をもってそれに耐えているのかと問い続けている。ここでは、ナチス強制収容所での厳しい体験をもっている実存分析学者・精神医学者であるヴィクトール・E.フラン

クル (Viktor Emil Frankl, 1905-1997) の考え方を紹介したい。彼によれば、生きることに意味があるかと問うのではなく、むしろ私たちと人生とが問われているから、それに答えを出さなければならない。各人の人生はその人だけが果たすべき課題なのであり、人はその解答を探し求めているのである。

「人生が出す具体的な問いに責任をもって応答するなら、人生を意味あるものにできるのは活動によってだけではありません。行動する存在としてだけではなく、愛する存在としても、美しいものや、偉大なもの、善いものを愛しそれに身をささげることによって、人生のさまざまな要求を満たすことができるのです。」(ヴィクトール・E.フランクル、1993、35頁)

このように、美や芸術、また自然の体験が人生に意味があるという事実を開示するものになるが、人生には苦悩もある。人生の可能性は種々の制約を受けており、その制約の一つである苦悩に対する態度が問われている。苦悩も人生そのものに属するものであるから、苦悩することの意味が見いだされなければならない。人生は絶えず、意味を実現する何らかの可能性を提供しているから、意味を見いだすことはその人の自由選択にゆだねられているのである。有限な時間と可能性のなかで、人はそれぞれの人生が出す問いに対してその都度決断していく責任 (responsibility) がある。フランクルは『死と愛』のなかで、人間存在が自由存在であるが故に、責任性存在であり、選択を決断する存在であることを力説する。

「実存分析が意識化しようと努力するところの人間の責任は各々の実存の一回性と独自性に対する責任である。すなわち人間の実存はその有限性に対する責任存在なのである。時間的な有限性としての生命のこの有限性は生命を無意味にしないで、反対にすでにみたごとく死

は生命を無意味にするのである。そして既述のごとく生命の一回性には各状況の一回性が属しており、また生命の独自性には各々の生命の独自性が属している。運命は死と同様に何らかの形で生命に属しているのである。その具体的独自的な運命空間から人間は歩み出すことはできないのである。もし人間が運命に対して争うなら、即ち彼が何ごともなしえず、且つ彼が何の責任も罪も有していないものに対して争うならば、彼は運命の意味を見落とすのである。運命の意味は存するのであり、死と同様に生命に意味を与えるのである。各人はそのいわば排他的な運命空間の内部において他の人と代ることはできないのである。この彼の独自性は彼の運命の形成に対する彼の責任を構成するのである。運命をもつということは各々の彼自身の運命をもつということである。その独自の運命をもちつつ各個人はいわば全宇宙の中で一人そこにいるのである。彼の運命は繰り返されない。何人も彼と同じ可能性を有せず、彼自身もそれを再びもつことは決してない。」（ヴィクトール・E. フランクル、1986、87-88 頁）

このように、時間のなかで生きている人間の本質的な有限性と他の人間と一緒に生きているという有限性、また各人が有する資質による身体的あるいは精神的な制約なども人生を無意味なものにはしない。むしろ病気や苦悩や死さえも、一つの一回性の運命として引き受けるとき、それらのものが人生を意味あるものにするのである。つまり運命は一回きりの人生と私たちの責任性存在を基礎づけるものであり、各自の人生に意味を与えるものである。このように病気や死を見つめつつ生きることは、各自に課せられた使命・課題であり、また自分自身の人生に責任をもつことにほかならない。この責任性は、身体的制約の下での生物学的な運命に対する人間の自由意志の力という精神的な態度の如何によるものであることがわかる。フランクルはそのような人間の人格的実存の在り方を探求して、各自の人生が遭遇する運命に対する価値観を提示している。

(2) 苦悩の意味と人生の価値

　生きることの意味には苦悩することも含まれており、病気も苦悩の一つである。しかし苦悩と病気とは同じではない。人は病気でなくても苦悩するし、病気であっても苦悩しないで精神的自由を保つこともできる。人間存在にとって重要なことは、人間にふりかかってくる運命ではなく、その運命をどのように受け止めるか、それにどのように対応するかという心の姿勢である。種々様々な病気や苦悩に出会っても、また死に直面しても、人は精神的自由をもってその運命のなかに意味を見いだすことができる。その運命の機会は各人で異なるものであるから、各人はそれぞれの歴史的状況という一回性と特殊性において独自の可能性をもって生きている。

①創造価値＝世界に対して何かの仕事を行うこと、創造活動によって能動的に実現される価値である。

②体験価値＝世界から受動的に受け取ることによって何かを体験すること、心の琴線に触れる自然や芸術（絵画、音楽）の美しさにふれること、愛し愛されることによって満たされる価値である。

③態度価値＝或る運命的なもの、動かしがたいものをそのまま受け入れること、自分の可能性が制約される事柄に対する心の姿勢・態度による価値である。

④存在価値＝人間が人間存在である限りで承認される人間の尊厳価値である。それは成功や効果とは全く無関係に認められる深い体験によるものである。

　したがって、苦悩や病気は③の態度価値の次元に属するものであり、それらに向き合う自分自身の態度が重要である。たとえ病気になっても生きる意味がなくなるということはないばかりか、病気になってはじめて何か貴重なものが体験される。人として生きるという意味全体のなかに、病気や死んでいくことも含めて、人生の苦悩を引き受ける覚悟が求められる。「人間がいかにかかる運命的なものを自らに引きうけるかと

いうその様式において、計り難く豊かな価値可能性が生じるのである。すなわち創造や人生の喜びの中に価値が求められるばかりでなく、また苦悩においてすら価値は実現されるのである。」(同、120頁)

　人間は何かを創造し、何かを体験し、どのような態度をとるかという能動的な姿勢さえも保ち得なくなるとき、有限な人間の生命はすべての価値を喪失するのではなく、かけがえのない人間人格としての存在価値をもっている。何もなすことのできない病人や死の床にある人は、全く生きる価値のない生命であるという判断は避けるべきである。たとえ何もできなくても、そこに現に存在しているというだけで価値があるのである。死んでいく人の生命にはそれまで多くの人々と共に生きてきた「人生の意味」が内在しており、その人生の意味を静かに味わうことができるし、その存在からの無言の訴えを感得することもできる。

　また、「生命はその究極の意味を（英雄におけるが如く）死によってうることができるばかりでなく、また死の中にもうることができるのである。従って自らの生命を犠牲にすることが生命に意義を与えるばかりではなく、生命は失敗においてすら充たされうるのである。」(同、121頁)例えば、他人を救うために水中に飛び込んだ人が、もし共に溺れ死んだとしても、その人の行動の倫理的な意味は失われないのである。つまり、成果がなかったということは、その人の行動に意味がなかったということではなく、生命を犠牲にするという価値は高く評価されるのである。人間は苦悩において成熟し、苦悩において成長するのであるから、ここでは功利論的判断は退けられる。

　このような基本的な姿勢をもって人間の実存的な生命を見つめて、それに接してきたフランクルは自分の精神医としての立場から次のような見解を明らかにしている。たとえ利用価値はないとしても、あるいは医学や医療の進歩のために有効に利用するように自分の身体を利用しても、医者の立場からは、人間をこのようにきわめて実際的に価値づけることは許されていないと言う。医者は概して、病人や患者ではなく病気そのものを見るから、「この人」ではなく、「この事例（case）」に注目し、それ

を物象化する傾向がある。このような実務的・科学的態度から、人間的な医者としての態度に戻るとき、患者の人間性に触れて、「病気に罹っている一人の人間」としての生命を見つめることができるようになる。

　「医者というのは、任せられた患者、自分の命を託した患者の生死を決定する裁判官では絶対にないのです。ですから、医者である限り、彼は、不治といわれている、あるいはじっさい不治である患者に生きる価値があるとかないとかについて判断をくだす権利はないのです。また、その権利があると思いあがってはけっしてならないのです。」
（ヴィクトール・E. フランクル、1993、98-99頁）
　「病気でも、不治の病気でも、それどころか不治の精神病であっても、ひとりの人間の生命を『生きる価値のない生命』と見なしてその生きる権利を剥奪する権利はだれにもないことがはっきりしました。」（同、110頁）

　このように一人の人間が生きることが意味があるかないかということは、ただ各人の存在の深みから判断されるものであり、そこには死を超越して人生の真実を見極める「信じる」ことによる解明が必要である。たとえどのような苦悩や罪責を負って死んでいった人であっても、あるいはすばらしい愛情のなかに死んでいった人でも、人間の経験する悲哀や悔恨の情はそれらの人々とのかかわりから生じるものである。

　「人間の内的歴史においては悲哀と悔恨はその意味をもっているのである。われわれが愛し、そして失った一人の人間を悲しむことは、彼を何らかの形で生き続けさせるのである。また罪を犯した人間の悔恨は彼を罪から解き放って何らかの形で更生させるのである。客観的には、すなわち、経験的時間においては、失われていったわれわれの愛ないし悲哀の対象は主観的には、すなわち内的時間においては、保存されているのである。つまり悲哀はそれを顕存化するのである。」

（ヴィクトール・E. フランクル、1986、124頁）

引用文献（引用順）
　世界保健機構、1948、『保健憲章』。
　近藤裕、1984、『全人的健康とは』、春秋社。
　ヴィクトール・E. フランクル、1993、『それでも人生にイエスと言う』（山田邦男・松田美佳訳）、春秋社。
　────、1986、『死と愛』（霜山徳爾訳）、みすず書房。

参考文献（アルファベット順）
　近藤　裕、1983、『病人と医者の人間学』、春秋社。
　砂原茂一、1983、『医者と患者と病院と』、岩波新書。
　山田邦男、1999、『生きる意味への問い―V・E・フランクルをめぐって』、佼成出版社。
　山崎摩耶、1995、「健康と病気」、今井道夫・香川知晶編『バイオエシックス入門』（第二版）、東信堂、24-44頁。
　ヴィクトール・E. フランクル、1999、『〈生きる意味〉を求めて』（諸富祥彦監訳、上嶋洋一・松岡世利子訳）春秋社。
　吉松和哉、1987、『医者と患者』、岩波書店。

第7章　患者と医者との関係

1　病気と病人の痛み

(1)　病むという現象
　a）繋がりの喪失

「病む」(sick)という言葉は、不調を訴える病気 (illness) や疾患 (disease) を含む現象を表現しており、何らかの生命の危険を感じて緊急な行動を要する異常事態を示している。医者の診断を受けて疾患が明らかになったとしても、不快感や痛みを覚える「病人」は日常の生活リズムを失わざるを得ない。このような事態について、近藤裕は次のように理解している。病むという状態はその人の全存在の崩れた状態であるから、病むことは「人間が病む」ことであって、病気は病人を生むのである。

　　「身体的な病気をもって医者の前に出る時の人間は、その背後に、社会人としてのさまざまな人間関係を背にし、また、さまざまな病んだ想いや、傷ついた心を抱えている一人の病人として、そこに座し、また、家族を案じ、明日の生命の運命に思いを馳せている病人としてベッドに横たわっているのである。」（近藤裕、1983、11頁）

人は健康な時には、他の人と世界との繋がりによって生きていることなど意識しないが、病気になると、その繋がりを失うことになる。通常はあたりまえのように思われる物理的な自然現象を感知する触覚、聴覚、味覚、臭覚、視覚や平衡感覚などは世界の事物や人との繋がりを保証しているが、病気になると、そのような繋がりがいくつか失われ、事物や

他者への関心も薄れるかのように自分の病気に囚われてしまう。それまで関心を寄せて重要な事柄と思われていたものさえ、どうでもいい些細な事柄になり、ただいま何をなすべきか、病むという事態をどのように受け止めるべきかが重大事になる。病気が長引き悪化するにつれて、社会組織のなかでの自分の役割からの撤退をも迫られることになり、いよいよ社会と世界との繋がりが断ち切られてしまうように感じられる。こうして、病人にとっての現実の世界は、病むという自己の内的世界であることに気づいて、病状について他の病人と共感するようになる。

　このような病気による繋がりの喪失は、人間の生命の身体的、精神的、社会的、また霊的健康や病気との関係で生じるものであるから、それは種々の範囲に及ぶ複雑な現象である。たとえ医者であっても、この病むという現象を自分の専門分野からだけでは判断することはできない。とくに現代の医療現場において批判されるのは、患者の身体的な病気にのみ関心が寄せられ、患者の人間性つまり「患っている病人」には関心が示されないという医療の在り方である。しかし、病による繋がりの喪失は社会生活における病人の個別性にもよるから、医者はそれぞれの病気の治療 (cure) には専念することができても、病人の世話や看護 (care) にまでは眼も心も配ることは困難である。

　b) 自己制御能力の喪失

　健康な時には、人は順調な身体の生理機能や精神の働きに特別に気をとめることはない。病気になって医療機器を装着され、例えば失禁症状を呈するようになると、困惑を覚えるだけでなく、心理的にも精神的にも徐々に自己の制御能力がなくなってくる。最初のうちは周囲に気兼ねしたり、不快感や苦悩の色を見せていても、やがて自分の理性や意志の働きも薄れてくる。こうして病気は感情や思考にも影響を及ぼし、人は感情の制御も合理的な思考もできなくなるのである。このような状態にあっては、病人は健康な人には理解しがたい異なる判断を下したり、判断の錯誤が認められるようになる。ましてや、自分の仕事の続行は不可

能であり、自分の属する社会関係や世界を統制することはできない。このような事態は、繋がりの喪失とともに、病人の存在を周囲に対して全く「依存的」なものに変えてゆく。

　確かに、「人間が生きること」はその誕生の時からすでに依存的であることは当然であるが、人は健康な時には自己制御能力を備えて自分の生活を営んでいる。その時でさえ、人は「他者の与えるものを受けとる能力」、や「愛される能力」を備えている。つまり、生きることは必ずしも積極的能力だけとは限らず、そのような受動的能力を働かして「共に生きている」のであるから、「依存的」であることは決して否定的な価値として判断されるものではない。ただ、病気になると、人は健康な場合よりも「他者の与えるものを受けとる人」にならざるを得ないということである。そのような状態にあっても、フランクルの人生の価値観にあるように、人はその存在価値をもって周囲の健康な人々を豊かにすることもできることを忘れてはならない。そこでは、医者による疾患の治療（cure）ばかりではなく、病人と周りの人の癒し（healing）が実現される可能性がある。

　したがって、人間が体験する病むという現象は、人間とその生活の種々の領域に関連するものであるから、健康の回復も身体的な疾患の「治療」だけではなく、病人の病める状態が癒される必要がある。病気は病人に痛みや苦しみを与え、生命を脅かすものであるから、人はそのような癒しによって<u>希望を抱く</u>ことができるようになる。日本語でも「病気に罹った」と表現されるように、人は自分以外のものの力によって支配されるという受身の姿勢で病気に耐えなければならない。「病に取り憑かれる」とき、人は自分を無力な存在として体験して、その病気を治してくれる医者を探すのである。近藤裕によれば、物と音楽の世界における明暗のように、病気は人間存在における「影」（shadow）のようなものである。病人はその「影」を受容し、自分の存在全体を統合することによってしか自己実現はできない。病気を拒否したくとも、それが不可能であれば、その暗い影を受け入れて積極的に自分の存在と生を統合する

道を探らなければならない。

(2) 痛みの意味

　病むことは、通常何らかの痛みを伴うものである。むしろ痛みを感じることによって、病気に罹ったことを意識するという方が正しいかもしれない。「頭が痛い」とか「腹が痛い」とか、私たちは痛みを訴えることによって病気を自覚して医者を訪れるのである。ところで、河野博臣によれば、古代の人間にとって、痛みは神から与えられる罪への罰であると解釈されていたようである。その痕跡は、「痛み」を表す英語の"pain"の語源が「天罰」や「処罰」を意味するギリシャ語の"poine"にあるという事実に見られる。

　「原始の時代、神が人間といっしょにあった時代には、痛みが疾病と考えられたにしても、神の宮に入って眠り、夢をみることによって、その痛みは癒されたようである。人間の心に神がいた時代には、夢は神が人間に与えるメッセージとして疑いもなく受けとられたのである。心と体が分離したものとして考えるのではなく、肉体的な痛みも心の痛みとして考え、人間があるべき姿ではなくなった、つまり何らかの原因(罪)で道をそれたものと考え、そのことを疑いもなく神からのメッセージとして受けとったわけである。」(河野博臣、1977、64頁)

　ところで、痛みの程度には激痛から軽度の痛みまで種々の段階があるが、痛みの感覚は、生体を脅かす危害に対して身を避けて生命の安全を守ろうとする重要な生体機能の一つである。痛みは自分みずからの知覚であるが、それとともに痛みへの反応によって自分の危険な症状を他者に伝達する機能をも果たすことになる。つまり、痛みを訴えることは、周りの人の助けを求める信号でもある。人間が体験するこのような痛みには生理的、心理的、精神的な種々の層がある。

　①生理的痛み

健康な人には痛みの生理的な感覚がある。その痛みの感覚は健康を維持するうえで重要な働きをしており、生理的痛みによって、人は見ることのできない体内の異常を知ることができる。言い換えると、痛みを感じることは体内の神経系統の働きが正常な機能を果たしている証拠であり、体内に異常事態が発生していることを訴えている信号である。つまり、このような痛みは健康から病気へと移行する事態の変化を告げる健全な現象である。

②心理的痛み

これは、人間関係の破れからくる疎外感、孤独感、または不安などの心理的な痛みである。この痛みは生理的痛みと区別できないほどそれと密接に関連していることも多い。例えば、大声を出して泣く幼児に見られるように、腹痛などの生理的痛みだけではなく、痛みの箇所が分からなくても母親がいない寂しさや不安のために泣き叫ぶこともある。母親は直観的に乳房をふくませたり、おしめを換えてやると、幼児は痛みから解放されて安らぐ。大人の場合でも、無意識のうちに抑圧されていた心の痛みを意識して体の痛みを訴えたりする。病人には昼間よりも夜間に痛みを訴えるという現象が見られ、看護婦が病床に行くだけで痛みが和らぐことがあると言われる。それは痛みを訴えることによって、病人が他者との交流を求めている一つのしるしである。

③精神的痛み

人間としての精神的な生には他者には理解できない神秘の領域があり、他の人が入り込めない心や精神の世界がある。誰でも自分の生きてきた人生航路において、言葉と行いによる善行のみならず、自分だけが意識している悪行や罪悪もありうるから、精神的痛みをもっていると思われる。そのような痛みは、人間が順境にあるときよりも病気などの逆境にあるときに意識にのぼってくるものである。神との関係における宗教の次元では、人生で経験した種々の罪悪を意識することによって、その罰に対する心の痛み（霊的痛み）を覚えて神のゆるしを求めるようになる。こうして人は神との正常な関係を取り戻すという和解の恵み（救い）を

願っているのである。

　このような痛みの多層性から考えても、病気の「治療」や病人の「看護」だけでなく、真の意味での「人間の癒し」が必要であることが理解できよう。人間は病気を逃れることができないだけでなく、病むことを通して種々の人間としての痛みを体験する。たとえ自分が比較的に健康に恵まれていても、自分の近親者や友人が病気に見舞われるとき、その病人を通して間接的に痛みを経験する機会がある。病気の治療や病人の看護は他人事としてすますことのできない事柄である。病気をもつ人間の生命と病苦、また死の意味を深く考え、病気の治癒のみならず、人間の癒しの道を探求しなければならない。この道は健康な人こそ病人から学ぶべきかもしれない。人間が経験する病苦や痛みは、各人の生活歴にも由来しているからである。そこには医者にも見えない人生上の秘密があり、それが患者の病気と深く関係していることがある。

2　患者と医者の関係

(1)　患者とは

　人は病んだとき、それを自覚して病人になる。人は病気を患い、異常であると気づいたとき、医者を訪ねて診断を受け、病気であると判明したとき、その人は医者にとって「患者」になる。患者は病人であっても、すべての病人が患者であるわけではない。『広辞苑』(第三版)によれば、患者とは「病気にかかって医師の治療を受けている人」である。私たちは何かの病気を患っていても、またある種の異常を感じていても、いろいろな理由から医者を訪ねないし、また自分で病気に気づいていない場合もある。何かの症状を自覚していても、特別な異常がなければ健康診断を受けないで生活している人もいる。したがって、医者の治療を受けている「患者」は、病人の数に比べて少ないのである。

「いずれにしても自分の病いを自覚した段階で病人となる彼(彼女)も、医者の前に現れるまではいわゆる患者ではない。そこにはいくつかの意味が考えられるが、たとえばまだ自分の力でなんとかなると思い、医者の助けを必要としないと心に決めている段階では、病人は病人であっても、患者ではない。患者とは医者の前にあらわれ、医者の助けを欲し、求める者としての心構えが準備されている段階にある人をいうからである。あるいは患者でない病人とはそこにまだ自助の精神が強く、自らの自然治癒力に大きな信頼を寄せている段階にあるといえよう。人間が病むことによって、それまでの健康な日常性に比べ、何がしかの制限を受けざるを得なくなっていることは確かであろう。しかしそれでもそのままなんとかやり通し、その場を切り抜け、元の健康な状態に復し得ると信じている心境が、病人ではあっても患者ではない段階だといってよかろう。」(吉松和哉、1987、56頁)

　したがって、病気の種類によってかかわる医者と患者の在り方も異なるが、患者は医療の力によって身の不安から解放されることを願い、医者に対して大きな期待を抱いている。病気を患っている人は精神的にも気弱になっており、日常生活から離れて医者に自分の不安の原因や病状を訴えながら診断を受ける。つまり、病人は医者にだけは自分のありのままの姿を認めてもらうために、他の人には言えない自分の病状までも語ることができる。「患者」(patient)とは、その語義からすれば、病苦に耐える人、我慢強い人、辛抱する人であるが、医者の前では自分の真の姿を見せる「甘える人」である。ある意味では、患者は苦しみに耐えるとともに、医者への全面的な依存心を抱いているから、自分の病気や病苦をも「甘受する」ことができると思われる。こうして、患者になれば、一時的には社会から期待され要請されている役割や責任をも免除されて、休養することができるのである。

(2)　医者とは

a) 医者の技

　医者とは、病める患者に対して、その病気を癒し、健康を回復させることを任務としている人である。その医者は国家によって認定された医学校で学び、医師国家試験に合格していることを最低条件とする特殊な職業である。医者は人間の生物学的な身体機能、病気と社会との関係、人間存在の苦悩の神秘などに触れながら、具体的な個人の病気にかかわり、その疾患を治療することになる。ともかく、医者は自分の受け持つ患者に対して、その病苦を軽減し、できる限りの能力と技術を活用して健康回復に努めることを本務とする者である。自分が診る患者の状態（軽症か重傷か）によって、医者の対処の仕方も治療方針も異なってくる。つまり、医者は患者の診察をしながら、考えられる限りの医学的所見に基づいて患者の病気を診断して、治療方針を決定するのである。その診断について疑念が生じた場合には、先の診断を保留したまま別の知見を探ることによって新しい治療方針に転換することもありうる。

　吉松和哉は医者の仕事の典型または医療の原点を次のように述べている。「何よりも医者は患者の病気に対する自然治癒力あるいは闘病力に期待をかけ、その賦活のためにあらゆる力を注ぎ、そして人事を尽くした後は祈るような気持ちで患者の傍らにじっと座り、時が熟するのを待つわけである。」(同、87頁)このように、彼は医者は技術をもって、患者に仕えるとともに、医者自身の存在が患者の闘病に役立つと考えて、そのような医者の技を「医の愛」(medical philia) と呼んでいる。それは技術愛と人間愛である。その医者の技の二つの側面は遊離されるべきものではなく、患者に対する切なる思い(愛)がよりよい医療の技術愛にもつながるような性質のものである。ただ現代の高度な医療技術の現場においては、技術愛の実践が先行して、生身の人間である病める患者の存在が忘れられてしまう危険性も指摘されている。

①技術愛としての知的活動

　医者は、自分のもっている医学知識と臨床経験を患者の病状と照合するという知的作業を行う。しかし、医者がこの知的活動に偏重すると、

患者を悩ましている疾患に対する関心や探求心によって、患者という生きた人間を看過ごしてしまう。診断は治療のためにあるから、それを忘れて検査を優先し、患者を医者の知的対象としてしまうことは厭われることである。

②友愛としての人間愛

医者は、その存在そのものが患者の危機を救うべく義務づけられている。医者はいま現実に病み苦しんでいる患者の生に関心を寄せ、ひとりの人間としての愛を示すことができる。医者も患者と同じ痛みと苦しみ、また慰めを感じて生きている人間であるという自覚が促される。

b）医者の使命感と限界

医者の仕事は何よりも先ず人の命にかかわるものであるから、ある意味で患者の命と生活は医者にゆだねられている。医者は、病人がいれば何時であろうと対応しなければならず、それぞれの患者の容態に応じた処置をしなければならない。医者にはその職業意識と使命感をもっていつも行動できるように社会的な信頼も寄せられている。

しかし、医者は必ずしも患者の期待に応えられるとも限らず、医者もいろいろな経験を重ねるうちに自信を喪失することもありうる。必死の思いで患者に頼られているにもかかわらず、それに応えられないという自責の念に襲われることがある。大きな使命感と希望を抱いて医者の仕事に従事しながら、その仕事の困難さに直面して悩みまた自信喪失をも体験して自らの無力と限界を実感するようになる。したがって、医者としての使命感も熱意に燃えていた若い時代と、年齢を重ねて多くの経験を積んだ時代とでは大きく異なるであろう。

また、医者は患者の病気を治療するだけではなく、患者の死に出会い、それを看取ることになる。患者を診察し、診断を下して治療するなかで、医者は患者の病気の経過とともに患者の死に出会い、死亡診断書を書くことになる。その患者がどのような状況で死を迎えたか、事故か、急性疾患か、慢性疾患か、あるいは医者自らの診療ミスかなどによって、そ

れぞれの死の衝撃感も異なる。また患者の死の受け止め方や人間の死の意味は、医者の年齢や経験によっても違うであろうし、患者の家族に対する態度も対応も変化してくるように思われる。

　このように考えると、医者も孤独な人間である。患者の病気の診断や治療による成功を願いながらも、病状がわからずに治療効果も得られず、医者は独りで焦燥感に襲われながら、やがて患者は死んでゆく。時には、誰にも告白できないような医療ミスや罪責感に悩まざるを得ないこともあろう。社会的には「医師」(doctor)と呼ばれても、人の生と死に携わる緊張感と職業的孤独感に耐えるためには、強い精神力も必要であると推察される。現代では「患者の立場に立つ医療」が求められているが、医者もひとりの弱い人間であるという人間性に目覚めるとき、先に述べたように、医者の技である人間愛に満ちた医療を施すことができると思われる。営利主義的な資質をもつ医者は嫌われるが、どのようにすれば医者と患者との相互の人間性を尊重し合う医療が生まれるであろうか。

(3)　患者と医者との関係

　a）医者と患者の姿勢

　医者もひとりの人間であり、自らも弱き者として病人になりうることを素直に認めて、その事実を受容するとき、人間としての医者の健全な姿や医療に向かう真摯な姿勢が生まれてくる。伝統的な医者の職業倫理綱領は「ヒポクラテスの誓い」であったが、医者はそれを自らの基本的倫理として受け入れ、次のように誓う。

　①私は能力と判断の限り患者に利益すると思う養生法をとり、悪くて有害であると知る方法を決してとらない。
　②頼まれても致死薬を投与しない。またこのようなことを勧めることもしない。
　③同様に、婦人の流産の手助けをしない。
　④いかなる患者の家を訪ねるときも、それはただ病人の利益のためであり、男でも女でも、奴隷でも自由人でも、勝手な戯れと誘惑の行

為を避ける。
⑤医に関すると否とにかかわらず、他人の生活についての秘密を守る。

　人間の生命を救い、病気の治療にあたる医者としての道を歩み始める者たちは、このように誓うことによって人間性や人間の道に反する医療をしないことを決意したのである。
　健康と病気の問題、また治療をめぐるさまざまな具体的な問題は、ただ医者のみに任せていればよいというものではなく、その解決の道を探るためには患者自身にも積極的な姿勢が求められる。先ず、患者は医者に対してはきわめて依存的であり、受身的になる自然の傾向があるが、患者も自分の病気とその治療に対する責任を自覚する必要がある。次に、患者も病気の実態や治療法を知る権利があるから、医者も患者にどのように真実を告げるべきかが論じられている。患者が病名を知ることに耐えられるか否かの判断もむずかしいが、病名を知ることによって医者への盲目的な依存の姿勢も見直されると思われる。更に、患者は人間性を尊重され、そのように取り扱われる権利をもっている。医者には患者を選ぶ権利はないが、患者には医者を選ぶ権利があり、その治療法や内容を知り、それを選び、また拒否する権利がある。

b）患者と医者との基本的関係
　患者と医者との関係は医療の本質的なものであり、医療の質は患者と医者および他の医療従事者との人間関係を背景にして向上また低下すると思われる。医療の営みの原点について、近藤裕は次のように述べている。

　「医療は人間の病気を中心に展開されていくものであるということは言うまでもない。病気があって医療が成立する。だが、その病気は個人に属するものであり、病気の主体である個人から分離された病気というものは存在しない。ということは、医療は、その病気の主体で

ある病人と医療従事者との関係が生じて、はじめて、そこに医療が成立するということである。病人が医者の患者となることによって、治療関係が生じたときに、医療の営みが成立する。」(近藤裕、1983、55頁)

現代では医学の進歩により各種の医療機器が開発され、診断はそれを用いて精密にしかも正確に行われるようになった。このような恩恵に浴しながらも、医療の機械化は患者が医者と直接に接し、触れ合って心と心を通わせる人間的な交わりの機会を減少させ、またそれを奪ってしまうとも言われる。限られた時間で、医者が患者に接するという価値は以前にも増して大切になっている。医療の営みは一回限りの診察で終わることはなく、繰り返される診断や検査、また入院・退院という一連のプロセスとして展開される。そのようなプロセスにおいて、患者と医者との間に成立する基本的な関係はどのようなものであろうか。それを整理してみよう。

①信頼関係

患者の医者に対する信頼は病気の治療と治癒にとって最も重要である。患者の権利意識が高揚している現代の医療現場において、納得できる治療を効果的に受けるためには、患者と医者との間に信頼し合える関係が存在するかどうかが重要な問題である。例えば、プラセボ(偽薬)による治療効果を高めるのは、患者が医者に寄せる信頼感であると言われる。患者は医者を信頼してその指示に従い、治療に協力するのである。患者は医者に自分の病気の運命を託し、医者もその委託を引き受ける。ともすると、医者は強者であり、患者は弱者という立場に置かれる。けれども、患者にとって病気は重大な出来事であるから、医者と接する時間は人生のなかでもきわめて重要な体験の時である。人の病気は単なる生物学的な一つの現象のみならず、自分の家庭や職をもつ一人の人間の生活にかかわる心配や不安にもつながっている。なお、患者の主体的な体験と医者の客観的な診断の間には表現しがたいへだたりがある。したがって、医者も患者自身から明日の医療のために何かを学ぶという姿勢が必

要であろう。

②契約関係

患者に対する医者の医療は一つの契約関係である。患者は病気の治療を求めて医者を訪ねるとき、医者は求められる必要な治療を行う。それに対して金銭的な報酬が求められる。患者はそれに応じるのであるが、この契約は暗黙の了解の下でなされ、その契約内容も曖昧である。しかし、病院を訪れるとき、巨額の経費や手術の場合を除いて、患者は一切の治療を医者に任せていると仮定される。また、患者の権利が主張される現状においても、実際には治療や治療者を自由に選ぶことも拒否することもできない。治療が真実に、また公正に行われているかも問うことなく、治療に関する契約内容も不明確なまま、医者への信頼と依存の関係に身を任せている。つまり、医者は患者の期待に応えて、健康を回復するために専門的知識と技能のすべてを用いることを、患者は信じている。それは、医者が患者の期待に応えるために最善の努力をするという信頼への社会通念である。

③医者の指導性と患者の参加

病人が病院を訪れて治療を求めることは、医者の指導を求めてそれに従う意思の表現でもある。医者は自らが所有する専門的な医学知識と技能を患者に提供し、患者はその指導の下に治療に参加するのである。患者はただ医者の指導に受動的に従うだけでなく、医者の説得や指示または勧告を受けて積極的に協力することができる。患者は医者がその専門的知識をもって自分を援助できると信じ、それに期待している。その指導性がより良く発揮されるためには、医者は患者の人格や生活全般にわたる関心と必要な情報を得ることも必要であり、患者も自らの健康管理に参加するよう求められる。もちろん、医者の指導性も患者の参加の在り方も病気の種類や患者の病状の具合によって異なってくる。

いずれにせよ、医療のプロセスにおいて医者は多様な患者に接しなければならないから、医者の心構え、態度、言動だけでなく、患者が医者に

寄せる期待や不安が交差するなかで患者から適正な理解を得るのも困難であろう。今日言われる「インフォームド・コンセント」にしても、医者自身は冷静に患者に必要な情報を提供していても、患者の感情が高ぶっていたり、いろいろな悩みごとが脳裏をかすめていれば、その情報を正しく聞き取って理解することも容易ではない。こうして、思いがけない誤解が生じることになる。医者からの適切な情報の提供と患者の主体的な権利との関係の在り方を、どのようにすべきかが問われている。この問題には複雑な諸要素が絡んでいるからこそ、新しい関係の在り方が模索されている。日野原重明はその関係の変化を願いながら、現状を次のように表現している。

「医師と患者との関係は、患者が医師にぶら下がっている関係になっています。一方通行で、患者の言葉が医師に達しない。まるで、飛行船が飛んでいて、そこから下に出ている棒か綱に人がぶら下がっているような感じさえします。つまり、任せられない、という深刻な状態です。もっと早く医師と患者が対等になればよいと思います。そうなれば、話ができます。そして、一方通行ではない関係は確立されると同時に、医療は医療、看護は看護という古い医療と看護の考え方を止めて、医療と看護とがインテグレイト（統合）されて一緒になっているという近代医療の考え方を取り入れて、そのような関係に医師と看護婦が入っていくことが期待されます。」（日野原重明、1993、183頁）

引用文献（引用順）
　近藤裕、1983、『病人と医者の人間学』、春秋社。
　河野博臣、1977、『生と死の心理』、創元社。
　吉松和哉、1987、『医者と患者』、岩波書店。
　日野原重明、1993、『生きることの質』、岩波書店。

参考文献（アルファベット順）
　エリック・J.キャッセル、1981、『医者と患者―新しい治療学のために』（大橋秀夫訳）、新曜社。

河野博臣、1984、『病気と自己実現―真の治療関係を求めて』、創元社。
丸山俊彦、1989、『痛みの心理学―疾患中心から患者中心へ』、中公新書。
中川米造、1996、『医療の原点』(21世紀問題群ブックス12)、岩波書店。
尾山力、1990、『痛みとのたたかい―現代医学の到達点』、岩波新書。

第8章　病人の看護と癒しとホスピス

1　病人の看護と癒し

(1)　看護の定義

　現代の医療は、医者が行う「治療」(cure)と看護婦が行う「看護」(care)とが共同でなされるように、統合されることを要請している。とくに、これまでのように医者の指示に従い、手足のように誠実に働くという看護婦の在り方について反省がなされ、医者との一体性が強調されるようになった。また、看護職は患者の療養上の世話や看護診断をして、計画的に病人を看護する専門職としても評価されている。そのような現状がどうであれ、医療において看護婦の果たす役割は重要であり、医者との関係以上に患者に及ぼす医療効果が大きい。実際に、看護婦は医者よりも患者に接する時間も多く、病状や心理状態、また家族との関係なども知ることができる立場にある。つまり、彼らは患者と医者との中間の立場から、患者の病状だけでなく、病状を訴える患者に接して、患者と共にいて病気や癒しの意味を知り、患者を理解することができる。いまここでは、その看護の意味を癒しとの関係をも含めて学ぶことにする。ところで、看護とはどのような行為また活動であろうか。

　「看護」とは、その語義からすれば、患者を看て、患者を病気から護ることである。患者を看て、知り、分かるという機能が前提されている。トラベルビーによれば、看護は次のように定義される。「看護とは、対人関係のプロセスであり、それによって専門実務看護婦は、病気や苦難の体験を予防したりあるいはそれに立ち向かうように、そして必要なときにはいつでも、それらの体験のなかに意味をみつけだすように、個人や家

族、あるいは地域社会を援助するのである。」（J．トラベルビー、1974、3頁）

彼はこの定義を区分して看護の内容を解説しているが、それを次のように要約することができるであろう。

①対人関係のプロセスである。看護は常に直接的にか間接的に人々との関係をもっている。その関係はいまここでという具体的な時間と空間における個人や集団との出来事であり、また体験であり、ある発展を伴って変化するものである。その関係において人は相互に影響を及ぼし、また影響を受ける。看護は、かかわる人に何らかの変化をもたらすような援助であり、そのサービスである。

②個人や家族、あるいは地域社会を援助する。看護婦はそのサービスを必要とする個人や家族を援助する。その活動の目的は、病気と苦難の体験を予防したり、それに立ち向かうように、またできるだけ健康を維持し増進するように援助することである。また、地域社会の保健問題を解決するために働き、市民の健康と福祉のために必要な組織化をはかる。

③病気と苦難を予防する。専門的看護は、人間の病気や苦難を予防し、できるだけ最高の健康を保つように援助する。その健康については、各個人が自分で知覚する主観的な評価と医者が診断する客観的な評価が異なるように、病気についても同様である。看護にとって大切なことは、個人が健康や病気の状態をどのように評価しているかを知ることである。人間を理解するためには、その評価を確かめることが先決である。すべての人間は、その生涯のいつかの時期に、健康からはずれ、病気になる。したがって、人はいつも病気や苦難を予防できるものではないが、それに耐えられるように個人や家族を援助するために保健指導などに努めるのである。それはまた病気のなかにも何らかの意味を見いだすように、その現実を受け入れることでもある。

④病気と苦難の体験に立ち向かう。看護婦は病院という場で、患者が

健康を取り戻すように、あるいは重傷の状態からできるだけ回復するように援助する。そのために、患者や家族が病気と苦難の体験に立ち向かうように援助するが、看護婦は彼らを理解しており、決して孤独ではないことを行為をもって伝達する。また、慢性的な疾患をもっている人はそのまま生きることになるから、患者自らがどのような態度や感情をもっているかを知り、その人を理解することが大切である。

⑤病気や苦難のなかに意味を見いだす。慢性の病気や末期患者また老人に対して、何をすることが看護と言えるのだろうか。健康を取り戻すことや適性な健康を維持することは、ほとんど不可能である。このような場合、患者本人やその家族が直面している病気や苦難に立ち向かえるように援助すること、またそのような事態にあってもその体験のなかに意味を見いだすことができるように援助することが求められる。つまり、もはや治癒 (cure) が望めない場合、残された看護 (care) は、患者が病気を人生の最終的な自己実現への意味づけとして体験できるように援助することである。そのような場面ではもはや身体の機能の回復のような生命力にではなく、患者の人生やその家族とのかかわりへの深い洞察が必要である。こうして、看護は人の臨終や死を見つめる死生観や宗教観ともつながってくることになる。この次元においては看護は単に看護婦の力だけでは足りないから、霊的援助のできる宗教家に頼らざるを得ないと思われる。

(2) "cure" と "care" の関係

a) 欧米の医療

語源からすれば、英語の "cure" はラテン語の "curare"（心配する、配慮する、思い煩う）に由来するから、言語的な意味では今日の英語の "care" と同義である。しかし医学用語としての "cure" は病人や患者を健康状態に復帰させる治療であり、治癒 (healing) である。医者は患者の疾患を診て、根治療法、対症療法、薬物療法、転地療法、音楽療法など、それぞれ

の症状に適した療法を施すように努めている。しかし、どのような療法であっても、慢性病などの人間の病気は完治することはない。

また、英語の"care"は、ラテン語の"cura"とは関係がないが、サクソン語とゴート語の"kara"や古高地ドイツ語の"chara"と同族語である。それは、悲しみ、心配、煩わしさを意味する。医学用語としては、難病、不治の疾患、末期患者などの心身の苦痛をできるだけ軽減または緩和することである。今日の新しい医療と看護として実施されている緩和ケア病棟やホスピス病棟においては、ケアは患者や家族の心や魂を支えることによって、身体的な苦しみだけでなく、死の不安を解消させるような療法である。

日野原重明によれば、医療における"care"という言葉は1960年代から専門用語として使用されるようになった。例えば、「ヘルスケア」(health care)、「メディカルケア」(medical care)、「ナーシングケア」(nursing care)などの新しい用語に見られるように、医者や看護婦が患者の人間性に関心をもち、科学としての医療の"cure"のみではなく、医学のアート(技)としての患者の"care"が欧米において新しいテーマになってきたのである。そして、看護分野での"care"や"caring"が重視されるようになった。1967年に英国のロンドン郊外に聖クリストファー・ホスピスが創設され、末期癌患者への新しいケアの在り方が展開されるようになった。また、1969年には米国でエリザベス・キュブラー・ロス博士の『死ぬ瞬間』が出版され、その影響を受けて世界各国で「死ぬ過程」の問題が論じられた。こうして、欧米では疾病をもつ病人への配慮や人格体としての人間の実存を考えて、人のいのちに重点を置く運動が展開されるようになった。

このような人間のいのちへのケアこそが、人間に生きる意味を感得させるものであると言われる。シスター・M.シモーヌ・ローチは次のように述べている。

「人間の存在様式としてのケアリングは、人間として存在すること

の隠れた意味(mystery)を、明確にそして時には絶妙な仕方で表現する。私たちがケアするということが、時として、私たちが自分自身や神や他者との関係において何者であり、またそこでいかに存在しているかについて、深く何事かを教えてくれる。人間であることの意味について、人間的全体性(健康)について、そして痛みと苦しみと死を経験するという人間としての条件について幾ばくかの考察を与えるならば、ケアリングがそこに位置づけられその中で理解されるであろう世界を、より一層広げていくことができるだろう。」(シスター・M. シモーヌ・ローチ、1996、47頁)

また、ミルトン・メイヤロフは患者の疾病のキュアとともに「いのちのケア」が必要であることを認め、患者と家族の自立や自己実現を助けることを力説している。

「私が言おうとするケアの意味を、もう一人の人格について幸福を祈ったり、好意を持ったり、慰めたり、支持したり、単に興味をもったりすることと混同してはならない。さらに、ケアするとは、それだけで切り離された感情ではなく、つかの間の関係でもなく単にある人をケアしたいという事実でもないのである。相手が成長し、自己実現することをたすけることとしてのケアは、ひとつの過程であり、展開を内にはらみつつ人に関与するあり方であり、それはちょうど、相互信頼と、深まり質的に変わっていく関係とをとおして、時とともに友情が成熟していくのと同様に成長するものなのである。両親が子供を、教師が学生を、精神療法家がクライエントを、夫が妻をケアすること――これらの間にいかに大きな相違があろうと、それらはすべて共通のパターンを示していることを私は明らかにしたい。」

「他の人々をケアすることをとおして、他の人々に役立つことによって、その人は自身の生の真の意味を生きているのである。この世界の中で私たちが心を安んじていられるという意味において、この人

は心を安んじて生きているのである。それは支配したり、説明したり、評価したりしているのではなく、ケアし、かつケアされているからである。」(ミルトン・メイヤロフ、1996、13-14、15-16頁)

このようなケアを行うためには看護する人も忍耐が必要であり、患者も全面的に相手に身をゆだねる姿勢が求められる。こうして双方とも相互に成長することができる。これらのケアの意味の解明とともに、現代医療における治療と看護との緊密な連携への目覚めは、人生の最後までその「生の質」をより豊かにするという新しい医療の技の必要性を明らかにしたのである。

b) 日本におけるケア

看護は「目の上に手を当てる姿」であり、病人の額に手を当てることが基本的な技であるように思われる。日本では欧米のケアの導入以前にはどのような看護が重視されていたのであろうか。日野原重明の研究によれば、「ケア」という用語は第二次世界大戦直後に「ケア物資」として使用されるようになった。それ以前には、医療との関係では「世話」について、福沢諭吉(1834-1901)が『学問のすすめ』(明治8年)のなかで、次のように述べていることは注目されてよい。

「世話の字に二の意味あり、一は保護の義なり、一は命令の義なり。保護とは人の事に付き傍より番をして防ぎ護り、或は之に財物を与へ、或は之がために時を費やし、其人をして利益をも失わしめざる様に世話することなり。命令とは人のために考て、其人の身に便利ならんと思ふことを差図し不便利ならんと思ふことには異見を加へ、心の丈を尽して忠告することにて是亦世話の義なり」(第14編)

また、正岡子規(1867-1902)は6年間の結核の闘病記である『病床六尺』のなかで「介抱」について、次のように記している。

「病気の介抱に精神的と形式的との二様がある。精神的の介抱といふのは看護人が同情を以て病人を介抱することである。形式的介抱といふのは病人をうまく取扱ふ事で、例えば薬を飲ませるとか、包帯を取替えるとか、背をさするとか、足を按摩するとか、着物や蒲団の工合を善く直してやるとか、其外浣腸沐浴は言ふ迄もなく、始終病人の身体の心持よきやうに傍から注意してやる事である。食事の献立塩梅などをうまくして病人を喜ばせるなどは其中にも必要なる一箇条である。」「この二種の介抱の仕方が同時に得られるならば、言分はないが、若し何れか一つを選ぶといふ事なら寧ろ精神的同情のある方を必要とする。」

なお、子規は当時の看護を批判もしているが、彼の言う「介抱」は今日の技術的介護の"care"に通じるものがあり、日本語の「介抱」は「世話する」と言う意味のケアよりも「慈しみ深い心」を示しているとも思われる。

「世の中に沢山ある所謂看護婦なるものは此形式的看護の一部分を行ふものであって全部を行ふものに至っては甚だ乏しいかと思われる。勿論一人の病人に一人以上の看護婦がつききりになって居るときは形式的看護の全部を行ふわけであるが、それも余程気の利いた者でなくては病人の満足を得る事はむづかしい。看護婦として病院で修業する事は医師の助手の如きものであって、此所に所謂病気の介抱とは大変に違ふて居る。」

c）現代のヘルスケア
とにかく、医療の直接に目指すものは"cure"であるが、看護はその治療が最適に行われるように必要な条件を整え、患者や家族に希望を失わせないようにする。しかし、人間の身体の自然的な治癒力にも限界があり、治癒を望めない患者もいる。そのような不治の患者に何らかの生き

甲斐を見いだしてもらおうとする援助行動が「末期看護」(terminal care) である。それは死にゆく患者と家族を支えるケアであり、医療としての"cure"が終了してから"care"が始まるのではない。むしろここでは、"cure"の中にすでに"care"が始まっており、徐々に"care"が優位になってくるように配慮することが妥当である。こうして医療と看護とは、患者と家族に対する一連の援助活動として理解される。

とくに、20世紀後半から提唱されている新しい医療制度である"medical health care"は、最前線の医者が行う医療だけでなく、予防や健康教育、環境衛生をも含めての全人的医療体制である。高度の医学知識と医療技術をどのように患者に適用してゆくか、患者の正確な情報を提供し、患者が理解し、承諾した上で治療するという「インフォームド・コンセント」の在り方や看護の必要性が問われている。そのような医療の状況においてこそ、医と看護の技 (art) を活かした医療が求められるとして、日野原重明はミルトン・メイヤロフの考えを受入れて、次のように述べている。

「患者やその家族へのタッチは、眼と手と心によって果たされる。そのタッチが医療や看護を受ける側に立って歓迎されるタッチでなければならない。そして患者のQOL (Quality of Life) は、医師や看護婦が教科書的にあてがうQOLでなく、患者や家族の側に立ってのQOLでなければならない。また患者や家族の痛みや苦しみや悲しみが、医療提供者により感度高く感じられなければならず、そのようなことを可能にさせる技 (アート) を体得することが医療提供者には必要である。」「このアートの実践が、肉体は朽ちるものであっても、朽ちる土の器の中にある人の心を支える。その行動により、患者とまた、医療提供者の成長が期待され、両者の自己実現がかなえられれば、それが本もののケアといえよう。」(日野原重明、1996、63-64頁)

このようなケアをなしうるためには、患者や老人の生活像を充分に把

握した上で、患者や老人に接近し、まずよく観察することから始めて、科学的な眼とアート的な心とが彼らを全人的に捉らえることが大切である。病歴を知ることによって患者との心の交流をもつことができ、人の苦しみと慈愛の心で接することができるようになる。

2　キリスト教の癒しの原点

(1)　隣人愛に基づく癒し

　イエスの教えや精神を伝達する使命を受けた弟子たちと彼らの言行を記録した福音書記者たちのなかで、使徒パウロから「愛する医者ルカ」と呼ばれる人がいる。このルカはイエスの直弟子ではないが、「ルカによる福音書」に記されている「善きサマリア人の譬え」(10, 30-37)はキリスト教の癒しの原点を物語るものとして理解され、今日までキリスト教の医療活動を支えてきた教えである。「永遠の生命を得るには何をなすべきか」という問いに対するイエスの解答は次のような愛の実践であった。

　「ある人がエルサレムからエリコに下って行く途中、追いはぎに襲われた。追いはぎはその人の服をはぎ取り、殴りつけ、半殺しにしたまま立ち去った。ある祭司がたまたまその道を下ってきたが、その人を見ると、道の向こう側を通って行った。同じように、レビ人もその場所にやって来たが、その人を見ると、道の向こう側を通って行った。ところが、旅をしていたあるサマリア人は、そばに来ると、その人を見て憐れに思い、近寄って傷に油とぶどう酒を注ぎ、包帯をして、自分のろばに乗せ、宿屋に連れて行って介抱した。そして翌日になると、デナリオン銀貨二枚を取り出して、宿屋の主人に渡して言った。『この人を介抱して下さい。費用がもっとかかったら、帰りがけに払います。』さて、あなたはこの三人の中で、だれが追いはぎに襲われた人の隣人になったと思うか。律法の専門家は言った。『その人を助けた人

です。』そこで、イエスは言われた。『行って、あなたも同じようにしなさい。』」

　他の福音書にもイエスによる多くの「癒しの物語」がある。いつの時代の誰にとっても、病気は人がこの世で受ける深刻な経験であり、イエスも心身の病に悩む人を理解され、宣教の間にたびたび癒しの奇跡の業をなされた。重い皮膚病の人、中風の人、盲人、悪霊に取り憑かれた人に対して、御自身の使命として彼らの病気を治療し、罪をゆるして、「救い」を与えられた。このようなイエスの精神に従って、具体的に隣人愛を実践しようとする一つの場が医療施設である。「善きサマリア人の譬え」では、その具体的な隣人愛の在り方が「傷ついた人を癒す」という状況を背景にして語られており、その実践が「永遠の生命を得る」という救いの道として示されている。話の筋は単純であり、当時ユダヤ人と犬猿の仲にあったサマリア人が、強盗に遭遇して傷ついた旅人を親切に介抱するという経緯である。欧米にはこのような精神を継承する「善きサマリア人病院」(Good Samaritan Hospital)と呼ばれる病院もあり、今日注目されるようになった「ホスピス」(Hospice)の基本的精神もこの「譬え」に見いだされる。

　①ユダヤ教の指導者・専門家(祭司とレビ人)に対する批判がなされる。神への愛と隣人愛を教える立場にある人が、自分の職業上の義務を果たすために道を急ぎ、救済を必要としている人を見過ごしてゆく姿勢への痛烈な批判である。
　②当時のユダヤ人から軽蔑されていたサマリア人が、道の途中で傷ついて倒れている旅人を見て、「憐れに思い、近寄って傷に油とぶどう酒を注ぎ、包帯をして、自分のろばに乗せ、宿屋に連れて行って介抱した。」

　ここで語られる「癒し」(healing)の行為は、病や傷を負っている人に対する思いやりを感じ、気遣うという共感的な同情や憐れみの心から具体的になされるものである。傷を介抱するだけでなく、宿屋にまで連れ

て行き、必要な経費さえ自分が負担するという徹底的な配慮のなかに、「思いやり」(care) と「治療」(cure) とが一つになった癒しがある。

(2) 現代医療における癒し

　西欧の中世から近世にかけての病院施設は、教会の医療事業として発達したものであり、癒しという医療の原点は病める隣人に対する憐れみの愛の表現であった。科学としての医学が進歩し、医療機械や医療技術が開発されるにつれて、本来あるべき「人間愛」(philanthropy) と科学との連帯が稀薄になってきた。科学が人間愛の原理から離れると、人間を疎外したり隣人愛に背く医療の実態が見られるようになる。こうして病気の治療の場で、病人に対する看護と癒しに対する批判の声が起こり、科学の進歩への盲信が反省される。

　先の「善きサマリア人」は決して専門の医療者ではないが、素直な同情心、憐れみの心をもって傷病人を看取り、病を癒す知恵と技をもっている。「油とぶどう酒と包帯」をもって応急手当てをして、「宿屋に連れて行く」という一連の処置は注目に値する。現代の癒しの場において、何時でも病人を治療できる態勢(救急治療の問題)、患者自身が病気の治療に参加するための病状を知る権利と医者の権威主義との関係の問題、治療の可能性が稀薄になった場合に死を受容し臨終を迎えるための配慮の問題などを考えるとき、「自分の人生を生きる」という患者の人間性がもっと大切にされる必要があろう。同時に患者自身が医療の機械化の現実を見据えながら、医療関係者や家族との人間的なかかわり、人間的交流を失わないように心掛けなければならない。近代叫ばれているように、肉体の疾病のみを医療の対象とする病気中心主義から患者という人間中心の医療に転換されるにはどのようにすればいいのだろうか。これは患者と医者および医療関係者だけの問題ではなく、医療施設全体の機構の実態、つまり病院の態勢にもかかわる総合的な問題である。

　しかし、現体制においても現象としての病気だけでなく、病人の総合的な治療への道 (wholistic medicine) は開かれるであろう。そのためには

人間の心と体の統一体としての人間の治療が求められるし、さまざまな人生苦や罪悪を背負って生きている病人の全人的理解が求められる。それは人間の有機的統一体としての身体観を越える人間観、真の人間の癒しと救済を希求する人生の価値観から開かれる道であると思われる。人間は傷ついて病んでいる人を見るとき、素直に呼び起こされる共感的同情と思いやりを大切にし、「永遠の生命を得ること」を求めている人への隣人愛を実践するよう、各自の人生の旅路でそれぞれの責任を果たすように招かれている。こうして医療と癒しの問題は、ひとり病人と患者だけでなく、健康な人をも含めた社会全体の課題であることを認識しなければならない。医療の体質改善は、いわゆる医療関係者のみに任せておくべきものではなく、自分や隣人の健康に対する私たちの責任ある生き方の問題である。

3　ホスピス医療

(1)　ホスピスとは何か

　ホスピス (hospice) とは、治療の見込みのない末期患者が人生の最期を有意義に過ごせるように支援するために、専門的なケアをする施設とプログラムである。それは単に寂しく死を迎えるための場所ではなく、人間として最後まで生きられるように人との交わりを大切にし、援助するチームケアの場所である。語源的には、ラテン語の "hospitium" または "hospitem" に由来する歓待や宿屋を意味し、現代語の「温かいもてなし」(hospitality)、「病院」(hospital)、「ホテル」(hotel) などに関連する。また、"hospes" は主人と客の両義を含むところから、相互の親切な受け入れ合いの精神を示している。

　現在では、WHOが1986年に「癌の痛みからの解放」を提唱して以来、癌患者を痛みから解放する知識や技術も進歩しているが、ホスピス医療の大きな目的の一つは癌の痛みからの解放である。癌患者たちが人生の最期を快適に送れるように援助することがホスピスの課題である。聖ヨ

ハネホスピスの山崎章郎によれば、ホスピスは患者自身が自分の価値観で生きられることが大切であることを認め、次のように言っている。

「死に直面しながら生きている人たちには、誰か偉い人に道を説かれることよりも、自分の話をひたすら聞いてもらったり、不安に震える心を黙って共感してもらったりすることや、誰か人の気配を感じていたいためだけにそばにいてもらったりすることのほうが、大切なことでもある。」(山崎章郎、1993、19頁)

これはホスピスの理念をどう考えるかを示すものであるが、まず簡単にホスピスの歴史をたどっておこう。

(2) ホスピスの歴史
　a) ホスピスの起源と展開

古代キリスト教において聖ヒエロニムス (Hieronymus 340?-420) に師事したと伝えられる貴族女性ファビオラは、長途の旅に疲れはてた巡礼者が休憩する家を準備したと言われる。中世初期には聖地巡礼の途上の難所、峠、河川の渡し場などに旅人のための宿屋が設けられたり、荒野の修道院では瀕死の病人、孤児、疲れきった旅人をもてなした。またある修道院では薬草を栽培して彼らに治療を施し、無料宿泊所を提供して心身の世話をした。特に12世紀のエルサレムの聖ヨハネ修道院は、ホスピタル騎士団によって病気や疲れた巡礼者の休憩所として建てられ、キプロス、ロードス、マルタ島まで広がった。これは病人、貧困者、旅人に対するキリスト教的兄弟愛の精神によるものであるが、十字軍遠征による傷病兵などの治療とも関係している。

宗教改革後には修道院の閉鎖も多くなり、ホスピス運動は衰退する。しかし17世紀初頭に聖ヴィンセンシオ・ア・パウロ (1581-1660) は奴隷囚人のためのホスピスや愛徳(慈善)修道女会員による孤児や病人、貧者を世話する家を造った。修道女たちの献身的な働きによって、社会から

疎外された人たちに同胞としての援助や温かい配慮がなされた。ここに現代のホスピスの原点を見ることができる。同修道会のミャアリー・エイケンヘッド修道女はアイルランドのダブリンに不治の病人のための保養所を造り、その保養所は現在も「聖母ホスピス」と改称されて存続している。1906年にロンドン東部の貧しい地域に設立された聖ジョゼフ・ホスピスも、同修道会の流れをくむものである。ドイツでは18世紀の初め牧師フリードナーによるカイザースヴェルトの病院が、フランスでは19世紀半ばにジュネ・ガルニエによって治る見込みのない患者を収容する施設が、アメリカでは同世紀の終りにカルバリー病院が開設されてホスピス運動が芽生えている。

b) 現代のホスピス

1967年に創設された聖クリストファー・ホスピスが現代のホスピスとその運動の拠点である。創始者シシリー・ソンダーズ博士はホスピスを開設するに先立って、聖ジョゼフ・ホスピスで痛みの緩和の研究を重ね、アメリカのカルバリー病院を訪れて末期患者のケアーの在り方などを研修している。アメリカでは、1970年代にマリン・ホスピス、ニューヘブン・ホスピス、聖ルカ病院など次々に開設されている。それらは科学的医療・研究・教育のみならず、死にゆく過程にある末期患者の生活の場、人生の最後の道程を歩んでいる人々の看護の場である。なかでもエリザベス・キュブラー・ロス博士の「死にゆく過程」の臨床研究や著作が大きな影響を及ぼしている。現在では全米ホスピス協会 (NHO, National Hospice Organization) を中心にホスピス運動が展開されている。

日本では1973年に淀川キリスト教病院のホスピスケアのチームが最初のホスピス・プログラムを実践している。その後、末期医療や患者の看護の在り方に関心が寄せられている。例えば、「死の臨床研究会」(1977)、「末期がん患者の精神的・肉体的苦痛緩和 (ターミナルケア) に関する研究」(1981) への厚生省の助成金、末期医療に総合的に取り組む会やグループが発足している。また、1984年に淀川キリスト教病院ホスピスが

開設されて以来、10年間で無宗教の緩和ケア病棟施設や仏教関連でもビハーラと呼ばれる末期医療施設が30以上開設されている（山崎章郎、1994）。

(3) ホスピスの基本理念

　ホスピスの理念または源泉は、キリスト教の慈愛の精神あるいは宗教的信念である。すべての人が人間として同胞または兄弟姉妹であるという人間観に基づいて、人生の最後の旅路を歩む傷病者、とくに不治の末期癌患者が休息し、病人と家族とが支え合って生きる場がホスピスである。人生を旅または巡礼とみることによって、死とその過程を人間生命の自然の出来事であると認め、時間と空間とを越えた彼方への解放の旅、神に向かう魂の旅と考える。生命の最後の瞬間まで価値ある生き方ができるように、その人がその人らしい生き方ができるように、人間としての尊厳を保って自分の生を全うできるように援助することである。どのように生き、どのように死ぬか、できるだけ患者や家族の希望に沿うように努力する。全人的アプローチによって相対的延命を志し、患者の潜在的能力や創造性を発揮して、体験価値や態度価値、そして自己の存在価値を確認できるようにする。

　具体的には、鎮痛剤によって痛みを徹底的に緩和すること、患者に耳を傾けて対話し、患者と時間を共にし、孤独感や寂しさを共有して精神的に患者を支えること、また患者の死後にも家族を支えることが大切である。そのためには医者や看護婦だけでなく、宗教家、ソーシャルワーカー、ボランティアによるチーム医療または支援が重視される。つまり不治の末期患者と家族が身体的にも精神的にも幸福な生を送れるように配慮し、支援する一つの共同体を形成する必要がある。それぞれの医療技術と高度の訓練をもって患者とその家族との連帯性のなかで必要な治療と看護が施される。適切な訓練を受けたボランティアもホスピス共同体の一員として積極的にかかわり、必要なケアを施せるように自発的に死にゆく患者と最期まで共に歩むのである。

またホスピス活動の形態もさまざまであり、総合病院と独立した建物、病院内の別棟、病院内の一つの病棟、あるいは病院内に分散する患者へのホスピスケア、訪問看護や在宅ケアなどに分類される。一般にホスピスケアは各患者の個性を重んじながら、各分野の専門家によってなされる。患者の苦痛も身体的、精神的、社会的、霊的なものが混在するがゆえに、身体的激痛の緩和ばかりでなく、経済的・社会的状況の問題の解消、さらに個人の信仰と死生観をも尊重することによる患者の「生命や生の質」(quality of life) の改善が求められる。また施設の環境や患者の生活環境への配慮をも忘れてはならない。

　現代のホスピス普及の原因として、医療従事者による患者と家族の生の質の向上の願いなどが考えられる。また日本でも提唱され、各地で積極的に展開されている死への準備教育 (death education) や死生学 (thanatology) によって、人生の有限性を認めてよりよく生きることを学びつつ、残された遺族の悲嘆教育も進められている。真実の病名を告知することによって、主体的に治療または看護に同意することが重視されるようになり、さらには死を迎える場所が家庭から病院へ移ったことなどもホスピスケアの必要性を高めていると思われる。先端医療技術の進歩と病気の治療 (cure)、および病人の看護 (care) が調和した医療社会環境の創造と整備が求められている。

引用文献（引用順）

　J. トラベルビー、1974、『人間対人間の看護』（長谷川浩、藤枝知子訳）、医学書院。

　シスター・M. シモーヌ・ローチ、1996、『アクト・オブ・ケアリング―ケアする存在としての人間』（鈴木智之、操華子、森岡崇訳）、ゆみる出版。

　ミルトン・メイヤロフ、1996、『ケアの本質―生きることの意味』（田村真、向野宣之訳）、ゆみる出版。

　福沢諭吉、1975、「学問のすすめ」『近代日本思想大系2　福沢諭吉集』、筑摩書房。

　正岡子規、1985、『病床六尺』（第27刷）、岩波書店。

　日野原重明、1996、「キュアとケア」、竹内正監修、大井玄、堀原一、村上陽一郎編、『医療原論―医の人間学』、弘文堂。

山崎章郎、1993、『これが僕たちのホスピス』、東京書籍。
_____編、1994、『がんの苦しみが消える―ホスピス・緩和病棟ガイド』、三省堂。

参考文献（アルファベット順）
アルフォンス・デーケン、飯塚眞之編、1991、『日本のホスピスと終末期医療』、春秋社。
原義雄、千原明、1983、『新版・ホスピス・ケア―看取りの医療への提言』、メヂカルフレンド社。
日野原重明、1988、「医学と看護におけるサイエンスとアート」、同編『アートとヒューマニティ』、中央法規出版株式会社、3-43頁。
柏木哲夫、1983、『生と死を支える―ホスピス・ケアの実践』、朝日新聞社。
_____、1986、『死にゆく患者と家族への援助―ホスピスケアの実際』、医学書院。
厚生省・日本医師会編、1989、『末期医療のケア― その検討と報告』、中央法規出版株式会社。
森村修、2000、『ケアの倫理』、大修館書店。
リチャード・ラマートン、1977、『死の看護』（季羽倭文子訳）、メヂカルフレンド社。
サンドル・ストダード、1982、『ホスピス・ムーヴメント―よりよき生のために』（高見安規子訳）、時事通信社。

第9章　医療行為と人体実験

1　医療行為とは何か

(1)　医療行為とは何か

　a）医療行為と治療行為

　医療行為とは、病む人の苦痛を癒し、病を治すことを目的とした行為である。つまり一般的には、診断や肉体的・精神的苦痛の除去および予防を含めた医学上の行為である。予防を目的とした行為は、特定の人が伝染病などに罹らないように行われる予防接種などを指す。治療行為は、治療の目的で医学的に一般的に承認されている手段や方法に従って行われることで、医者や看護婦の資格をもたない素人の非業務的行為をも意味する。ところが、医療行為は業務者として医療に従事する医者や看護婦などの一定の資格をもった医療関係者によってなされる行為に限定され、その点では、治療行為の方がより広い概念である。したがって、「治療」(cure, remedy, heal)は「医療」(medical treatment or care)に含まれるから、この二つの行為は大部分においては重なるが、完全に一致するものではない。医療行為は疾病を治療する目的で、医学的方法によって患者の身体に侵襲を加えるという治療行為だけでなく、診断や検査、投薬、苦痛緩和、また予防までを含む医療処置のすべてを意味している。他方治療行為とは、「治療の目的で医学的に一般に承認せられた手段・方法をもって患者に対して、その承諾または推定的承諾の下に手術その他の医療的処置をなすことである。」(佐々木養二、1994、9頁)このように、治療を含む医療行為は病人の社会的復帰を助ける医学的手段である。

　すでに先に触れたように、病気はさまざまな要因によって引き起こさ

れるものであるから、その治療も単に生物学的な存在としての特定の病人の治療だけでなく、社会的な影響も考慮すべきである。病人は社会的な存在であり、自然ばかりでなく社会の影響で病気になり、治療できない場合もある。患者の家族歴や労働歴なども病気の診断にとって重要な役割を果たしているから、その治療においても同じことが言える。人間は社会の中に生れ、社会の中に生き、そして社会の中で死んでゆく。病気の回復も基本的には「社会への復帰」を目指すものであるが、それが不可能なこともある。確かに、医療の目的は必ずしも社会復帰に限定されるものではないが、医者はできるだけその復帰を目指して医療を施す義務がある。しかし、不治の病もあり、治療できないまま家庭に帰すほか仕方のない場合もある。

b) 医療行為の三つの要件

患者から診療の依頼があり、これを医者が引き受けたとき、両者間に契約関係が生じることについては、「患者と医者との関係」の章で触れた。医者はその診療契約によって医療行為を実施するという義務（債務）を負うことになり、患者は報酬を支払う義務が生じるのである。診療義務の成立は、患者の診療申し込みに対して医者が応じた時点で成立し、医者はそれ以後に契約関係が消滅するまでこの債務を負担することになる。このような両者の関係において実施される医療行為について、大谷實は次のように述べている。「医療は、原則として医師の独占する業務である。そのため医師は、医学知識・技能とは直接関係のない業務も課される。さらに、医療の目的は、診療によって究極的には個人の幸福を目指すことにあるから、個人の人格の尊厳性や自律性を無視した医療行為は許されない。」（大谷實、1990、4頁）

このような医者による医療行為が正当なものであるためには、医学的適応性、医療技術の正当性、および患者の自己決定権という三つの要件が求められる。

(1)医学的適応性

医学的適応性とは、患者の生命や健康を維持・回復する必要のあるときに、医療技術の適用が許されるという性質である。医療形態は、医学の進歩と医療技術の革新、医療に対する個人や社会の期待の変化に即応して、時代とともに歴史的に変化する。一般に承認されている医療形態は、①疾病の治療・軽減、②疾病の予防、③奇形の矯正、④助産・医術的堕胎、⑤治療目的のための患者に対する試験、⑥医術上の進歩のための実験などである。医療の進歩にともなって、どの範囲まで医学的適応性を認めるべきかということは医療倫理の課題でもある。医療行為は人身への危険を伴うものであるから、健康保持や増進のために真に必要であり、それに相当するものであれば許容されることになる。その処置が治療のための唯一または最善の手段と認められること、患者の身体的利益になることなどが、事後的にではなく、事前的に判断されるべきである。誤診したために不必要な手術を行ったときは、その手術は医学的適応性が欠けている行為であり、医療過誤として問題になる。

(2)医療技術の正当性

医療技術の正当性とは、医療行為が医療の技術に即しているという性質である。医療行為は多種多様である。問診、打診、聴診、各種の検査による疾病の診察、注射、投薬、薬液の塗布、外科手術、人工呼吸器による救急措置、リハビリテーションなどの予後的治療、予防や公衆衛生の医療的措置など、それらが医療技術に即した方法で行われるとき、医療行為として承認される。つまり、医療行為は医療水準に達している医療技術に基づいて実施されるから、その技術的条件が不充分な場合にはその適応性が否定される。麻酔の使用方法を誤り、患者を死なせたときは、医療技術の正当性が欠けており、医療過誤として問題になる。

①緊急の場合には、たとえ医療水準以下の診療であっても、他にとるべき方法がなければ、医者は自分の裁量の下で危険性の許容度を考慮して、新しい療法を実施する可能性もある。

②医療技術の開発や改善のためには、一定の臨床試験も必要であるから、診療の時点ではまだ一定の水準以下のものであっても、患者の

治療という善益のために試験的治療を施すことになる。
(3)患者の自己決定権と同意

　医療行為は人身への侵襲を伴うものであるから、それを受け入れるかどうかは患者が決定すべきである。医療行為は、患者にとって治療という利益とある種の生命への危険や不利益を随伴しているものであるから、治療行為には必ず医者の説明義務と患者の同意が求められる。たとえ診療が医療技術上正当であっても、患者の同意や承諾がなければ適法行為とはならない。このような患者の意思を無視する医療行為は「専断的治療行為」として違法になり、民事責任や刑事責任が問われることになる。

　ところで、自分の生命や身体に対する個人の権利は、個人の主体性を前提するものである。健康を維持しながら幸福を追求し、人格を形成してゆくことは、人格の尊厳の自覚に由来する。この視点から今日の医療問題を考えるとき、患者の自己決定権と医者の説明に対する同意が重視されるようになった。医療行為は本人の同意なしには実施されてはならないばかりか、これまで以上にインフォームド・コンセントの法理が求められるようになった。ともあれ、それは医者に対する患者の不信の反映でもある。

(2)　医療行為の法的規制
ａ）行政上の医療行為

　医療は疾病の治療および予防のために行われるが、その過程で人身への危険を随伴するから、医療行為に対する法的規制または法的な行為準則が必要である。これが医療行為法である。それは危険を未然に防止するものであり、医学上の知識および技術をもって医者が診療するためのものである。原則として、医療は医者が独占する業務であるが、すでに述べたように、医療の目的は健康回復と個人の幸福に資することを目指すものであって、個人の人格の尊厳性や自律性が無視されてはならず、上記の三つの要件を考慮しなければならない。医療行為の対象者には一定の身体上の侵害を加えることになるから、その効果については有効性

と有害性とを比較考量して、その正当性を判断しなければならない。実際には医療倫理からの画一的な基準を決めることも困難であり、正当な医療についての法的な評価が求められるのである。

　このような行政上の医療行為を「医業」という。医学的適応性と医療技術の正当性との二つの要件を備えていれば、客観的な治癒を目指すものとして原則的には正当な医療であると判断される。しかし、それは患者の同意を前提する。医師法では「医師でなければ、医業をなしてはならない」(第17条)と規制されている。刑法では「正当ノ業務ニ因リ為シタル行為」(第35条)はこれを罰しないと規定しているが、医者は医師国家試験に合格し、厚生大臣の免許を受け、医師の資格を取得した者である。したがって、ここで問題となるのは、医療が医業に従事する者によって正当に行われたものであるかどうかである。また、医療行為として法的規制の対象になるのは、医者が医学的知識や技能に基づいて疾病や予防について診療する行為である。それは、人の健康に有害な結果をもたらす恐れのある行為を反復して行うという意思のもとに営まれる行為である。

　b) 医療の裁量権

　大谷實は医療の裁量権について、次のように説明している。「医師は医療行為の選択・実施について一定の裁量の余地を与えられているということを医療の裁量権という。医師の医療業務は、医療施設の面から行政上の規制を受けるが(医療法)、治療行為自体については原則として規制されず、もっぱら民・刑事法によってその内容が確定されるにすぎない。そこで医療の裁量権に立脚し、医学的知識・技能に基づいて医術が適用されている以上、他により有効な診療法があったとしても適法な医療行為になるといわれる。」(大谷實、1990、9-10頁)

　ところで、医師法によれば、「厚生大臣は、公衆衛生上重大な危害を生ずる虞れがある場合において、その危害を防止するために特に必要があると認めるときは、医師に対して、医療または保険指導に関し必要な指

示をすることができる。」(第24条の2) しかし、個々の診療については、一切医者の裁量にゆだねられている。このような医者の裁量は次の二つの側面から根拠づけられる。

①患者の個人差。 病変は人体に内在する個人差および環境条件から規定される個人差に左右されるから、医学上で承認されている医療技術であっても、その適用はそれぞれの患者によって異なるので、個別化されざるを得ない。

②医者の能力の公認。 医者の治療行為が患者の利益になるためには、医者の学識や技量、また経験が自由に駆使される必要がある。最も重要なことは、医者の医学知識および技量に対する信頼である。医者に一定の能力が備わっているという保証があって初めて、その技量が患者の利益になるから、何よりもまず、医者の能力の確保が必要である。その能力は免許制度の採用によって公認されている。

したがって、医療としてどのような措置を執るべきかは、医者が患者の状況やその他に基づいて自分の専門知識と経験に従って決定すべきである。考えられる幾つかの措置が医者の執るべき措置として合理的なものである限り、そのいずれを選ぶかは当該医者の裁量の範囲内に属するものである。

c) 医療の裁量権の限界

医療の裁量権は、ある判断に関して選択肢が複数ある場合に問題になる。つまり、選択肢のうち医者が選んだ方法よりも捨てられた方法により有効性が認められたり、より危険でないと判断される場合である。その優劣の判断は医者の専権事項であるから、医者の処置の自由を肯定するものであるが、結局は裁量も患者にとって最善の方法であるかどうかによって限定されることになる。したがって、裁量性の問題は当該の医療行為による好ましくない結果の発生を予見できたかどうかに帰着するが、一方で裁量の限界も認めなければならない。そこで、大谷實は現代医療において裁量権への疑問が提起されている背景について、次の二つ

の要因を挙げている。
　①医療技術の客観化の強調。具体的な病変に適する処置はある程度基準化しているから、医者はその基準による可能な最善の医術を適用すべきである。その客観化の傾向は、医者の技術に対する不信感にもつながる。
　②自己決定権の強調。医療は患者の利益のために行われるが、その利益を享受すべきかどうかは、患者の自由意思によって決定される。医者は患者の自己決定権をより重視すべきであって、常に説明を尽くして患者側の承諾を得なければならない。現代は医者の説明義務と患者の承諾の関係が問われている。

　また、医療技術の適用には一定の限界を設けるべきではないかという問題も、宗教や倫理の見地から提起されている。他方、医学や医療の進歩のためには実験も不可欠であるが、そこでは高度に技術化し人工化した医療技術と人間の尊厳性との関係が問われることになる。医者は、患者の身体的条件を前提として、治療による利益と放置したことによる不利益、治療に伴う副作用などを比較考量して診療を行うべきである。ここではこれらの問題領域に深入りせず、医療の限界事例に触れておこう。

(3)　医療行為の限界

　医療行為の適法性と許容範囲がどこまでかと考えるとき、医学的適応性と医療技術の正当性とが相互に補充し合う関係にあることを念頭に置かなければならない。現代の医療で論議の対象となっているのは、美容整形、性転換手術、臓器移植、人工授精、体外受精、安楽死などの事例である。これらの医療についても、日々進歩する技術とその評価も変化する状況にあるために、総括的な判断は避けなければならない。ここでは何が医療行為であるか、その限界を考える好例として、美容整形手術の医療性を検討してみよう。医療行為は、客観的にみて患者の生命や健康の維持または促進に適するものであり、その実施が必要であると認められるとき正当となる。美容整形手術は、疾患に対応する治療でなくても、

対象者の心身にとって利益となる医療技術の実施は医療行為といえるかという問題を提起する。

　この手術の医療性を否定する立場からは、次のように考えられる。医療侵襲には人身への危険が伴うが、医療行為はその危険を上回る、疾病による危害の排除を目的とする場合に限られるから、美容整形手術は個人の健康維持や促進を目的とする医療には含まれない。ところが、通常疾病の治療や予防以外の目的で医療技術を適用してよいかという問題は、それが一般の医療行為とどの程度なじみうるかによって判断される。美容整形手術も専門医学的な技術の適用である。

　判例によれば、医療行為は疾病の治療や予防を基本的な目的とするが、美容整形を考える場合、その手術を希望する者の立場からより広く、「美しくありたいと願う美に対する憧れとか醜さに対する憂いといった人々の精神的な不満を解消すること」も積極的な目的として認められる。（東京地裁判決、昭和47年、判例タイムズ280号）「美に対する憧れ」や「醜さに対する憂いからの解放」は、多分に主観的な願望であるが、同時に社会的にも容認される面もあることは否定できない。したがって、そのための手術も対象者の身体上の改善または矯正という利益に資するものであるから、消極的な医療行為として医療技術が適用され、それゆえ医師法の規制の対象となる。しかし、医学的適応性はきわめて低く、通常の医療行為とはかなり異なり、いっそう被治療者の同意が必要であると思われるから、次のように判断するのが妥当であろう。

①美容整形手術は、被治療者独自の利益のために行われるものであり、緊急性も認め難い。医者はその診療を拒否しても診療義務違反ではないが、同意に基づかないときには、すべて違法と解される。

②その手術は診療の緊急性も認められないから、通常の医療行為よりも注意義務の範囲がより広くなる。たとえ依頼者からの強い願いがあっても、手術の施行を拒否することが無難であり穏当なこともありうる。

　上記のように、判例による美容整形の医療性は肯定されており、昭和

53年の医療法の改正により美容外科も法律上で公認されている。つまり、生来の身体の外観を改造する美容整形外科は、医学的適応性を有するものと判断され、歯の矯正処置を含めて、二重瞼、隆鼻、豊隆、育毛などの整形も適法な医療行為と考えられるようになった。

いずれにせよ、生命に危険を与える重大な医療行為は、対象者の同意があっても違法である。他人の手による生命の処分権は刑法によっても認められていない。数々の先端医療には実験的要素も含まれており、人体実験の倫理性が問われることになる。

2 人体実験をめぐる諸問題

(1) 人体実験とその意義

a) 人体実験とは何か

人体実験 (human experimentation; experimentation on human beings) とは、あらゆる科学領域で行われる、生きた人間を被験者とするすべての研究的実験である。それは生体実験または臨床実験とも呼ばれるが、通常は、医学的知識および医療技術を獲得するために人間の生体に対して行われる実験を意味する。患者の状態も千差万別であり、実験である以上、人身への影響は予測できないから、生体実験は常に人権を侵害する危険を伴うものである。また、個々の医療は新しい研究や実験という性格を帯びているものであるから、その危険性のみならず、その経験は他の患者への医療にも役立つ結果をもたらすことを願って実施される。したがって、人体実験は、主観的には初めから試験や研究を直接の目的または主たる目的として行われる。客観的には、病気についてのより深い知識の獲得、疾病の予防・診断・治療の方法の改善や技術の習得または開発を目指して行われる医薬品や新しい医療機器の試験、新しい医療法の試験なども含む。これらの実験は治療行為との関係において、その倫理性と適法性が問われるから、人体実験を二つのタイプに区別する必要がある。

①治療的人体実験 (therapeutic human experimentation)

　この実験は、研究者が少なくとも主観的には、患者の健康上の利益を直接に意図して行う治療である。しかし客観的には実験的な性格が濃厚であり、科学的・医学的に確立されていない処置をすることである。このような新しい手段・方法を用いる結果は、研究者に新しい知識として獲得されるので、社会にも恩恵を与えることになる。

②非治療的人体実験 (nontherapeutic human experimentation)

　この実験は、非治療的研究 (nonthrapeutic research on human being) とも呼ばれるが、医学や薬学上のある真理を発見するために、またある仮説を確かめ実証するために被験者にある処置を施すことである。被験者の健康、身体上に引き起こされる結果をまだ十分に予知できないまま、その身体の存在条件を変化させ、事後にその結果を観察することによって新しい知見を獲得しようとする。それによって研究者が獲得する新しい医学上の知識は、第三者や社会に、また広く人類に健康上の恩恵を与えることになる。こうして新しい医療技術が開発される。この実験もやがて治療的なものへ向かうものであるから、両者を厳密に区別することはむずかしい。

b) 人体実験の意義

　新しい有効な治療法を開発することは、人類の医療と福祉にとって大きな貢献になりうる。新しい予防・診断・治療法の開発、また医学や医療の進歩のためには、未知の危険を伴う人体実験を試みる必要がある。通常はそれに先立って動物実験がなされるが、動物と人間とでは身体の性質やさまざまな条件も異なるから、実験によって得られる結果の確認は困難であり予知できないものもある。最終的には、人体実験によって療法の有効性と安全性を確かめなければならない。その実験の結果は有効であっても無効であっても、医学と医療にとっては貴重なものであり、社会的な資産になる。したがって、人体実験は社会の共通善のために極めて有益である。医学の進歩は人体実験なしにはありえないのである。

しかしながら、医学の進歩による将来の患者の生命や健康を守る可能性を探るために、現在の被験者の健康を危険にさらすことは許されるであろうか。また実験によって追求される成果と危険性とのバランスはどのように保たれるべきであろうか。現代ではとくに、被験者の自己決定権をめぐる医者の説明に基づく患者の承諾の問題が提起されている。患者自身の利益のための適性な治療行為においてさえも病名や副作用などの説明が求められるのだから、ましてや人体実験ではなおさらである。有益な研究ではあっても人権侵害の恐れがある。こうして、とくに生命倫理の諸領域において人体実験の被験者保護のために、倫理的諸原則の明確化だけでなく法的規定が求められるようになった。

(2) 人体実験のための倫理的基本原則

すでに「全体性の原則」の項で触れたように、教皇ピオ12世は人体実験が患者の善のため、医学の進歩のため、また社会の共通善のために容認されると明言していた。キリスト教倫理の立場からどのような原則にもとづいて人体実験を容認できるのか、宮川俊行の理論に従って紹介しておこう。彼は、キリスト教の生命観を踏まえて、人間の尊厳と社会正義と隣人愛の原則を提示している。

a）人間の尊厳の原則

先の「キリスト教の人間観」(第3章)の章で見たように、人間人格の尊厳は不可侵であり、それにふさわしい尊重が求められる。この尊厳を侵す人間的行為は倫理的に非難される。人格としての人間は自分の生命と身体を有していても、その生命と身体に対して絶対的で恣意的な支配者ではない。また人間の尊厳の根拠は「人格」であるから、人間の身体的な生命自体は無条件の至高の価値ではない。人格はそれぞれに自己の目的をもっている存在であるから、個人もその身体も他人や社会また国家のために一方的に利用されるような手段ではない。この視点から、集団の善を絶対化して、個人を民族や国家の善のための手段とする思想（全体主

義)であったナチス・ドイツの人体実験は非難されるべきである。また、多数者の福利の増進をはかるために少数者が犠牲にされるような思想(功利主義)によって、社会的な弱者である貧困者、囚人、障害者、また胎児などの人体実験がなされてはならない。さらに、個人の生命維持や安楽、社会の繁栄、医学の進歩などを至上目的とする考えも避けなければならない。

　こうして、人体実験は、各人の人格とその身体の尊厳を損なわない限りという条件の下で正当化される。確かに、自分の生命と身体を有する人間がどのように生きるかは各自の問題であり、自分の生命と健康を保持する最終責任を負っているという意味で各自は自己決定権をもっているが、それは人間の尊厳と合致したものでなければならない。例えば、自殺という行為は直接的に自分の生命を終わらせることであり、それは人格存在としての自己存在の否定となるので、自殺するという自己決定を権利として容認することはできない。しかし、重要な目的のために自分の身体的生命を犠牲にすることは倫理的に許されるから、人間の尊厳に反しない仕方である種の犠牲を払うということならば人体実験が容認される可能性がある。

b) 社会正義の原則

　社会正義は社会の共通善を目的とする正義であり、社会の構成員の自然的な基本的権利に基づくものである。つまり、社会正義は、社会全体の秩序を乱す富める者に向かって貧しい者に対する支配関係を正し、各人の人間としての権利を回復させ、共通善を追求する正義である。人間は社会的存在であり、社会の一員として共通善に貢献するようにその社会正義から求められる。人間は相互の連帯性のゆえに、身体は他者の善に対して一定の秩序づけを受けている。正当な理由のために自分の身体をもって隣人や社会のより大きな善のために貢献できるとき、その犠牲を自発的に受け入れることは社会正義の要請である。人間人格は個人性と社会性との統合体であるから、自分の存在と活動とは共同体に秩序づ

けられ条件づけられている。したがって、直接に自分の健康にとって全く有益でない実験であっても、もしそれによって隣人の受ける利益や医学の進歩による人類の福祉向上がもたらされるならば、自分の受ける健康上の被害が小さければ、その実験を引き受けることができる。つまり、隣人の福祉と人類社会のために責任ある自己決定を下すことができる。

　c）隣人愛の原則
　人は人格として自由に自発的に隣人や社会のために自己犠牲することができることは、隣人愛からの要請でもある。そのような崇高な行為は、神と隣人に対する人格関係のなかでなされる自発的で犠牲的献身への呼び掛けによるものであり、他者(神と隣人)に応答するという責任行為である。このような愛による応答・責任は、隣人を助け、共通善と医学の進歩に有益である限りで、自分のいのちと健康に役立つ希望がないとしても、医学研究のための人体実験に自発的に参加することを促すのである。その際、その実験がもたらす隣人や社会に対する利益は大きく、かつ必要であることが慎重に検討されなければならない。しかし、このような愛に基づく自己犠牲は倫理的に賞賛される行為ではあっても、強制されてはならず、各人の自由な決断によるものである。実験の及ぼす危害やそれを許容できる十分な理由については個別的判断が求められるから、一般的な共通の線を引くことはできない。

(3)　人体実験の許容性の条件
　人体実験が実際に倫理的に許容されるとしても、以上の倫理的原則に基づいて実験が実施されるためには、次のような諸条件を考慮しなければならない。
　①実験の目的の正しさと必要性。研究目的そのものが自然道徳律に照らして是認できるものでなければならない。現代ではヒトの配偶子を対象とするさまざまな実験的治療も実施されているが、まだその目的が不明瞭であり危惧されるものもある。また、安易に実験に赴

いてはならず、実験の意義を見極めて、それが本当に必要であり、成果が期待できるものであることが求められる。

②実験の成果と危険性との均衡。実験によって得られる成果と危険性との間に合理的な均衡があることが必要である。不必要な苦痛や精神的危害は避けられるべきであり、実験の価値と有意味性が求められる。実験は学問的資格をもつ者の監督の下に、技術的にも十分に能力のある者によって行われるべきであり、被験者への損害が隣人や社会への利益よりも大きいことが判明すれば、すぐに実験を中止すべきである。

③被験者の人権尊重。自己決定のために必要な情報が与えられ、被験者が理解した上で自由に承諾すべきである。自発的で自由な意思は、ある種の研究や実験に参加しない自由、参加してもいつでも自由に撤回できることを含んでいる。実験的治療のみならず、可能な限りでそれに代わりうる他の医療の説明も必要である。被験者の人体は単なるモノではなく、だれも他の人間のために利用されたり犠牲にされてはならない。もちろん危険や有害の可能性をゼロにすることはできないが、それらを最小限にする配慮は求められるし、現時点で最良と判断されるものを実施することである。場合によっては、治療的か非治療的かの区別はあいまいなものもあり、「生命をめぐる諸原則」をも考慮して決定されることが望ましい。また、被験者のプライバシーも尊重されなけれなならない。

④被験者の自己決定権。人はその本性からして自分の生命と身体をどのように活用して生きるかという自己決定権をもっている。たとえ隣人を救うため、人類の福祉向上のためとはいえ、確実に死の危険があるか肉体的・精神的疾患をもたらすような人体実験に応じることはだれにも許されない。けれども、正当な理由があれば、自発的に自分の生命や健康を犠牲にするような実験に参加することは一定の条件の下で許されることである。延命、健康の回復、医学の進歩、人類の福祉や隣人の救助のために、社会正義や隣人愛の原則に従っ

て被験者になる可能性も開かれてくる。けれども、一般的に人体実験は「特別手段」であるから、決して強制されるものではなく、倫理的には自由な選択によるものである。

(4) 人体実験の法的規制

a）法的規制の必要性

　被験者の生命や健康の安全のために人体実験を一切禁止してしまえば、医学の進歩も新薬の開発も不可能になってしまう。倫理的な諸原則や諸条件を勘案しながら、被験者の保護を保証しつつ有効な人体実験を行うことができるように法的規制をする必要がある。国際的に人体実験が注目されるようになり、医療倫理を越えた法的規制が問題になったのは、ナチスの強制収容所における非人道的実験が明るみに出されたニュールンベルク医師裁判(1946-47)においてである。人体実験はそれ自体が人の身体を傷つければ傷害罪(刑法204条)になり、有形力の行使による暴行(同208条)の可能性もあり、自由の剥奪であれば逮捕監禁(同220条)または強要(同223条)などに当たる行為である。実際に、実験はもともと、不確実な事柄について人為的に一定の条件を設定して行い、その結果から解明しようとするから、被験者には傷害または死の結果を招く危険性を含んでいる。したがって、人体実験の正当化の根拠は、被験者の承諾の法理である。ところが、承諾があれば、すべて正当化されるものではなく、追求する実験の目的や価値、侵襲の程度、随伴する危険などの利益を比較考量する必要がある。

b）倫理基準と法的効果

　現代医療および生命倫理にかかわる倫理基準を定めたのは、前述のナチスの医師裁判に基づく「ニュールンベルグ綱領」(1947)に挙げられている10原則である。それは、実験が十分に情報を与えられた上での自由な承諾に基づくものであることを規定している。例えば、「被験者の自発的同意は絶対的本質的なものである。」(1項)

なお、その後1964年に第18回世界医師連盟総会において「ヘルシンキ宣言」が採択され、ヒトにおける生物医学的研究に携わる医者のための基準を定めている。それは1975年の第29回世界医師連盟総会で大幅に改正される。全世界の医者のための職業倫理上の自律的規範であり、また法的効果をも含んでいる。その要点は次のようなものである。
① 被験者（または保護者）から、研究の目的、方法、予想される効果と危険性およびそれがもたらす恐れのある不快について、さらに研究に参加しない自由と承諾を撤回する自由について、十分に知らされた上での承諾をできれば書面で入手すること。
② 動物実験や科学文献による完全な知識に基づいて有資格者によって行われること。
③ 研究の重要性と被験者に生じる危険性とを慎重に比較考量すること。
④ 実験計画書を作成し、独立の委員会に提出すること。
⑤ 被験者本人の治療のための治療的実験と非治療的実験とを区別し、前者については現行の最良の治療法による利点と比較した上で治療に役立つと判断したときは、自由に用いるようにすること。

その他、環境への影響、動物の福祉、プライバシーの尊重などを詳細に規定している。（資料「ヘルシンキ宣言」参照）

確かに、医療においては法と道徳・倫理とは密接に結び付いており、医者の職業倫理はとくに法的義務の性質を帯びている。医療事故とその裁判においては、前述の綱領などの倫理基準や法的規制を考慮して、医者の法的責任が問われるのが通常である。しかし、被験者の人権が侵害されてから、裁判の段階ではじめて事後的に救済されるだけでは、被験者に対する十分な保護にはならない。したがって、生物医学や行動研究の被験者保護のために、法的規制が必要になる。

例えば、アメリカの「研究・実験規制法」（National Research Act, Public Law, 1974）は、人に対する実験のすべての研究を規制するものであり、国の補助金を受ける申請のためには倫理審査委員会の承認を要することになっている。また、1981年に設置された「医学および生物・医科学、行

動研究における倫理問題研究のための大統領委員会」の報告書などは重要である。例えば、「医療における意思決定」ではインフォームド・コンセントを取り扱っている。(資料「アメリカ大統領委員会報告」参照) 人体実験を規制する倫理委員会の制度は、ヨーロッパ諸国にも普及し、日本でも各大学に倫理委員会が設置され現代医療の実験的要素を検証し、適切な医療行為が実施されるよう自主規制を行っている。

　c)「プラセボ」の問題
　新薬開発に際して、その治療効果の判定方法の一つとして使用されているのが「プラセボ」(placebo)、つまり偽薬である。心理的影響を避けるために患者に知らせないで、新薬使用のグループと無害のプラセボを与えるグループに分けて、両者を比較する盲検法 (blind studies) がある。また患者にも医者にも知らせないで行う二重盲検法 (double blind studies) もある。これらの検査方法は新薬の有効性を確認するために確立されたものであるが、現代ではインフォームド・コンセントを得ないで行われるという問題を含んでいると言われる。まだ十分な議論はなされていないが、例えば倫理学者のシセラ・ボク女史 (Sissela Bok) の「プラセボ投与の倫理」によれば、被験者が実験の性質とプラセボ使用について説明を受け、同意する必要がある。このような被験者の人権への配慮と保護への関心が高まっていることは否定できない。ただし、そのような方法の変更によって、プラセボの方法による実験効果にどのような影響を及ぼすことになるかは明らかではない。

引用文献 (引用順)
　佐々木養二、1994、『医療と刑法―治療行為に関連して』、南窓社。
　大谷實、1990、『医療行為と法』(新版)、弘文堂。

参考文献 (アルファベット順)
　安芸都司雄、1993、『医学の危機―脳死移植と医療倫理』、世界書院。
　ハンス・ヨナス、1988、「人体実験についての哲学的考察」、H・T.エンゲル

ハート、ハンス・ヨナス他『バイオエシックスの基礎―欧米の生命倫理論』(加藤尚武、飯田亘之編)、東京大学出版会。
今井道夫、1992、「治療と実験」、今井道夫・香川知晶編、『バイオエシックス入門』、東信堂。
金沢文雄、1984、「人体実験」、『刑法とモラル』、一粒社。
町野朔、1986、『患者の自己決定権と法』、東京大学出版会。
宮川俊行、1993、「人体実験の倫理学的考察」、『人間学紀要』23（上智大学）、123-145頁。

第10章　患者の自己決定権と同意原則

1　人間の自己決定権

(1)　人間の自由と倫理
　a）人間の相互主体性と自由
　一般的に、人間がなにものにも制約されないで自分の本性を展開し実現してゆくとき、自由であると言われる。しかし、人が自由を自覚するのは、何らかの善や価値に促されて行為するときである。すなわち、人格である人間は善の呼び掛けや悪の誘いに対して自らの態度を決定しうるとき、自由を体験する。実際の人の生活を見ると、人間は生来の自然的(身体的、心理的)な制約あるいは人間関係などの社会的な制約を受けており、有限な存在として相対的な自由のなかで生を営んでいる。
　人間の自己決定権を考えるとき、人間は人格として相互主体的な存在であることに注目する必要がある。人間の「相互主体性」(intersubjectivity)という特性は、人が相互に人格的な関係のなかで「相共に」「相互いのために」存在する者として、相互の呼び掛けや語り掛けに対して応答し合い、責任を負い合うという生の体験によって明らかにされる。各人にとって、友人、仲間、隣人などは貴重な賜物であり、各人はそれぞれに自分の出会う人に応答して生きることができる。そのような人格としての人間共同体のなかで、つまり他者との真の出会いのなかで「自由な存在」であることを体験することができる。したがって、人が主体として自分自身であることと自分自身になることとは、他者の自由な自己贈与の愛のなかで互いに認め合うとき実現する。マルティン・ブーバーの思想を受入れて人間を理解する倫理神学者、ベルンハルト・ヘーリンクによれ

ば、人間は「我々と汝と我という関係」(We-thou-I relationship)という相互性のなかで他者に知られ、承認され、あるいは他者を知り、承認する限りで「人間としての自由」を実現してゆく存在である。

　このように、人間は人格としての連帯性における他者との交わりのなかで自由であり、自己実現することができる。言い換えれば、人間は言語や言葉を通して相互に認識し合い、信頼と愛の言葉を掛け合うことによって人格的な交流を行い、自ら人格としての「人間の生きる意味」を見いだしてゆくという課題をもっているのである。要約すれば、人間の相互主体性は人格として「共にある存在」(being-with)と「相互のためにある存在」(being-for-each-other)という特徴を示すものである。

　b）根本的自由と選択の自由
　人間が自己決定できるという真実を明らかにするためには、人間が自由であることの意味をより深く考える必要がある。人間は単に他の動物と比較してある種の優位性が認められることを誇るのではなく、この世界にあって「自由な存在」として神や人間仲間との呼応関係にあって生きているという固有性を力説すべきであろう。人間の自由を考える際に、神仏への礼拝行為は人間の自由と尊厳の本質的要素であることも忘れてはならない。まさに「信教の自由」(religious freedom 宗教の自由)は人間の良心に根差す自由であり、人格として自己を認識する「根本的自由」(basic freedom)を体験する場である。このような人間存在の根源に根差す、そのかかわりにある根本的存在の自由を体験するなかで、人間は他者とのかかわりをも前提しながら、自由に決意し、自由に行為することができる。このように人間は人格として自由であり、自由な意志決定をする行為はある意味で「創造的行為」(creative act)であると言うことができる。

　しかし、このような人間の自由は個別の具体的な行為において実現される。人は具体的な個々の行為の目標を設定し、自由に決意し、あるものを選択することができる。何をするかという具体的な行為の対象は、

時間と空間における諸々の可能性のなかから各人が何を欲するかという諸欲求に基づいて選択される。人間は具体的な自由選択行為を通して主体的に生きる人格を形成するのである。

c）善悪の選択と倫理的自由

人間は具体的な自由な選択をするとき、物事の善悪を判断しなければならない。基本的に、人間は悪い行為、いろいろな罪悪を繰り返すことによって、つまり善に対して「ノー」と答えることによって自分の自由を狭めることにもなる。究極的には悪いことを選択することによって罪のなかに自分自身を見失い、自分が罪悪の奴隷になっていることにも気づかず、やがて善を求める能力を弱めてしまう。しかし、人間は決して「善に向かう自由」を失ってしまうのではない。人格である人間は他の人や神の呼び掛けを聞くとき、善へと立ち返るという「回心」(conversion 改心) の可能性をつねに秘めている。また、人は自由に善を選びとってゆく生のなかで、自分の自由を成長させ、深化させることができる。このようにして、人間の個々の選択行為は一つの習慣化された自由の表現になる。

ところで、倫理的自由は「行為における自由」とも言われ、善を行って善き生活に導く自由である。この自由は善の認識を前提し、それに根差した具体的な行為に駆り立てるのである。その認識のないところには、自由もなく責任もないとも言えよう。私たちは善を知る限り、その善に合致した行為をしなければならない。

また、人間の人格としての価値の認識は、抽象的な善に対するよりも具体的な人に対する愛を促すものである。人を愛するがゆえに、ある善をなすようになる。そのような行為は人格的な自由な行為であるが、人は一定の限界のなかで特定の行為を選択するのであるから、人の善を保護または擁護するためには法や掟また規則も必要である。言うまでもなく、人間は外的な束縛のなかにあっても、内的な自由を保持することができる。こうして、例えば愛のための犠牲や殉教などのような内面的な

より高い価値のために、自分の身体的な価値を放棄することを自由に選択することもできる。このような行為は理性と自由意志によるものであって、人間的な自己決定による責任ある行為である。

(2) 自己決定の可能性と権利

このような人間の自由を考察することによって、人間の自己決定の可能性とその権利とが理解されるようになる。人はある具体的な問題に直面したとき、自分の置かれているさまざまな複雑な状況にあって、何らかの倫理原則を考え合わせて一定の行為を決断する。他者からの何らかの強制による行為は、真の意味での人間的行為ではない。つまり、そのような行為は人間の自由な主体的な行為ではない。ここでは、自己決定について人間の良心と他者との関係の視点からその可能性を探っておきたい。

a）自己決定と良心上の決断

「自己決定」(self-decision) という行為の可能性は人間の自由と主体性のうちに見いだされるし、究極的には人間の良心に起因する。人はそれぞれに自分たちの直面する問題を真面目に考えた末に、自分の良心に従って、それぞれに異なる判断を下す可能性をもっている。各人が自分の良心の自由に従って生き、行動することは、人間の人格としての不可侵の権利である。すべての人は理性と自由意志を備えている人格であるから、各人は良心に起因する自由な決断に対して個人的責任を負うのである。

ところが、そのような良心の自由も真理の探求と緊密に結ばれており、真の自己決定は真理に従った良心の決断でなければならない。また、そのような主体的な決断がなされるためには、他者の存在を無視することはできない。人は他者と対話し、他者に応答する存在として、自分の生きている具体的な状況において良心を通して他者の呼び掛けを聞き取り、その呼び掛けに応えて決断するのである。良心は「人格の核」とも呼ば

れるほどに人間存在の中核をなすものであり、他者の呼び掛けを聞き取る重要な精神的器官である。したがって、良心の決断はまさに人格的行為であり、人間の人格形成とその完成にかかわっている。例えば、自分の自由な良心の決断による「臓器の提供」という自己決定は、その提供者の全人格的な行為として倫理的に認められるし、その決断は尊重されなければならない。

b) 自己決定と他者との連帯性

また、人間の自己決定は他者との連帯性からも考察されなければならない。実際には、各人の尊厳とその生命の尊重は他者とのかかわりにおいて認められるものである。人間は一定の社会や共同体の構成員として、その連帯性の自覚の下に他者のために自己決定するのである。そのようなとき、自分自身の利益よりも「他者のために」または「社会のために」というより広範囲の、あるいはより高次の価値のゆえに自己犠牲する決断をすることができる。もちろんこのような決定は誰にも強制することはできないものであり、それぞれの生命観や人生観などによる主体的な決断である。キリスト教の見方からすれば、そのような決断は人間の連帯性に基づく「愛の掟」に従ってなされ、他者の健康回復や救済のためにという動機からなされる。医療の現場においても、「臓器の提供」は隣人を助けるために自己犠牲を自発的に引き受けるのであって、それは「十分に承知した上で自由な承諾の下に」行われる優れて人間的な行為であり、隣人愛の行為として評価される。ここに、医療における患者や被験者の自己決定がいわゆる「インフォームド・コンセント」によってなされなければならない理由がある。

2 インフォームド・コンセントにおける「同意原則」

(1) インフォームド・コンセントの基本理念

a)「インフォームド・コンセント」の解釈と用語

一般に「インフォームド・コンセント」(informed consent、以下「IC」と略記)の医療の現場における意味は、次のように解釈される。「医師が患者にその病状をよく説明し、それに応じた検査や治療について十分な情報を提供し、患者はそれを十分に理解し承諾した上で、誰にも強制されない自由な立場で検査や治療法を選びとり、その同意に基づいて医師が治療を行う、といった医療上での原則を意味する。」(森岡恭彦、1994、10頁)

　このような意味に解釈されるICの用語は複雑な内容を含んでいるので、適切な正しい日本語で表現するのはむずかしい。「説明と同意」と訳されたり、「説明を受けた上での同意」または「説明・納得・同意」という訳語も提唱されているが、その用語の内容理解からすれば不十分であると言わざるを得ない。そこで現在ではカタカナで「インフォームド・コンセント」と表記されている。従来でも医者は手術前に患者に説明することは義務であったし、「手術承諾書」に署名捺印して同意を表明していたから、「説明と同意」という訳語の場合にはそのような従来の印象を拭い切れないように思われる。従来の「承諾書」では、患者の意思を無視した医療行為が手術中に行われても、患者はすべて無条件で承諾するということを約束していたようなものであった。

　現代の生命倫理におけるICでは、患者の意思が尊重され、患者が納得した医療を受けるという重要な法理を含んでいるから、従来の「承諾書」とは意味内容が異なっているはずである。また、ICが「説明と同意」と訳される場合、本来の意味内容が「医療者と患者の相互の協力による共同の意思決定」という倫理を示すのであるから、「と」によって両者が引き離されないように、共同意思決定の過程を含む「合意」の方がより適切であるとも言われる。用語の問題は日本語についてだけではない。例えば、英語でも "informed choice" や "reasonable consent" また "informed decision" と言われる。フランス語では "consentement eclaire" と言われるが、その "eclaire" は「照らす」とか「真相を明らかにする」の意であり、見識ある同意という意味合いであろう。

b）ICの基本理念

　法律的な観点からすれば、現代のICの理論は臨床現場における医者の医療処置に関する義務と責任を課するものであり、医療の悪い結果に対する法的責任を明確にするためのものである。医者は患者に情報を与え、患者の同意を得ることが求められる。しかし、道徳的な観点からすれば、患者の自律性を尊重する自己決定権を容認するものである。「自律」(authonomy)とは自己(autos)を律する(nomos)の原意からすれば、「よくわきまえて自らを統治し、他人による支配、干渉、制約から自由で個人の選択を妨げられないこと」を意味する。したがって、ICの倫理においては、各人が個人的な価値観と信念に基づいて見解をもち、選択をし、行動する権利をもっているという自律的な自己決定を尊重するのである。患者や被験者の自律的な選択が重視されるから、十分な情報を与えられた彼らは自分の健康維持や生命維持装置の使用をどこまで承諾し、または拒否しうるかが問われることになる。

　医療は無危害の原則や善行の原則を前提するものであるから、医療従事者は患者や被験者に危害を加えることなく、疾病を治し、また予防することによって健康増進や生命維持という福祉に努めるのである。今日では患者を中心とした医療現場において、治療法の決定を誰がするのかということで、医者のパターナリズムへの反省とともに、医者の権限と患者の自己決定との関係が再確認されるようになった。そこで、患者や被験者による「自律的権限付託」(authorizarization)を承認することによって、彼らが医者に治療の許可を与えること、または研究者に研究参加を承諾することが一つの権利として認められるようになった。このような理解によれば、従来のパターナリズムのように、ICとは、医者が必要で最善な、かつ適切と思うことをすべて医者に「させる」という形で、治療に賛成すること、または患者に「同意させる」こと、あるいは趣意書に署名を得ることではない。

c）ICとは何か

自律的権限付託としてのICは、患者や被験者が取り決めや提案に賛成を表明し、それにおとなしく従い、屈服し、応じること以上のことを意味する。したがって、ある意見に賛成し、それに従うという意味での「同意」(assent)よりも、その同意を含みながら提案を積極的に許可するという意味での「合意」(consent)のニュアンスが強い。それに対して、自律的に許可を与えないで拒否することは「インフォームド・リフューザル」(informrd refusal)である。したがって、ICは患者または被験者の一つの自律的行動である。その行動は、被験者を研究に参加させるための許可を、または患者に対して医療計画を開始するための許可を、医療従事者に与えること、つまり権限付託することである。すなわち、ICとは、患者あるいは被験者が実質的に理解して、他人の支配を受けずに、意図的に、医療従事者に権限を付託することである。しかし、患者は情報を受けた上で、ある処置を拒否することもできる。

ところが、患者と医者とは一緒に意思決定をすることはありうるが、つねにその必要があるというものでもない。つまり意思決定を共同で行うことが医者と患者の関係にとって好ましいとしても、すべての医療処置に患者の同意を必要とするわけでもない。ある種の意思決定はつねに医者のみの判断にまかされる。また、権限を付託する人は付託する行動に対して責任の一部を負うことになる。その理由は、能力のある人（自律的人間）が情報を受けた上で同意または拒否という選択をするからである。だから、ICを正当化する道徳的な原則は自律性尊重である。しかし、実際にはどの程度の説明が必要か、何をどのように理解するかなど、医療従事者と患者との双方の具体的な「情報提供」と「合意」との在り方が問われている。

(2) ICの意義

以上のような基本理念を踏まえて考えると、医療におけるICの法理は、真実を知る患者の権利と真実を告げる医者の説明義務との関係にあるこ

とがわかる。それは基本的に患者の権利を守るというものであり、知的・精神的に判断能力のある人が説明を受けて、それに合意するか拒否するか、あるいは真実を知る権利を放棄するかという患者の意思を尊重する基本的な姿勢の表明である。星野一正はこれについて次のように述べている。

　「患者には、医師から、自分の病名や病状を知らされることはもちろん、必要な検査についても説明を受け、また効果が期待される幾つかの治療法について、それらの利点と欠点、期待される効果と起こりうる危険性や予後の見込みなどの説明を受けた上で選択肢を与えられ、患者自身で比較検討できるだけの情報を提供できる『真実を知る権利』がある。それに対して医師には患者が理解し納得できるように『説明する義務』がある。インフォームド・コンセントの法理では、患者―医者の関係はこのようにまず法的な権利・義務関係にあり、医療契約の関係にあるとされている。」(星野一正、1991、83頁)

　ICの理論によれば、前述したように、患者や被験者の人権保護が目的であり、人格の自律を尊重するという倫理が根底にある。確かに患者も被験者も医療や医学の対象である「客体」としての側面もあるが、自己決定しうる自由な「主体」である。したがって、患者は医者の説明を受けてそれを理解し、納得した上でだれにも影響されずに自主的判断によって、自分が受けたいという診断法や治療法を選択する自己決定権を行使しうるのである。医者は医学的知識のない患者ができるだけ理解できるように説明し、患者の同意を得てはじめて診断と治療を実施するのである。患者が同意した検査や治療の内容また範囲を越えると、医者は患者に約束した以上の処置を勝手に施すことはできない。それは患者の同意を逸脱するものであり、患者の選択権と自己決定権を侵害することになる。
　いずれにせよ、医者が医療行為において患者に説明し、同意を得なけ

ればならないというのがICである。それは、医者が病気についての医学的知識や技術を患者にとって良いと判断して適用するとき、医者が患者に対してその適用の仕方、つまり治療法と予測しうる結果について十分に説明し、患者の同意を得た上で、治療を行うということである。医療行為の全責任は医者にあるが、患者には選択権があり、ある種の治療を拒否することもできる。実際に、患者の同意を尊重するときにも、なお医者の裁量権と患者の自己決定権との関係をどうするかという問題は残されている。

3 ICの歴史的経緯

　西洋医学の始祖と言われる「ヒポクラテスの誓い」では、患者のために最善の技術を用いて危害を加えたり、不正をしないと宣言し、治療に際しては患者に不安を与えないように「説明しない」のが通例であった。医者は、患者に患者の病気や治療法などについて詳しく説明せず、検査や治療についても同意を得ることもせず、一方的に医者の決めたことを押し付けるという姿勢が見られた。医業の専門家として医者は患者の利益実現をはかることを主旨としたが、それはパターナリズムを生み出すことになった。それは家長が良いと判断したことを家族にも相談をせず、同意を得ないで実行するという「家長主義」の姿勢であり、患者は医者の権威の前に一方的に依存することになる。しかし、今日の生命に関する倫理が問われるようになると、何が患者にとって最善であるかは医者だけの判断に任せておくべきものではなく、患者自らが自分の身体と健康について権利を有することが自覚されるようになり、医療構造における患者と医者との関係を見直す必要に迫られてきた。そして歴史的な反省をも踏まえて、ICの倫理的綱領が作られるようになった。その歴史的経緯を要約してみよう。

(1)　ニュールンベルグ綱領 (1947)

ドイツでは、1919年に優生思想に基づく「人類の遺伝と民族衛生の原理」が登場し、1920年には「生きる価値のない生命の抹殺」という考え方を推進する政策が打ち出された。しかし、他方ではすでに1919年に制定されたワイマール憲法で天賦の権利である生命権、自由権また財産権などの基本権を認めていた。また、1931年には医療倫理に関する政府方針をまとめた「新しい治療と人間に関する科学研究に関する指令」が、内務省通達として示されている。科学的実験を規定する第12条は、同意のない実験を一切禁止し、動物実験によって置き換えができる場合には、人体実験を避けることが明示されている。さらに、1933年には「遺伝病の子孫を予防するための法律」が制定され、いわゆる断種法が1934年1月に施行されるが、1939年9月に断種禁止命令が出されている。

　しかし、第二次世界大戦中におけるナチス・ドイツのユダヤ人大虐殺、安楽死、人体実験などは、反倫理的、反社会的な犯罪として裁かれる。重大な戦争犯罪人を裁く国家軍事裁判（1945年8月8日）の設置とは別に、ナチスの非人道的な安楽死や人体実験を裁く、通称ニュールンベルグ裁判（1946年11月21日-1947年8月20日）が行われた。恵まれた種族であるアーリアン人が劣った非アーリアン人の種族に優越することを教条的に信奉するヒトラーは、優生学を政治的に利用する。「治る見込みのないと判断された病人に慈悲による死を適用する」という命令書（1939年10月）は、虚弱児、奇形児、異常者、老人の安楽死ばかりでなく、ユダヤ人の抹殺にも拡大された。また生命の研究に生体を取り入れた実験医学は、医学の進歩のために有益な結果を生むとはいえ、ナチスの下では説明も同意もなしに、結果として死をもたらす実験が行われ、ユダヤ人たちはその被害者となった。

　裁判で最も問題となったのは、人体実験の対象となった人たちの扱いである。人体実験そのものを人権侵害として断固禁じるのではなく、それが認められるための合理的に明確に限定された範囲を規定する倫理的・法的理念を示し、その基本原則を提示したのが、「ニュールンベルグ綱領」である。それは医学的研究のための被験者の意思と自由を保護

するものであり、今日のICの発端はこの綱領に見られる。つまりナチスの医師団を裁く軍事法廷が、人を実験対象(被験者)にする際に守るべき基本原則を示したのである。それは被験者の自発的同意を絶対的で本質的なものにしており、実験に伴う利害損得を判断して、実験に参加しない自由および実験継続中止などを求める拒否する権利などの保証を前提した同意の合法性、また社会利益のために必要なその実験が他の方法では同様の結果が得られないことを基本原理としている。この綱領は、それまで患者の利益実現のために医者の裁量権を行使することが医療の体質になっていたものを、患者の意思の尊重という人権を重んじ、それを配慮する医療に転換されたことを示している。(資料「ニュールンベルグ綱領」参照)

(2) ヘルシンキ宣言 (1964)

　国際連合は、1948年の第3回総会において「世界人権宣言」を採択した。そこではすべての人間が生まれながらにして自由で、尊厳と権利について平等であること、また生存および身体の安全を享受する権利のあることを認めている。また、第2回世界医師会は、1948年に「ジュネーブ宣言」を採択し、人命を最大限に尊重するよう自戒している(資料「ジュネーブ宣言」参照)。さらに、1949年の第3回世界医師会では医者の一般的な義務、病人に対する医者の義務、医者相互の義務を医療倫理として規定している。

　こうして、1964年の第18回世界医師会において人体実験に関する倫理綱領、つまり「医療研究における人体実験の倫理綱領」がまとめられた。これが「ヘルシンキ宣言」と呼ばれるものである。この宣言は、(1)基本原則、(2)患者の治療のための臨床研究、(3)治療と関係のない非臨床的研究との三部から構成されている。それらの研究は、ICの原則に基づいている。例えば、基本原則の⑨では次のように述べられている。

　「ヒトにおける研究においては、被験者となる人は、その研究の目的、方法、予想される利益と、研究がもたらすかもしれない危険性、およ

び不快さについて十分に知らされなければならない。被験者となる人は、この研究に参加しない自由をもち、参加していてもいつでもその同意を撤回する自由があることを知らされなければならない。その次に医師は被験者の自由意志による informed consennt（内容を知らされた上での研究または治療についての同意）を、できれば書面で入手すべきである。」

この原則は、(2)と(3)の研究にも適用される。(2)の臨床研究に際しては、それが生命を救うか、健康を回復させるか、あるいは苦痛を軽減させる見込みがあると判断される場合には、医者の自由な裁量で処置されるとしている。しかし、その実験を不法としないために十分な説明を行い、患者の自由意志による同意を得る必要がある。このように、「ヘルシンキ宣言」は、今日のICに求められている医者の告知義務と患者の自己決定権の基になる情報提供、また自由意志による自発的同意を明確にしている。

けれども、この宣言におけるICは、人体を対象にした実験における被験者への説明と同意であり、あらゆる疾病を対象にした患者の権利や医者の義務を規定したものではない。また医者が被験者に行う説明は自分の行為を不法にしないため、結果責任を回避するものであって、人権への配慮は十分ではなかった。そこで、この宣言は1975年の第29回世界医師会総会東京大会で大幅な修正がなされ、「ヒトにおける生物医療 (bio-medical) 研究に携わる医師のための勧告」となった。その後、1983年の第35回および第41回世界医師会で一部修正されるが、基本的には「ヒト」を生物医学的実験の対象として取り扱っている。とにかく、まだ「人間」を視点にした医療倫理からすれば問題が残っているが、「ヘルシンキ宣言」が初めて患者の権利をICという言葉で表現したのである。

なお、国連総会は1966年の国際規約で人体実験を禁止している。「いかなる人に対しても拷問または残虐で、非人道的な、あるいは人間の尊厳を傷つける刑罰もしくは取り扱いを行ってはならない。特に被験者の同意なしに医学的、科学的実験を施してはならない。」（第7条）

(3) アメリカにおけるICの推移

　a) 人権の尊重と実験

　アメリカは元来、その建国当初から人間の自由、生命、幸福追求などの権利を創造主である神からの天賦の権利として宣言して、独立した国である。すでにバージニア州では1786年に信教の自由法が成立しており、他国に先立って人権の重みを体験している。1914年には、胃の腫瘍の検査だけをするという約束で検査を開始した医者が、患者に同意を得ないで手術をした裁判で、ニューヨーク州最高裁は医者の故意の暴行と障害に対して損害賠償責任を課している。(シュレンドルフ裁判)こうして患者の自己決定権が承認され、同意原則が確立された。

　したがって、「ニュールンベルグ綱領」が同意の合法性として示した患者の意思尊重については、すでに自明の権利になっていた。また、1957年には血管撮影に付随する危険を明らかにしなかった医者に対して、カリフォルニア控訴裁判所は患者の同意に先立って同意を有効にするための説明義務を課した。たとえ同意があっても説明が十分に尽くされていない場合には、過失不法行為(医療過誤)とした(ソルゴ裁判)。こうして、患者やその家族が起こした「患者の人権運動」によって勝ち取られた患者の自己決定権を保護するために医者の説明原則が確立された。1966年にはアメリカ医師会が臨床実験に対する倫理上のガイドラインを出し、1971年には連邦政府としてヒトを対象にした実験に関するアメリカ合衆国ガイドラインを正式に規定した。

　b) アメリカ病院協会の「患者の権利章典」(1973)

　世界医師会は、先に見たように、治療のために患者を被験者にするだけでなく、非治療目的の人体実験を含む実験実施ガイドラインを示していた。そこでの医療の対象は弱い立場にある患者であるヒトに焦点があり、まだ生命の尊厳、患者の権利が確立されておらず、患者主体の医療になっていなかった。アメリカ病院協会は、患者の権利と医者の義務を明らかにし、それを尊重することがより効果的な医者と患者の関係を作

り、それが治療と看護に役立つと考えた。この「権利章典」は、患者にあらゆる疾病について診断と治療、予後、リスクについて知る権利を認め、治療と看護における選択肢を与えて、利害損得を自ら判断して自己決定する権利があることを宣言している。この宣言は、現在各国の医療における人権を配慮する際のモデルとして参照されている。(資料「患者の権利章典に関する宣言」参照)

なお、第34回世界医師会総会は1981年に「患者の権利に関するリスボン宣言」を採択している。(資料参照)

c) アメリカ大統領委員会報告 (1982)

大統領委員会は医療における倫理問題について報告し、ICを医療における意思決定の中軸として捉え、それを推進することによってより良い、より主体的な判断と決断をし、医者に対する信頼の向上と法的責任への不安を減少させると報告している。この報告書によれば、ICの概念は法律的のみならず、倫理的な性格をもつものである。すなわち、「倫理的に有効な同意とは、相互の尊重と参加による意思決定を行う過程である。」その概念は、すべての患者に対して、いかなる医療の場面でも適応されるべきものである。「インフォームド・コンセントとは、自らの価値観と人生の目標に基づいて患者は医療の内容を決める権利を有する考えである。」しかし、ICによる患者の人権配慮が医者を法的に守るだけの機能であれば、医者の裁量権との関係またはその調整の問題が残されており、報告書は患者と医者との関係におけるICの尊重とその限界をも指摘している。(資料参照)

4 日本におけるICの模索

(1) 日本医師会の生命倫理懇談会の報告書 (1990)

国際的に承認されてきた倫理綱領や人権宣言によって知られるように、医療行為の実施にあたっては患者の人権を尊重し、患者の納得と同意を

得る必要があることは明白である。しかし、日本の医療の現実に目を向けてみると、欧米のICという理念がどのように適用されるべきか、種々のとまどいがあることを否めない。検査や治療にあたって、これまでのように、承諾書や同意書を患者に示して署名または捺印を求める慣習から、形式だけでも患者に説明し、患者の理解と納得と同意を得るという過程で、医者の裁量権と患者の同意とをどのように調整すべきかはそれほど容易なことではない。けれども、日本医師会の生命倫理懇談会も1999年に「『説明と同意』についての報告書」を提出し、日本におけるICの在り方について提言している。ここでは、その内容を要約してみよう。

まず、ICの用語として「説明と同意」を使用して、欧米との認識の相違を述べている。つまり、「説明と同意」は、医師と患者の信頼関係の基礎を築く上で必要な原則と考えるようになってきたが、「わが国社会における伝統的文化のあり方が、アメリカや西洋諸国とは異なるため、同じ形での『説明と同意』をそのままわが国に導入することは多くの難点がある」としている。

①「説明と同意」の必要性

「説明と同意」は、医者と患者の信頼関係の基礎を築くために必要であり、患者の人権尊重ではない。「多くの困難を乗り越えて、医療の場における新しい人間関係を築いていくために医師は、この『説明と同意』を真剣に考え、受け入れるように一歩一歩努力していかなければならない。」こうして、医師会はその必要性を認めながらも、これは医者にとって大変に面倒であり、また厄介であると言っている。しかし、「医師は、進んで『説明と同意』を受け入れ、さまざまな困難があっても、これを医療の場における新しい医師と患者の関係を構築していく上で、ひとつの契機としたいものである。」

②医者の説明と患者の同意の関係

医者は、患者の同意の前提として患者の判断ないし選択のために、必要で十分な説明をすべきである。これまでと同様に、医者には一定の範

囲で、基本的なことを患者に説明する義務がある。医者が必要な説明をして、患者の理解・納得また協力を得ることが、医療を効果的にするからである。

③良い意味でのパターナリズム

医者には説明義務とともに裁量権があり、患者には真実を知る権利と自己決定権がある。この均衡をどうするかが課題である。患者が医者に信頼することに基づく医者の最善の努力が、医療の良い効果をもたらしていた。「医師と患者との間に信頼関係が存在し、医師が独善的でなく、患者とその家族のためを思って、最善を尽くすならば、患者は医師の権力に服するのではなく、患者を暖かく保護する医師の庇護のもとで望ましい医療を受けることになる。」このような医師と患者の関係は日本では「あ・うん」の呼吸のようなものであったが、現代では患者の医療知識の増大、慢性疾患という疾病構造の変化、また医療の専門化と細分化により、「説明と同意」を重視し、「心と心の触れ合いという人間関係」を新たに作り上げる必要性が生じてきた。

④日本的な「説明と同意」

このような現代医療の変化を踏まえて、次のような基本的な考え方を示している。「患者は、医師の専門的能力と判断を尊重し、医師は、患者の人権と自己決定権を尊重する。そして、お互いに信頼し合い、協力して医療を進めることができれば、それはすばらしいことである。」しかし、双方がぶつかり合うとき、どうすべきか。現実の問題として、医者には説明するだけの時間的余裕がない。これまでも病状診断や治療方針、また予後などについても口頭で説明していたが、患者の「同意」の部分は省略されがちであったことを反省している。「医師は、患者が理解できるように、やさしい言葉でよく説明し、患者が自由意思の下に同意できるように努力することを怠ってはならない。」

⑤医者と患者の協力作業としての医療

医療は医者と患者との信頼関係を基礎にした協力作業である。医者は専門用語を避けて、患者が理解できるような言葉で説明することが求め

られる。「医師は患者の言うことに、謙虚な態度で耳を傾け、患者の言うことに共感するように努め、できる限りわかりやすい形で説明すれば、患者は心を開き、医師にすべてを語りかけるであろう。」こうして、患者は医者がとろうとする処置について理解し、納得して、承諾するであろう。しかし、医者は患者とは対等ではなく、医者は専門的知識と経験のゆえに、指導的な立場にいることも認めるべきである。

(2) 欧米と日本との相違
　a) 社会的背景の相違（森岡恭彦）
　森岡恭彦によれば、民主主義的国家を自認している今日の日本でも、個人の自由とか人権問題という欧米型のICという考えを持ち込まれると、戸惑いを感じざるを得ないとして、三つの重要な社会的背景の相違を指摘している。
　①個人主義の問題。欧米諸国は複数の民族と宗教の混合体であり、幾多の抗争の歴史を経験している。このような国や社会では、個人は基本的に他人に気をゆるせない存在であり、自己を確立し、自分の生き方を主張する必要があり、今日のような個人主義が育ってきた。しかし、島国の日本は単一民族の家族的社会であり、人間関係というよりも自然を相手にしてきた。したがって、欧米諸国に比べて基本的に違う点は、日本は各個人間の警戒心も薄く、人間関係についての厳しさも少なく、人情といった曖昧さをもって済まされる社会である。
　②合理主義的考え方。欧米社会では理性に基づいた合理主義的考え方が徹底しているが、「日本人は五感で認知した物をさらに感性で捕らえ、精神的問題に執着しようとする傾向が強い。」だから、感性と情緒を重んじ、現実的で便宜的でもある。
　③宗教観の相違。欧米の個人主義の国々では潤滑油としてキリスト教とその教会が大きな役割を果たしており、自由、平等、博愛などを聖書の具体的な教えから学ぶ合理主義の社会である。しかし、日本

は宗教観が曖昧である。「ともかく、しつこい宗教は不要で、さまざまな宗教をその折々に適宜に、拝借すればよいといった状況である。」

このような相違を確認してから、森岡恭彦は、日本には人権の尊重やICという欧米流の考え方を受け入れるのに不向きな社会背景があると結論する。医療における日本の従来の考え方によれば、生死にかかわる重大な病気については、家族が先である。つまり医者は患者本人よりも、先ず家族にありのままの病状を伝え、治療について詳しく説明し、納得・承諾してもらい、本人にどの程度の話をするか家族と相談する。したがって、多くの場合、家族に対してICがなされ、家族の要望により告知をする。これは患者個人の人格を大切にし、患者本人をICの対象とする欧米流の考え方と異なる。(森岡恭彦、1994、40-47頁)

b）患者の意思尊重の医療（星野一正）

アメリカでの長期の医療経験をもち、新しい生命倫理の動向を体験してきた星野一正は、ICを医療を受ける患者の人権擁護のために医者の態度を改善する運動として理解する。法廷における法理としてのICは、医者の説明義務と患者の真実を知る権利との関係を新たに検証する世界の医療界の基本的な考え方である。したがって、ICを軸にした生命倫理は、患者の意思と自由を尊重して、患者が理解し納得した医療を医者から、患者が全人的な医療と看護を受けることができるようになることを目指している。つまり、相手の気持と立場を理解し、相手の身になって考え協力し合う暖かい人間関係のなかで、患者に信頼される医者がその信頼に応えるために、患者やその家族のことにも気を配りながら、その患者にとって最も満足のいく医療をすることである。

だから、ICを法的な規制としてではなく、倫理的な規範として受け止めることを勧めている。医者が患者に慈しみの情をもって対応し、患者の身になって考え、患者の希望を生かした医療を心掛けていれば、自然と患者の方から医者を頼り、信頼するようになる。このように患者に信

頼されれば、医者もそれに応じて全人的医療を心掛けるようになり、医者と患者との人間的な繋がりも深まり、よい医療ができるようになる。なお星野一正はICの法理からすれば、病名告知（この表現は適切ではなく、後に彼は「病状説明」を好む）は、患者本人にだけすべきであると考えている。「日本では、患者本人に告知する前に、家族に告げる場合が多いけれども、原則論的には、本人の了解なしに、本人以外に患者の病名や病状について話すのは患者個人のプライバシーの侵害である。」このような告知の問題だけでなく、星野一正も森岡恭彦と同じく日本社会の特種事情をも考えて、日本に馴染むICについても提言している。それらの問題についての詳説はひかえるが、「患者の人権運動」によって勝ち取られたICの考え方が医療従事者の意味を次のように変化させたということを付言しておこう。

　従来は、「医療従事者とは、医療・看護・ケアなどを患者に提供して、医療を授ける専門的な職業についている者である」と意識されていた。現在では、「医療従事者は、診療期間中常に、患者の病状について説明した後で、今後必要な検査や治療ならびに看護やケアの方法には色々あることを患者によく説明してあげて、患者がよく理解し納得した上で、その中から患者自身が自分の判断で、自分の価値観に合う方法を選び、自分が選んだ検査・治療・看護・ケアなどを自分にして欲しいと医療従事者に要請し、それらをするために医療従事者が自分に医学的な侵襲を加えてもよいという条件で、その医療行為をすることに同意した範囲の医療行為を、医療従事者として患者のために行うサービス業の専門家である。」(星野一正、1997、3-4頁)

　　c）人格的な主体同士の関係（中村雄二郎）
　哲学者である中村雄二郎はICの翻訳用語の問題をも意識しながら、まずICを次のように理解している。ICとは、「医療における患者が、受ける手術や施療について、医者から十分に〈説明を受け〉、納得した上で〈同意する〉こと」を意味している。(中村雄二郎、1997、26頁)

また、アメリカにおけるICとは、厳密にいえば、「医療のプロセスにおいて、選択肢となるさまざまな措置について、医師が自分の義務として情報を十分に患者に与え、その選択・決定を患者自身にゆだねるような意思決定のシステム」として定義される。(同、1997、28頁) これらの定義の背景には、専門的な医学や医療技術の知識を有する医者と素人である医療を受ける患者との相対的な人間関係があり、その関係のなかでどのようなより良き行為の選択をするかという倫理の問題がある。このような関係の問題を考察し、中村雄二郎はICの意義づけを人格的主体としての医者と患者の生き方のなかに見出だしている。

　現実に、医療における医者の説明と患者の同意の問題は、原則的に両者の人間としての立場のアンバランスを是正することを求めている。「医者も身体をもった人間である限り、パトス的存在であることを自覚することであり、医者の専門家である前に、一人の人間として患者の苦しみや痛みを他人事だと思わないことである。」(中村雄二郎、1992、202頁) したがって、ICの問題の基礎になるのは、何よりも人間同士の思いやりであり、人格的な主体同士の関係である。つまり、この関係は、同等な権利主体同士の関係、単なる法的な関係を超えている。それは誠実さと信頼をもって協力してよりよい医療行為を行うための人と人とのパートナーとしての関係である。

　ところで、「人格」という概念は欧米の生命倫理の中核的概念であるが、日本の社会では家族主義と集団主義が強いために、「自分の主張」が曖昧になると指摘している。ところが、人格を大切にする考え方から生まれたICは、独立した権利主体、人格的主体としての患者の、同じような権利主体、人格的主体としての医者に対する、説明を受けての同意である。それは人間が理性的で自己意識を有する行為者であり、十分な自己決定能力があることを前提している。

引用文献 (引用順)

　森岡恭彦、1994、『インフォームド・コンセント』、日本放送出版会。

星野一正、1991、『医療の倫理』、岩波書店。
　　　　、1997、『インフォームド・コンセント―日本に馴染む六つの提言』、丸善。
中村雄二郎、1997、『熟語集Ⅱ』、岩波書店。
　　　　、1992、『臨床の知とは何か』、岩波書店。

参考文献（アルファベット順）
秋山秀樹、1994、『日本のインフォームド・コンセント』、講談社。
厚生省健康政策局総務課監修、柳田邦男編、1996、『元気が出るインフォームド・コンセント』、中央法規出版株式会社。
水野肇、1990、『インフォームド・コンセント―医療現場における説明と同意』、中公新書。
名取春彦、1998、『インフォームド・コンセントは患者を救わない』、洋泉社。
ポール・S.アッペルバウム、チャールズ・W.リッズ、アラン・マイセル、1994、『インフォームド・コンセント―臨床の現場での法律と倫理』(杉山弘行訳)、文光堂。
ルース・R.フェイドン、トム・L.ビーチャム、1994、『インフォームド・コンセント―患者の選択』(酒井忠昭、泰洋一訳)、みすず書房。
杉田勇・平山正美編著、1994、『インフォームド・コンセント―共感から合意へ』、北樹出版。

第11章　臓器移植とその倫理性

1　臓器移植の歴史概観

(1)　脳死以前の移植医療

　　a）疫抑制剤の開発以前

　フランスの生理学者で外科医のアレクシー・カレル（Alexis Carrel 1873-1944）などによる血管縫合術の開発により、外科手術が可能になった。オーストリアのエメリッヒ・ウルマン（Emerich Ullman 1861-1937）は1902年に犬の腎臓を頸に移植する実験を行い、カレルも1905年に腎臓移植を行った。これらの実験によって移植の重要な課題が生物学的な拒絶反応であることに気づいた。ジャブレイ（Jaboulay）は1906年に山羊や豚の腎臓移植実験を行い、ヒトへの腎移植を試みたが壊死した。日本でも山内半作(1879-1956)が臓器移植の研究を行い、1910年に犬や猫による腎臓移植を実験している。カレルは1904年に渡米し、1906年にロックフェラー研究所で組織培養法を発見し、白血球の出す発育促進物質を明らかにして、また血管縫合術や臓器移植などの考案により1912年にノーベル生理・医学賞を受けている。ボロノイ（Voronoy）は1930年にヒトからヒトへの腎臓移植を試み、大腿部に死体腎を移植したが、36時間後に死亡している。1945年にはラントシュタイナーによる妊娠中の女性に死体腎の移植をし、尿の排出をみたが、三日後に移植腎を取り出して、自分の腎臓機能が回復して救命されている。1955年にはマレイ（Murray）による一卵性双生児の間での腎臓移植に成功している。

　この最後の症例は、遺伝子が全く同じ人間同士の移植であるから、生体の拒絶反応である免疫反応を抑えることができれば、他の個体から移

植された臓器も機能を発揮できることを示している。同一個体内での移植や一卵性双生児における同系移植以外では、著しい免疫反応が起こる。免疫反応は、病原性微生物が体内に侵入すると、自己の組織と形質が異なるのを識別して、これを排除し、個体の安全を保つという重要な機能である。したがって、臓器移植は、他者の臓器や組織を排除する免疫による拒絶反応をどのように抑制するかという問題解決に関連していることが分かってきたのである。

b）最初の免疫抑制剤の開発

1958年に免疫抑制剤アザチオプリンが発見され、ケンブリッジ大学のロイ・カーン（Calne）はそれを犬の腎臓移植に応用し、生着促進効果を確認している。1963年にはマレイは同じ抑制剤をヒトの腎臓移植に応用したが、人工透析術とともに腎臓移植が増加するようになる。また、同年にスターズル（Starzl）は肝臓移植を行ったが、肝臓摘出により多量の輸血を要するものであった。日本で最初に免疫抑制剤を使用した腎臓移植は、1964年の東京大学第二外科で行われた慢性腎不全患者に対する生体腎移植である。1960年代から1970年代にかけて、腎不全患者は透析を週に2・3回実施しなければならなかったが、移植患者でも透析療法と併用できるようになった。血縁者の間での死体腎移植も可能になり、1970年代末には肝臓移植の新しい技術も開発されるようになった。

こうして遂に、クリスシャン・バーナード（Christian Bernard）が南アフリカのケープタウン病院で最初の心臓移植を行った。それは脳死者からの臓器提供を前提するものであり、脳死判定の基準をめぐる論争が始まった。しかしシャムエイなどを中心にして約10年間に346回の心臓移植が行われるようになり、1970年代の終りには60％を越える一年生存率になった。肺移植は1963年にハーディによって、また膵臓移植は1966年にヘリーによって初めて実施されたが、次の新しい免疫抑制剤が発見されるまでは臨床的な成績評価は低かった。

c）新しい免疫抑制剤による移植の推進

臓器移植は拒絶反応をどのように抑えるか大きな課題である。1970年から72年にかけてスイスの製薬会社サンド・ファーマ社の社員たちが、シクロスポリン（サイクロスポリンA）という物質が免疫抑制機能をもつことを発見し、免疫抑制剤として開発した。これはリンパ球（特にT細胞）に作用し、感染症に対する抵抗力をあまり低下させずに拒絶反応を抑えることができる。ケンブリッジ大学のロイ・カーンは1978年にシクロスポリンを腎臓移植と肝臓移植に応用したが、抑制効果はあるが毒性も強いことが判明した。しかし、スターズルは1980年にシクロスポリンとステロイド剤を併用して死体腎移植を行い、従来の二倍の生着力の可能性があることを報告した。また、同年にシャムウエイが心臓移植に応用して生存率の好成績を保証した。1983年以降にはシクロスポリンの薬剤としての生産も増加し、死体腎移植、心臓や肝臓移植をも推進させることになる。日本でも1985年にその使用が許可されたが、なお日本では生体腎移植が多い傾向にある。また、日本の藤沢薬品が開発した免疫抑制剤「FK 506」も効力ある薬剤として使用されるようになった。

特に1967年の最初の心臓移植以降、臓器移植の推進と併せて各国で脳死論議も活発になり、法による規制も必要になった。例えば、アメリカでは1968年に「統一死体提供法」(Uniform Anatomical Gift Act)が制定されている。日本では1979年に「角膜及び腎臓移植に関する法律」ができているが、免疫抑制剤の開発によるそれらの臓器移植が増えているにもかかわらず、ほとんど臓器移植をめぐる倫理的論議はなされなかった。他方、日本で最初に行われたいわゆる「和田心臓移植事件」の問題は未解決のまま放置され、医者と先端移植医療に対する不信感を生み出した。心臓の移植を受けた患者は83日で死亡したが、死後に臓器提供者（ドナー）の脳死判定や臓器受容者（レシピエント）の移植適応性などをめぐる疑惑が指摘され、和田寿郎は殺人罪で告発された。札幌地検の捜査でも真相は解明されず、証拠不十分で不起訴になった。その後は臓器移植は停滞したまま幾つかの移植の告発事件が続いてきた。なお和田寿郎は25

年後に自らの移植術の正当性を弁護し、日本でも脳死が認められて臓器移植が実施されることを望んでいる。(和田寿郎、1992)

(2) 日本における脳死・臓器移植論議
　a) 脳死による臓器移植容認

　日本では1980年代後半から脳死と臓器移植論議が活発になり、各種の検討委員会や大学の倫理委員会も設置され、脳死による臓器移植のための社会的合意形成に向けて活動が展開された。1983年に厚生省の「脳死に関する研究班」(竹内一夫班長)が発足し、1985年にその研究班は脳死判定基準(竹内基準と呼ばれる)を発表した。また、日本医師会の生命倫理懇談会は、脳死をもって人間の個体死とすることを認める報告をしている。それを受け入れるかという選択権は患者と家族にゆだね、立法化しないでも一定の条件を満たせば臓器移植を許容するとした。しかし、日本精神・神経学会の人権問題委員会は、1988年6月に「脳死判定の確実性に疑問があり、現段階では脳死を容認することはできない」という見解を発表した。また、日本弁護士連合会も同年7月に、「脳死を死と認める場合は、立法あるいは社会的合意が形成されるべきで、現状では移植を行うことは人権上問題がある」という意見書を提出した。

　そこで、厚生省は1990年2月に永井道雄を会長とする「臨時脳死及び臓器移植調査会」(以下「脳死臨調」と略称)を設置し、脳死は人の死か、脳死体からの臓器移植はどのような条件のもとで認められるかを総合的に検討することにした。その後も各大学附属病院では倫理委員会での検討に基づいて移植医療は実施されるが、幾つかの事例は刑事告発されることになる。先の「脳死臨調」は、1991年6月に脳死による臓器移植を容認する「中間報告」を発表した。その報告に対して、日本弁護士連合会の理事会は、同年9月に、脳死を人の死とすることはできないという意見書を提出した。なお、同年11月には、生命倫理研究会・脳死と臓器移植問題研究チームが独自の「臓器の摘出に関する法律」(試案)を提示している。このような情勢のなかにあって、「脳死臨調」は1992年1月に、脳死

を人の死とした上で臓器移植を認める多数意見と、脳死は人の死とは認めないが臓器移植は認めるという少数意見とを併記した「最終答申」を発表した。そこで、厚生省は同年2月に「脳死・臓器移植対策室」を新設したが、日本弁護士連合会は同年3月に「脳死臨調」の答申に反対の意見書を提出している。

b）脳死・臓器移植法の成立

「脳死臨調」の「最終答申」を受けて、生命倫理研究議員連盟（中山太郎会長）は1992年3月に臓器移植の法的整備を首相に要請した。同年12月には、脳死移植の立法化を検討するために超党派国会議員による「脳死及び臓器移植に関する各党協議会」が発足した。その一年後の12月に、同協議会は脳死を人の死とする臓器移植法案の要項案を発表した。日本弁護士連盟はそれに反対声明を出したが、他方では移植関係学会の合同委員会は心臓移植と肝臓移植のための移植実施施設を選定している。

また、先の各党協議会は1994年1月に次期国会に臓器移植法案を提出することで合意し、厚生省作業班は臓器移植法案の「臓器摘出の手続きの指針案」を発表した。それによれば、本人の生前の意思を家族が忖度（そんたく）した時にも臓器を摘出できることになっている。同年の4月に「臓器の移植に関する法律案」（旧法律案）が第129回国会に提出された。日本弁護士連合会は1995年7月にその法律案に対する意見書を提出している。1996年9月に衆議院は解散し、同法案は廃案になった。しかし、日本移植学会は同年9月に法律なしでも脳死・臓器移植を実施すると発表した。

さらに、1996年12月の第139回国会に、脳死を人の死とするが家族の忖度を削除した新しい「臓器の移植に関する法律案」（中山太郎案）が提出された。またそれに対して、1997年3月の第140回国会に、脳死を人の死としない「同法律案」（金田誠一案）が提出された。他方では、日本移植学会は法律がなくても脳死移植ができるように独自の指針をまとめていた。なお、脳死を人の死としない「同法律案」（猪熊重二案）も同年4月に同国会に提出され、衆議院と参議院で審議され調整されることになった。同

年5月に「中山案」と「猪熊案」とが参議院臓器移植特別委員会で審議開始され、同年6月に「修正中山案」が衆議院本会議で可決された。こうして、「臓器の移植に関する法律」は同年7月16日に公布され、同年10月16日から施行されることになった。その法律は、死体臓器移植を規定し、その死体には「脳死した者の身体」をも含むと明記されている。

ところで、脳死・臓器移植法が制定されたことを受けて、臓器移植をめぐって刑事告発されていた事例についても、次のような決定が示された。1984年から1993年に行われた脳死判定と臓器移植を行った22人の医者に対する殺人罪の刑事告発を受理していた東京、水戸、宇都宮、岡山、新潟、大阪の6地方検察庁は、1998年3月に8件すべての事例を嫌疑不十分または嫌疑なしとして不起訴とすると発表した。また、公衆衛生審議会の臓器移植専門委員会は、同年6月に当時容認されていた96の臓器移植施設を380施設に拡大することを発表した。なお、厚生省は法律の施行後も一件の移植も実施されない実情をみて、1999年1月に移植医療の普及のために、健康保険証や運転免許証に貼って臓器提供の意思を表示できる小型シールの配布を開始した。また、ドナーカードを全国のコンビニエンスストアに置き、若者層への移植医療のアピール策を強化した。このような社会状況にあって、やっと同年2月に法律施行後の最初の脳死・臓器移植が高知赤十字病院で実施された。その際、臓器提供者の家族のプライバシーの保護、報道の在り方、脳死判定のミスなどをめぐって、それらの倫理性が問われ、自主規制のみならず法的整備も求められた。

2　臓器移植の必要性と倫理性

(1)　臓器移植とは何か

人間の身体は、多くの組織や臓器がそれぞれの機能を果たすことによって、その生命が保持されている。しかし、それらの臓器は病気や事故によって機能が低下したり、まったく機能を果たせなくなってしまい、

もはや生命の維持が困難になる。そのような機能低下や機能不全を人工的な補助手段で臨時的に補強することは、視力や歯の矯正では通常のことである。しかし、現代の移植医療では輸血のような通常の医療措置は言うまでもなく、代替物や薬剤または手術による療法だけでは機能低下を防ぐことができない一つの根治治療として、臓器移植が行われるようになった。

　ところで、丸山英二の定義によれば、「臓器移植とは、患者の臓器や組織が病気や障害のため、十分な機能を果たせなくなった場合に、他所から摘出された代わりの臓器や組織を患者の体内に植え込み、その機能を代行させる治療方法である。」(丸山英二、1986、257頁)このような臓器移植には、自家移植(auto-transplantation)と同種移植(homo-transplantation)と異種移植(hetero-transplantation)がある。自家移植では全治療がその人自身の善のためであり、それが医療的に確立されていれば、倫理的には特別の問題はない。人間以外の動物、例えばヒヒや豚からの異種移植も試みられた(1992年ピッツバーグ大学のスターツルがヒヒからの肝臓移植を行った)が、成功の道程はまだ遠いと言わざるを得ない。そこで、実際に倫理問題として論じられているのは、第三者からの臓器提供を前提とする同種移植である。

　このような同種移植は、患者の臓器が機能しなくなった場合に、ドナーから臓器を摘出して、それをレシピエントに移植して、その生命の質を向上させたり、健康を回復させて社会復帰を目指す医療術である。したがって、他の人から臓器を摘出して移植する場合、いつ人は健康な臓器またはその一部を治療のために使用することができるかが問われる。移植医療は治療を受ける患者ばかりでなく、臓器の提供者にもかかわってくるから、移植倫理の問題は他者とのかかわりで、誰が臓器の提供者になりうるかというドナーの自己決定権の問題でもある。すなわち臓器移植は患者一個人の医療問題ではなく、少なくとも提供者と受容者との二人を対象とする医療であり、これら二人にかかわって生きている家族と社会の医療問題でもある。このように、臓器移植は「自分の臓器ま

はその一部を提供しよう」という他者の無条件で無報酬の自発的な意思行為を前提し、またそれに依存するものであるから、生前の提供意思表示あるいは死後の提供がどのように行われるかが検討されなければならない。その倫理性の根拠を明らかにする前に、同種移植を分類する必要がある。

(2) 同種移植の種類

前述のように、臓器移植は臓器を善意で提供してくれる人に依存するものであるから、そのドナーがどのような生死の状態にあるかによって生体臓器移植と死体臓器移植と脳死臓器移植に分類される。

a) 生体臓器移植

この移植は生存している人からの臓器提供によるものである。これは脳死臓器移植を認めている諸国では好まれず、脳死を公認していなかった日本で実施されているものであって、腎臓や肝臓、または骨髄移植で実施されている。とくに、日本の生体肝移植は患者の肉親などが肝臓の一部を提供する生体部分肝移植であり、独自の治療法になりつつある。日本初の肝移植は1989年11月に島根医大で実施された。それは父親の提供による先天性胆道閉鎖症の乳幼児(男児)への移植であったが、その幼児患者は285日目に死亡した。その病気は、胆汁を貯蔵している胆嚢から十二指腸に胆汁を運ぶ管状組織である胆道がない症状である。このような生体肝移植では、移植肝の免疫拒絶反応が少ない。それは血縁の親から子供への移植であるから、両者の遺伝的関係での組織適合性によるものである。(星野一正、1991、189-195頁参照)

こうした生体からの移植も臓器提供者側の自己犠牲によって可能になる。腎臓の場合には二つあるから、その一つを提供できるが、提供者も残された一つの腎臓で生きることに多少の不安を覚えるであろう。肝臓などの部分を切除する移植の場合でも、親子間の組織適合性のゆえに移植の成功率は高くとも、提供意思は親子の親愛の情にも左右されるであ

ろう。そのような生体肝移植でも肉親の意思決定によるものであるから、ある人は提供と移植の道を選ぶが、他の人は選ばないということを決定することもできる。

b) 死体臓器移植

　この移植は、いわゆる「心臓死」の後に臓器を摘出して移植する方法である。呼吸停止、心臓・脈拍停止、瞳孔散大・対光反射消失などを総合して死を判定する伝統的な「三徴候説」による診断に基づいて死を判定する。例えば、角膜移植や腎臓移植は、生体や脳死体の臓器の場合よりも、レシピエントの体内で機能不全になる確率は高いといわれている。しかし、それは免疫抑制剤などによって改善されている。現在では、1963年代の免疫抑制剤アザチオプリンよりも1983年代のシクロスポリンの使用によって生着率も生存率も画期的に向上している。それでも、死体腎移植の技術的可能性は認められるものの、死体腎の提供者がいっこうに増えないという悩みがある。とくに日本では、欧米に比べて遺体観による抵抗感が見られ、生体からの移植を選択する傾向がある。このような腎臓移植については、もう一つの選択肢として戦後に開発された人工透析術もあり、宗教や倫理の立場からは特別の異論はなく、選択的な医療として推進されている。

c) 脳死臓器移植

　この移植は脳死者からの臓器提供によるものである。腎臓移植は死体からも可能であるが、脳死体からの方が生着率がよいといわれ、大部分の移植は鮮度の面からすれば、脳死者からの臓器の方がよい効果が生じるといわれる。心臓、肝臓、膵臓などの移植は脳死を前提したものであり、「脳死を人の死として容認できるか否か」が倫理また法律問題として論じられてきた。もし脳死が「人の死」と認められれば、死者からの移植には異論はないから、倫理的には特別の問題はないと考えられる。諸外国では脳死体からの移植は認めており、移植する場合には脳死後も

人工的な生命維持装置に繋いでおいて、臓器の活力と機能を保持するのである。こうしておけば、移植後の臓器の機能回復も良好になる。ところが、脳死患者は死亡しているから、死者に治療するのは医学的にも経済的にも、また倫理的にも問題があり、そのような「医療行為」への医療費の請求は法的にも適切ではないという見解もある。また脳死した患者が移植を希望している人のことを思い、自分の臓器を提供するという意思表示をしている場合は、どうであろうか。自分の臓器を提供するという自己決定の倫理的可能性を認め、自分の臓器が最大限に生かされることを願って生命維持装置を継続使用するとすれば、そのような使用は脳死患者の延命とは関係がなく、むしろ移植のために使用される臓器への医療処置であるとも考えられる。

しかし、より現実的に考えれば、脳死後の臓器提供者への生命維持装置にかかる費用は誰が負担すべきだろうか。臓器移植は、すでに述べたように、少なくとも二人の患者の間で実施される一つの医療であるとすれば、レシピエントもその費用を負担することになろう。いずれにせよ、日本でも脳死を前提とした移植論議が展開され、その移植に関する法律が制定されるまで、脳死臓器移植をすることはドナーに対する医者の殺人行為とはみなされないような社会的合意を築くことが求められてきたのである。その論議の過程において、例えば、中島みちが指摘しているように、脳死を「見えない死」として移植術を批判的に評価し、移植医者への不信感を募らせて、医者が殺人罪として告訴された幾つかの事例を報告している。(例えば、中島みち、1985)

(3) 臓器移植の倫理性

ところで、臓器移植は倫理的に認めらるのだろうか。もしそれが認められるとすれば、どのような論理に基づいているのであろうか。実際に臓器移植の倫理性の議論はキリスト教の医療倫理に由来している。その歴史を見ると、現代の臓器移植に先立って、身体の切除の倫理性が問われ、その理論を踏まえて、それを応用または敷衍して移植理論が展開さ

れてきた。したがって、西欧のキリスト教社会においてはすでに現代の移植の倫理性についても、その理論的基礎づけはなされていたのである。

　a）切除理論

　「自分の身体の一部（肢体）を切除することは、どのような理由で許されるか」という問いに対して、「全体性の原則」によって次のような切除理論が打ち立てられた。

　人は、自分の身体全体の健康維持のために自分の病める肢体を切除することができる。すなわち、自分の肢体は身体全体の善のためであれば、病める肢体が全身を破壊する恐れがある場合、その病める肢体を当人の意思で切除することは許されるのである。各人の健康維持は各人の責任にゆだねられており、人は自分の身体の構成部分である肢体（手・足）と臓器（肝臓・腎臓）などに対する権能をもっている。つまり、人間の身体の肢体と臓器は身体全体の善のためであるから、その身体全体のためであれば、人は自分の肢体と臓器を犠牲にすることができるというわけである。患者は全体としての自分の生命維持という善のためであれば、またその限りで自分の肢体を切除することは倫理的に問題なく許されるのである。

　ところで、人は他者の善のために自分の肢体や臓器を切除することができるかという問いはまだ残されている。これは言い換えると、人は自分の健康な臓器を切除したり、健全な機能を削除することができるかということである。さらにいうならば、それは他者の善益のために、医療実験（人体実験）を正当化することができるかということである。これについては、すでに人体実験について述べた通りである。すなわち人は一定の条件の下で、自分の生命維持のため、また他者の善益のために必要であれば、特定の病める臓器や機能を処理するだけでなく、自分の健康な臓器や組織をも犠牲にすることは倫理的に許容されることになる。

　b）移植理論

各個人の肢体や臓器の機能は、その有機体としてのいのちを保持している。患者の肢体を切除するという医療措置は、患者の全体的な善のために必要であり、また有益であるというのが切除理論であった。ところで、人間の身体の部分は果たしてその個人のためだけにあるのだろうか。この問いこそ、現代の臓器移植の倫理性の可否をめぐる中心的な問いである。つまり、臓器移植の問題は、各人のいのちの尊厳と共に生きている他の人とのいのちのかかわりの問題である。確かに、人間各自の肢体は各自の有機的組織体のなかだけで意味と目的をもっているように思われる。

　先に見たように、医療実験に関して、他者の善のために自分の身体を処理する権利は倫理的に容認された。それと同じく、臓器提供者のいのちを重大な危機に陥れない限りで、すなわち彼の身体から重要な機能を剥奪しない限りで、自分の身体の一部である臓器を提供することは倫理的に許されるのである。その倫理的許容性の根拠はどこにあるのであろうか。それは、人間が自分のいのちを管理する権利と任務を与えられている人格的存在であり、人類社会や共同体の一員として他者のいのちを救うために自分のいのちを犠牲にすることは、優れた人間愛の行為であるからである。この人間愛の立場からすれば、人は他者・隣人のために自分のいのちを危機の状態におくという可能性をもっており、場合によってはそうしなければならないこともあろう。こうして、歴史的に輸血を初めとして、他者の救済のためになされる臓器提供とそれによる移植医療は、提供者の生命の危険が小さいものであれば、原則的には許容されることになる。

(4)　臓器移植の倫理性の根拠

　特別に臓器移植だけではないが、人間のいのちにかかわる倫理原則を要約すれば、各個人の人格としての尊厳と人間性の連帯性である。「人間のいのち」を維持し、延命を試みる臓器移植が倫理的に認められるためには、その根拠にある各人の人格としての生命尊重とそのいのちの連

帯性とを考え、インフォームド・コンセントに従って実施されなければならない。

　a）各人の人格としての尊厳
　臓器移植とそのための臓器提供が倫理的に許されるのは、人間のいのちの尊厳を無視しないという条件の下である。なぜならば、人間の健康維持や臓器移植による延命は、決して無条件で追求されるべき価値ではないからである。人間のいのちは各人にとって最も基本的な価値であり、他の諸価値はその価値の上に成り立っているものである。各自は自分の生命と他者の生命とを尊重し、人格としての尊厳を守るという不可侵の権利をもっている。しかし、いかに尊い人間のいのちであっても、それは決して絶対的な価値として他者に譲り渡すことのできないようなものではない。人は自分の生命の主体として、他者の生命を救うという「より高い価値のために」、本当に必要な場合には自分のいのちや臓器を犠牲にすることができるのである。

　b）人間の連帯性
　ところで、各個人のいのちの尊厳は、具体的には他の人とのかかわりにおいて認められるべきものである。私たちは人間共同体の一員として生き、また生活している。ある人が自分の臓器を提供するということは、この人間共同体の特定の人、または不特定の人にかかわる行為である。ある人が自分の身体的な生命の価値を犠牲にして、生体であれ死体であれ、自分の臓器を提供できるのは、人間の連帯性を自覚して、自分自身にとっての価値よりも一層高い次元の価値を見ているからにほかならない。すなわち、臓器提供という行為は、人間共同体のなかで臓器を必要としている移植手術希望者の誰かに有益であると想定しているからである。
　しかし、気をつけなければならないのは、たとえ重病で苦しんでいる人のためであったとしても、誰かに「臓器を提供するように」と強要す

ることはできない。それは決して強制されるような義務ではなく、あくまでも提供者本人の自由意志に基づく決断によるものである。つまり、基本的には誰も自分の身体を無益に傷つけてはならないし、他の人の善益のためとはいえ、臓器の提供は強制されてはならない。臓器移植という医療行為は、あくまでも提供者と受容者との両者の善を見極めながら、善意と愛をもって与え、また感謝をもって受け入れるという双方の自由な責任ある決断に基づいてなされるものである。

　c) インフォームド・コンセントの実践
　そのためには、医者は移植患者ばかりではなく、提供者にも移植をめぐる最善と思われる知識の情報を提供しなければならない。つまり、臓器の提供も受容も、人間の人格としての生命尊重と人間の連帯性に基づく自由で自発的な愛の動機と感謝の念に根差すものである。言い換えると、臓器移植は必要であり有用であるからという理由で、無条件に実施されるものではなく、臓器の提供も受容も、提供者と受容者の側においても、「自由な、説明を受けた上での同意」(free, and informed consent) が基本的に重視されなければならない。
　ところが、臓器移植の背後には、いわゆる機械論的な人間観に偏って、人間の臓器をあたかも「代替部品」(spare parts) の取り替えのように見るメンタリティーもある。この見方からすれば、「部品としての臓器」を売買する商品とみなすことにもなる。しかし、人間は単に社会の部分に過ぎないようなものではない。一人ひとりが求める善は社会の善と同一視されないし、それに従属するものでもない。各自はその人自身の価値と目的を追求しながら責任ある人生を送っているのであり、人格としての人間は他の人や社会の手段として扱われるような「物」ではない。独自の、また固有の目的をもつ存在として尊重されなければならない。こうして、臓器移植という医療行為も、各自が生きている固有の隣人との関係や家族また社会全体の医学の将来をも考慮して実施されることになる。インフォームド・コンセントは、このような決断をするための大切な法

3　臓器移植の実施

(1)　臓器提供者と受容者の意思確認

　臓器移植が倫理的に容認されるとしても、それが有効な医療として確立され定着するためには、まだ解決されるべきさまざまな問題がある。移植を希望する患者や臓器提供者の意思決定やインフォームド・コンセントは、移植医療においてどのように実現されるのであろうか。移植医療を実施する前に、次のような諸点を確認する必要があると思われる。

　a）臓器提供の可能性

　先にも触れたことであるが、他者の臓器移植のために自分の臓器を生前または死後に提供することは、自発的な行為であり、真の意味でボランタリーな行為である。移植によって健康を回復できる可能性のある人のために、「自分の臓器を提供してもよい」と希望することは、その人の人生最後の意思決定であり、無条件で無報酬の愛の行為または奉仕である。それは肉親愛や隣人愛という「人間愛の行為」として倫理的に認められることであって、他の人がそれを恣意的に邪魔したり、提供を強要することはできない。また移植を受ける人も、それを当然の権利としてではなく、提供者からの贈与として感謝をもって受け入れるという心をもつことが大切である。

　b）提供意思の確認

　臓器の提供は贈与であっても、それを誰がどのように確認するのであろうか。提供者本人に正常な判断力があるときには、本人自身ができれば文書で意思表示しておくべきであろう。その提供意思の確認方式にはいくつかの方法があり、国によっても異なっている。例えば、提供者本人が提供する意思を書面で表示することが法制化されていれば、死後に

その臓器を移植希望者に移植してよいという方式もある。しかし、日本では法制化に向けて提示された「脳死臨調」の最終答申では、客観的に証明できる本人の明確な提供意思を機軸にして、家族もそれに同意する方向が望ましいとしている。また本人が生前に臓器提供を拒否している場合以外には、家族が本人に代わって希望する道を開こうとするものである。参考のために、日本の献体法では本人および家族の同意が必要であり、アメリカの「統一死体提供法」では本人を中心とするが、それがわからなければ家族の同意でもよいことになっている。またフランスやスペインでは、本人や家族から特別の反対がない限り自由に臓器を摘出することができる。しかし、実際に意思の乱用を防ぐためにも、法的に整備する必要があり、日本でも新しい臓器移植法においてその法的規制がなされた。

　c）臓器供給と受容の優先性
　すでに繰り返し述べたように、臓器移植は提供者を前提する医療であり、その自由で自発的な意思に基づくものであるから、どのようにして臓器供給を増やすかは重要な課題である。社会への啓蒙活動によって提供者の意思表示カードなどの普及も提唱され、また実施されているが、必要臓器の不足は深刻な問題である。しかし、無脳児や中絶胎児を利用することはあまりにも人間の生命を物質視する恐れがあり、人身売買にもつながる人権問題とも絡んでくる倫理問題である。さらに、現代のクローン技術の応用によって自分の身体に必要なスペア臓器を造り出せないかという研究もなされている。
　このような臓器不足の問題は、他方では必然的に移植を希望する患者の誰に移植を優先するかという問題につながってくる。移植患者を選択する基準は何か。医学的な適合性や緊急性の他に、患者の社会的な身分や有用性、高齢者と若年者など、どのように選定すべきか。
　また、臓器不足と受容者の優先権の問題と関連して、懸念される倫理問題は臓器売買である。法的に禁止されていても、実際には発展途上国

からの臓器売買の実態もある。貧困の救済のためにという理由で、幼児や貧しい人のいのちが犠牲にされてはならない。移植医療はまだ高額の費用がかかるものであるから、誰でもがそれを受けられるものでもない。その費用を誰が負担するのかも個人の問題としてではなく、国家の医療経済や保険の導入などの問題として検討されなければならない。それはまた、どのように社会的公平を実現できるかという正義の問題でもある。

d）移植者の同意と死の受容

どのように移植医療が進み、臓器提供者がいたとしても、移植はそれを希望する人の意思に基づくものである。移植後の生存率、拒絶反応の可能性、生涯にわたる免疫抑制剤の投与、手術そのものの危険性などについて、医者は患者に説明し、患者の同意を得なければならない。また移植すれば必ず助かるわけでもなく、生涯にわたる拒絶反応との闘いをも念頭において移植を選択しなければならない。

移植医療がどのように進歩しても、自分は他の人の臓器までいただいて延命することを望まないで、自分の生涯を終えることも一つの選択であることを忘れてはならない。人は自分の死を真摯に受け止め、自分の人生とその終焉である死を受容することも自由に決断できる。なぜならば、人間の健康維持や臓器移植による延命も無条件に追求されるべき価値ではないからである。

(2) 日本の臓器移植法

いろいろな機関や学会での脳死論議を経て、議員立法として成立した日本の「臓器の移植に関する法律」は1997年7月16日に公布され、10月16日から施行された。この臓器移植法の成立によって、1979年に制定された「角膜・腎臓移植法」は廃止された。新しい移植法は生体からの臓器移植ではなく、死体からの移植のみを対象としている。基本理念を規定する第2条では、臓器の提供者が生前にその提供意思を任意に表明していること、その意思は尊重されるべきこと、移植術を要する者に移植

の機会が公平に与えられるべきことが求められている。第4条はインフォームド・コンセントの法理を明確にし、移植実施にあたって移植を受ける者とその家族に必要な説明をして、その理解を得ることの必要性を定めている。この移植法の中心は第6条にあり、次の三つの重要なことが規定されている。

① 死亡した者が生存中に臓器を提供する意思を書面により表示し、その旨の告知を受けた遺族が摘出を拒まない場合または遺族がないときは、医師はこの法律に基づき、移植術に使用される臓器を死体（脳死した者の身体を含む）から摘出できる。

② 「脳死した身体」とは、その身体から移植術に使用される臓器を摘出される者であり、脳幹を含む全脳の機能が不可逆的に停止するに至ったと判定されるものの身体をいう。

③ 脳死の判定は、臓器提供の意思表示に併せて判定に従う意思を書面で表示し、その旨の告知を受けた家族が判定を拒まないとき、また家族がいないときに限り行うことができる。

この法律により、人の死の判定は従来のいわゆる心臓死と新しい脳死との二つになる。しかし、移植法では臓器提供者のみの脳死を「人の死」と判定することになり、臓器の提供意思を表示していない患者の場合には脳死の判定はなされない。いずれにせよ、日本の移植医療はいわゆる「和田移植事件」以来の新しい段階を迎えることになった。現在は幾つかの移植事例の経験を踏まえて移植法の見直しがなされているが、日本人の歴史や文化のなかで培われてきた遺体観や死生観だけでなく、家族観を踏まえての臓器提供意思の確認が一つの問題になっている。

(3) 移植術とそのシステム

　a) 拒絶反応とその対策

移植術には必ず拒絶反応が伴う。移植が成功するためには、移植された臓器が拒絶反応を受けることなく、受容者の身体のなかで半永久的に生着していく技術を開発しなければならない。著名な免疫学者の多田富

雄によれば、1960年代の免疫学によって明らかになったのは、臓器移植における拒絶反応の主役が胸腺 (thymus) から供給されるT細胞 (リンパ球) であるということである。この細胞はいろいろな免疫反応に参加し、異物を識別し、それを強烈に排斥するという免疫反応の主役である。胸腺こそが自己と非自己とを識別する能力を決定する免疫の中枢臓器である。この臓器は最大になる10代で35グラムの小さなものであるが、10億個のリンパ球が活発に分裂しており、性成熟後は急速に小さくなる。(多田富雄、1993、34-47頁) また、移植術のためには血液型だけでなく、自分と他人を区別してアイデンティティーを示す「ヒトの白血球抗原」(HLA = human leukocyte antigen 1958年頃に発見) などの組織適合性が近似であることが必須の条件である。父親と母親から受け取った身体の遺伝的素質はそれぞれの個体の生命を維持しているが、外部からの異物に対して正常な拒絶反応を起こす。これらの拒絶反応を抑えるために有効な免疫抑制剤が開発され、移植臓器の生着率が向上してきたが、なお他方ではその副作用や感染症を防ぐ療法をも考える必要がある。

b) 臓器の保存

移植術の成功のためには、移植される臓器の機能を維持する保存法が大切である。臓器を摘出してから血管を縫い合わせて血流を再開させるまで、止血または阻血時間をどれだけ短くできるか、その工夫が必要である。阻血状態やその時間は、臓器の種類や摘出前の身体の状態などで異なる。現在の技術では保存液によって冷却されてから、心臓が約4時間、肝臓が12～24時間、腎臓は72時間位である。移植の原則はできるだけ早く摘出した臓器を移植することであるが、その間に種々の検査をしなければなならず、できるだけ長時間の保存ができるような手段を開発する必要がある。臓器は細胞の集合体であるから、この細胞傷害を防ぐために臓器を低温にして代謝を低下させなければならない。しかし臓器を冷凍保存することはその細胞傷害のために不可能である。

c）移植システム

適正な臓器移植のためには、次のようなシステムが必要である。

①臓器移植ネットワーク制度

移植に関する個人情報をデータ・ベース化して、即座に検索できるようなネットワークが必要である。移植希望者の血液型やHLAなどの適合性をネットワークに登録しておく。日本の移植ネットワークは、脳死を前提とする移植法ができるまでは、心停止後または生体からの提供（とくに腎臓）に限られていた。現在では1997年10月から「社団法人日本臓器移植ネットワーク」が活動を開始し、脳死下での多臓器移植に対応するようになった。臓器を提供する人、例えば脳死者が発生したとき、提供予定者の血液型とHLAを調べて、適合性のよい受容者を選ぶことになる。

②移植コーディネーター制度

コーディネーターは臓器移植のための新しい職種である。臓器提供者の死亡後、血液型やHLAなどを調べ、臓器の提供に専門的に携わり、移植候補者を探す仲介役を果たす人である。彼らは医学的知識だけでなく、法律や社会制度についての知識をもって、限られた時間内に状況判断をして移植に向けて調整しなければならない。臓器を摘出する医者が直接に遺族に接触すれば、遺族に圧力をかけることにもなる。コーディネーターは脳死者が発生したという情報を得て、その病院へ行き、遺族と面談して臓器提供の意思を表明するドナーカードの有無、遺族の提供の意思などを確認して、移植医に連絡する。

③臓器移植のためのチームワーク制度

移植コーディネーターの仲介を得て、病院は臓器提供者とその家族の意思や受容者との適合性などを知ることになる。臓器を摘出する病院と移植する病院とは連絡を緊密にして、摘出と移植を実施する。この一連の連携作業のためには、医療の事務体制や臓器の輸送を含めて、手術の終了までは特別に緊密なチームワークが必要である。

引用文献（引用順）

和田寿郎、1992、『あれから25年、「脳死」と「心臓移植」』、かんき出版。
丸山英二、1986、「臓器移植と法」、加藤一郎・森島昭夫編『医療と人権』、有斐閣。
星野一正、1991、『医療の倫理』、岩波新書。
中島みち、1985、『見えない死―脳死と臓器移植』、文芸春秋社。
多田富雄、1993、『免疫の意味論』、青土社。

参考文献（アルファベット順）

秋山暢夫、1991、『臓器移植をどう考えるか―移植医が語る本音と現状』、講談社。
雨宮浩、1988、『臓器移植48時間』、岩波書店。
渥美和彦・稲生網政編、1986、『人工臓器と臓器移植』、共立出版。
粟屋剛、1999、『人体部品ビジネス―「臓器」商品化時代の現実』、講談社。
浜口吉隆、1996、「臓器提供の自己決定権」、同『伝統と刷新』、南窓社、205-235頁。
保坂正康、1992、『臓器移植と日本人』、朝日ソノラマ。
高知新聞社会部「脳死移植」取材班、2000、『脳死移植―いまこそ考えるべきこと』、河出書房新社。
三輪和雄、1983、『人工臓器の時代―人体はどこまで置き換え可能か』、講談社。
中山研一、1995、『脳死移植立法のあり方―法案の経緯と内容』、成文堂。
中山研一・福間誠之編、1998、『臓器移植法ハンドブック』、日本評論社。
中山太郎編著、1989、『脳死と臓器移植―日本で移植はなぜできないか』、サイマル出版会。
野本亀久雄、1999、『臓器移植―生命重視型社会の実現のために』、ダイヤモンド社。
太田和夫、1989、『臓器移植はなぜ必要か』、講談社。
――――、1999、『臓器移植の現場から―移植免疫のしくみから脳死移植の実際まで』、羊土社。
特集アスペクト81、2000、『ドナー・脳死・臓器移植―日本における移植医療の「現在」』、アスペクト。
坪田一男、2000、『移植医療の最新科学―見えてきた可能性と限界』、講談社。

第12章　人間の死とその判定

　死または消滅は、単に生物のみに起こる現象ではなく、この宇宙に存在するすべてのもの、例えば一つの惑星の誕生やその死についても知られている。数十億年の天体、太陽の時間の流れのなかで地球上の生命も誕生したとすれば、地上に生存する動植物と共にある人類も自らの歴史を築きながら、やがて消滅してゆくのであろう。すなわち、ひとつの生物である人間も生殖による生命の存続と死滅との連続のなかに現存しているが、人間は独自の文明を築き、文化を生み出し、歴史を形成して生きている。

　とくに、人間だけが自分の死滅性を自覚することができる生物であり、それぞれの人生観や宗教観をもって生と死を考えている。現代の科学技術とそれを応用する医療現場において、人間の生と死をめぐる現象とその理解も変化してきている。もはや人間の死は各家庭で迎える単純な通過儀礼ではなく、病気と治療、延命と看護、延命中止と安楽死、また脳死と臓器移植などの諸問題と関連して生命倫理の主要な課題になっている。おそらく現代ほど死が意識され、実存的な問題として論じられた時代はなかったであろう。宗教も倫理も法律も、今では医療における死に注目し、どのように人間の死を捉えるかを再考しなければならない時代を迎えている。

1 伝統的な死の判定

(1) 三徴候死説
　a) 慣習としての三徴候死説

宗教も倫理も法律も、人間の生命こそ保護されるべき価値の高いものとして認識し、それを維持することを責務と考えている。確かに、人類の歴史のなかで人間の生命と死をどのように見てきたか、それは民族や文化や宗教によってそれぞれに異なるであろう。人の死の判定は「専門職」(profession)である医者の専権事項である。教皇ピオ12世も死の判定は医者が行うべきことを認めているが、「生と死の境」の判定にあたっては、伝統的に「三徴候死説」が採られてきた。それが何時、どのようにして始まったかは定かではないが、それは決して「死の定義」ではない。

　その説によれば、①呼吸の停止、②心臓(脈拍)の停止、③瞳孔の散大と対光反射の消失、という三つの徴候を総合して死を判定するのである。それは、とくに心臓の拍動の不可逆的停止をもって「人の死」を判定するから、通常は「心臓死」と呼ばれている。この考え方は、今日に至るまで慣習的に社会的な合意あるものと受け止められていたから、特別に問題にされることなく、医者はその判定に基づいて死亡診断書を書いていたのである。それは医者だけが書くことのできるものであり、人が死んだかどうかは医者の判定にまかされている。いつ死んだかという死亡時間、なぜ死んだかという死因が記入される。このように、死の判定は医者の経験による三徴候を見て行われてきた。

　ところが、もし脳死者から臓器を摘出して移植を行うとすれば、それは脳死をもって個体の死とみなしていることになる。このような場合でも、死の判定は医者にまかされている。立花隆は次のように述べている。

　「一般には脳死が認められていない現時点においても、ある医者が自分の信念に基づいて、脳死者を死亡と診断し、その患者の治療を打ち切って人工呼吸器のスイッチを切るとか、さらには移植のために臓器を摘出することそれ自体は、法的に許容される範囲内にある医者の裁量権に属する行為なのである。」(立花隆、1986、60頁)

　しかし、後述するような脳死判定が論じられるなかで、三徴候による「人の死の判定」の背景にある生命維持のメカニズムも解明され、心臓

死と脳死との関連もいっそう理解されるようになった。

　b）生命の基本的メカニズム
　人間の生命の基本的なメカニズムは次のように要約される。
　「人体を構成する細胞の活動を維持するためには、酸素や栄養素の供給が必要であり、とくに酸素が血液によって各細胞に供給されることが細胞維持にとって必要不可欠である。このような酸素供給は酸素が取り込まれた血液が体内を循環することにより行われるのであるが、このために脳（なかでも脳幹という呼吸中枢の存する部分）、肺、心臓という三つの器官が必須の機能を果たしているのである。すなわち、脳の呼吸中枢により呼吸筋を動かして肺を膨らませ、その中に外気を取り入れ、肺の肺胞において行われるガス交換により酸素を血液中に取り入れ、その酸素が取り入れられた血液をいわばポンプである心臓が全身へ送り出すことによって、血液循環による酸素供給が行われるのである。これらの機能を果たす脳、肺、心臓の各器官はそれぞれ活動していくうえでそれ自体として酸素を必要としているために、この三つの器官は互いにいわば一種の相互依存関係にあることになる。」（山口厚、1992、215-216頁）
　そして、その相互依存関係は次のように説明される。①心臓が止まれば、血液の循環による酸素吸入が絶たれ、肺と脳の機能は失われる。②肺のガス交換機能が失われれば、酸素を血液に取り込み供給することができず、脳と心臓の機能は失われる。③脳の呼吸中枢がその機能を失うと、呼吸筋が動かず、肺に外気が取り込まれない結果、ガス交換が行われず、酸素を取り込めず、心臓や肺の機能が失われる。
　立花隆も脳と心臓と肺の相互依存関係について、次のように解明している。「このエネルギーの供給源が酸素とブドウ糖であり、それは両者とも、血液にのせて運ばれてくるのだから、血流が止まれば脳は死なざるをえない。つまり、脳は血流を送り出している心臓に依存して生きている。これが心臓が止まれば脳も必然的に死ぬ理由である。血流が確保されても、そこに酸素が充分に供給されていないとやはり脳は死ぬ。だ

から、脳は肺にも依存して生きている。同様に、脳は血液中のブドウ糖供給に依存しているから、その供給システムにも依存して生きている。」(立花隆、1986、125頁) このように脳が心臓と肺に依存している事実に続いて、心臓も肺も脳に依存していると説明する。

「肺は脳に依存している。脳幹部にある呼吸中枢が肺に呼吸を命じているのであって、脳が死ねば呼吸中枢は機能を停止する。それによって、肺自体のガス交換のメカニズムは健全であっても、肺は動かなくなる。それに対して、心臓は必ずしも全面的に脳に依存していない。脳幹には循環中枢もある。しかし、循環中枢がやられたりただちに心臓が停止するというような直接の依存関係はない。心臓はある程度自立しているのである。だから、脳が死んでも心臓は生きているという状況が生まれる余地が出てくるのである。」(同、125-126頁)

このような心臓の脳に対する特別な関係構造を知ることによって、人工呼吸器による脳死という病状が解明されてきた。つまり、脳の呼吸中枢がだめになっても、肺自体のガス交換のメカニズムが機械の力で保たれていれば、体内の酸素の供給は維持されることになる。このような三つの臓器の機能の連関を知ることによって、「脳死」がどのような状態であるかを理解しうるように思われる。すなわち、脳死の基本構図は、心臓と人工呼吸器で動く肺とが機能を維持している間に、脳が死んでしまうことである。その脳死問題を考える前に、三徴候死説を前提にしている現行の死に関する法的規定をも見ておく必要がある。

(2) 法的概念としての死

人間社会の法律、とくに刑法は人間の生命保護を任務とするものである。「人の生命」の終期である死については、刑法199条によれば、生命を故意に殺害する行為は殺人罪になり、「死刑又は無期若しくは三年以上の懲役」で処罰される。生命を自ら絶つ自殺(の未遂)は処罰されないが、他人の自殺をそそのかし、援助する行為や、他人の嘱託・同意を得てその人を殺す行為は、なお犯罪とされ罰せられる(刑法202条)。このよ

うに、「人の生命」は維持されるべきものとして法の保護の下にある。しかし、法的に考えれば、「人の生命」は「出生」から「死亡」までの期間である。

　①「出生」以前は、「胎児」として堕胎罪(刑法212条以下)の規定により保護されるが、殺人罪や嘱託殺人罪より軽い刑罰を受ける。優生保護法または母体保護法によって「人工妊娠中絶」が許されており、実際に数多くの堕胎が実施されている。

　②「死亡」以後は、「死体」として扱われ、死体損壊罪(刑法190条)の規定により保護されている。(三年以下の懲役)

　このような法的規定にもかかわらず、倫理的にも法的にも、新生児の出産の過程でいつ「胎児」が「人」になるのか、その生命の「終期」を意味する「死」が何であり、いつ死んだとするのか、今も論じられている課題である。しかし、誕生も死も一つの生命の過程(プロセス)であって、「一時点」(ポイント)を特定することはむずかしい。現在でも、法律は三徴候による死の判定を基準にして刑罰が規定されているから、脳死と臓器移植をめぐっての「死」および「死の判定」について慎重な検討がなされる必要があったのである。伝統的な死の判定においても、死は瞬間的な不可逆的現象ではなく、各組織の機能廃絶という部分死から全体死へと進行し、やがてある時点をもって「死亡宣告」がなされてきた。それでも、その死亡宣告から24時間以内の埋葬は禁じられている。

2　脳死問題と脳死説

(1)　脳死という現象

　先に脳と肺と心臓との相互依存関係から「心臓死」について述べたが、現在問題になっている「脳死」(brain death)は生命維持装置の発達とともに生じた現象であり、臓器移植との関連で論じられるようになった。「脳(脳幹)には血液循環の中枢が存在しているものの、心臓はそれに完全に依存しておらず、それ自体として動き続ける能力をもっているため

に、脳の呼吸中枢の機能が失われても、人工呼吸器により肺に外気を送り込むことによってガス交換を行わせ、心臓を動かし続けることが可能になったことから問題が生じるようになった。」(山口厚、1992、216頁) このような説明からも明らかなように、脳の機能が完全に失われてもなお心臓は人工呼吸器で動き続けるところから、心臓の移植が医学的に可能になったのである。

また、臓器移植が論じられる前は、「脳死」状態は「過度昏睡」(coma depasse) または「不可逆的昏睡」(irreversible coma) と呼ばれていたが、臓器移植との関連で「脳死」という言葉が使用されるようになったのである (加賀乙彦、1990、371頁)。すなわち「脳の死」も「人の死」ではないか、また心臓死との関係で「脳の死」をもって「人の死」とすべきではないかが問われるようになった。その理由は、とくに心臓移植のためには脳死状態の提供者からの心臓摘出が是非とも必要であるという事情があるからである。それでは、「脳死」とはどのような状態を言うのか、脳死の分類を見てみよう。

(2) 脳死説の分類
　a) 脳の機能による分類
　人間の脳機能は次のように大別され、それらの機能死をどのように考えるかによって「脳死」の見方が異なってくる。先に述べた「三徴候死説」には「脳の機能停止」という項目は入っていないが、その説による個体死の場合にも心臓の機能停止によって血液が脳に行かなくなるために、酸素が欠乏して脳機能の停止に至るのである。大脳は思考などの高次の精神機能をつかさどっており、小脳は運動調整機能をつかさどっている。また脳幹は呼吸などの生物学的な生命維持の中枢機能を果たしている。脳のどの部分が機能停止するかによって、脳死説は三つに分類される。
　①全脳死説 (whole brain criteria 全脳基準)
　これは脳幹を含む全脳の不可逆的停止をもって死とする立場である。脳の全細胞の全機能が失われることではなく、「脳全体としての機能」

が失われることによって死と判定する。この説は、ハーバード基準（1968）やアメリカ大統領委員会基準（1981）で採用されている。日本では厚生省の脳死研究班（1985）、日本医師会生命倫理懇談会（1988）、厚生省基準を採用した「臨時脳死及び臓器移植調査会（脳死臨調）」の最終答申（1992）、そして臓器移植法（1997）でも全脳死説が採用されている。

②脳幹死説（brain stem criteria 脳幹基準）

これは、生物学的な生命の維持に必要な呼吸などの中枢（生命現象の統合能力）が位置する脳幹の機能の不可逆的停止をもって死とする立場である。この説はイギリスのパリス（Christpher Pallis）によって提唱されたが、それに対する批判もなされた。

③大脳死説（higher brain criteria 高次脳基準）

これは、人としての同一性を担う高次の精神機能をつかさどる大脳の機能の不可逆的停止をもって死とする立場である。この説では脳幹は生きていても、人の知能、感情、思考や思想、人格や心の働きなどをつかさどる大脳の機能停止によって死を判定する。この立場では、脳幹が生きている、いわゆる「植物状態」との区別が困難になる。この説の支持者は一部のアメリカの学者にいると言われるが、公的な基準としては採用されていない。

b）脳死とは何か

ところで、「脳死」と言われる死は、ただの「脳の死」を意味しない。医療技術の進歩によって、人工呼吸器を含む生命維持装置を用いた強制的な酸素供給による末期患者の延命が可能になった。しかし、ある時期が過ぎると脳幹の呼吸中枢をはじめ脳の機能が停止し、「再び生き返らない時点」（point of no-return 不帰の点）を過ぎて死亡する。星野一正は「脳死」をもって個体死とする立場から、次のように説明している。

「脳死」とは、「生命維持装置によって人為的に延命医療が行われているにもかかわらず、脳が自然に不可逆的に機能停止したために呼吸中枢が働かなくなって自己呼吸がなくなり、脳組織全体に酸素欠乏が起こっ

て死亡する特殊な条件下でのみ起こる新しい現象であり、生命維持装置を使用していない場合では起こらない個体死なのである。〈中略〉脳死を含む死は瞬時に起こる現象ではなくて、ある経過を経て起こる現象である。脳の機能失調が進み不可逆的に機能停止して再び働き出すことがない時点、つまり『不帰の点』に至り脳死した後でも、生命維持装置を継続して使用していると、脳組織よりも酸素消費量の少ない臓器や組織は、個人差はあるが、ある期間内それらの機能を維持することが可能である。」(星野一正、1991、43-44頁)

　こうして、脳死者の肺は人為的に拡張と収縮を繰り返し、酸素を十分に供給された血液により生きているような顔色が保たれる。このような「脳死」の後で、数時間を経て心臓も停止する。

　ｃ）脳死と植物状態の区別
　いわゆる植物人間は持続的(蔓延性)植物状態患者であるが、とくに「大脳死説」との関連で区別されなければならない。「植物状態」の人間は、大脳と小脳の部分は病変に侵されているが、植物機能をもつ脳幹は侵されていないから、意識はないが、心臓や呼吸は保たれている。日本脳神経外科学会によれば、持続的植物状態は次のような状態であるとされる。①自力移動ができない。②自力で食物を摂取できない。③糞尿失禁状態である。④目で物を追うが認識できない。⑤簡単な命令には応ずることがあるが、それ以上の意思の疎通ができない。⑥声を出すが、意味のある言葉を発することができない。これらの条件を満たしており、各種の治療が功を奏せず、3ヵ月以上の長期にわたり継続し、ほぼ固定した状態をいう。このような患者にはほとんど自己呼吸があり、人工呼吸器を必要としない。すなわち身体のなかの植物機能(自律神経系)である消化、排泄などの内臓の機能だけ正常に働いている。

　これに対して、「脳死」状態は生命現象が消滅しつつある過程にすぎず、医学的にみて生命の回復可能性が失われた状態である。脳死状態の患者は器械で呼吸し心臓が動いているが、生きているとも言えるし、あ

るいは死んでいるとも言える。生と死の中間にあるような状態であるとすれば、この状態にある患者の生命は法律上どのように保護するべきか。大谷實の見解によれば、脳死患者に対する延命措置は過剰医療になりうるので、医者の義務とすべきではない。生命の回復可能性がないのに治療を加えるのは医者の任務を越えているから、人工呼吸器を取り外して心臓死を招いたとしても、殺人罪を構成しないと結論される。(大谷實、1983、130-132頁)

3　脳死の判定基準

(1)　心臓死と脳死との関係

　人の死は、医学的な基準に従って医者によって判定される。これまでの伝統的な三徴候死説とは別に、移植医療との関係で脳死論議が展開されるなかで死の概念とともに脳死の判定基準が求められた。その基準を定めるためには、脳の不可逆的停止が厳密に証明されなければならない。三徴候死説では心臓の機能と脳幹の機能の喪失に伴う徴候を見て、「死んだ」と判定された。それは、「心臓死」とも言われるように、血液の循環による酸素供給機能の喪失をもって死とする考え方である。人体を構成する細胞の死滅である全細胞死への単なる必然性からは必ずしも死であるとは言えず、酸素供給機能などの一定の機能を「生命現象の本質的機能」と評価することが必要になる。その現象の欠落をもって死とすることになる。

　ここで脳死をめぐっては、酸素供給機能の人工的代替が可能になった。脳幹の機能を人工呼吸器によって代替するのである。やがて死ぬことは間違いないからといっても、すでに死んでいるとはいえない。この立場からすれば、脳死は「人の死」ではないことになり、血液の循環による酸素供給機能が維持されている限り、人は死なないことになる。基本的に問題となるのは、人工的医療装置などによる代替的機能は単なる機械的機能であって、人の「生命の本質的機能」であるとは言えないのではな

いかということである。それではどのような基準で脳死を判定することができるか。

(2) 脳死の判定基準
　a）ハーバード基準 (1968)
　1967年に南アフリカで世界最初の心臓移植が実施された。それに伴い、ハーバード大学は1968年に脳死特別委員会を組織して、脳死移植のために脳死判定基準を検討した。その基準は次のような条件を確認することになっている。①自発運動または呼吸の停止、②諸反応の消失、③脳波の平坦化、④刺激に対する反応の消失などにより判定するが、それらを24時間後に再確認する。この基準は世界各国の判定基準に大きな影響を与えた。この基準における脳死とは「全中枢神経系の死」であり、脳以外の脊髄も含まれる。

　b）アメリカ大統領委員会による基準
　先のハーバード大学の判定基準以来、アメリカではミネソタ大学の基準 (1971)、米国国立衛生研究所の共同研究 (1977) を経て、「大統領委員会」（アメリカ合衆国大統領医学および生物医学・行動科学研究における倫理問題検討委員会）の『死の判定基準』(determination of death) が発表された。それは「死の定義と死の判定」に関する報告書であり、心臓死と脳死との判定を併記している。

A．循環(血液循環)および呼吸機能が不可逆的に停止した個人は死亡したとする。
　①機能の停止は妥当な医学的診察・検査によって判定する。
　②不可逆性の判定は妥当な観察および(または)治療期間をおいても、機能が持続的に停止していることにより判定する。
B．脳幹を含む脳全体のすべての機能が不可逆的に停止した個人は死亡したとする。

①機能の停止は以下の所見が明らかになったときとする。
　a．大脳機能の消失
　b．脳幹機能の消失
②不可逆性の判定は以下の所見が明らかになったときとする。
　a．昏睡の原因が確定し、これによって脳機能の障害がおこったとする十分な根拠があること。
　b．全機能について改善の見込みがないこと。
　c．全機能の停止は、妥当な観察および治療期間にわたっていること。
＊注意事項　以下の状態があるときには一層十分な注意が必要である。
　a．薬物および代謝性中毒、　b．低体温、　c．小児、　d．ショック

　この基準に見られるように、Aの基準は従来の三徴候による判定であり、Bが脳死の判定基準である。この「死の判定基準」では脳死をも含めて個人の死と判定している。大統領委員会は、死の判定に関する全国的な統一法を目指している。AとBとの基準によれば、脳死を従来の死（心臓死）とあわせて個体の死として取り扱っている。各州の管轄の下にある法律を作るために基準として提示された「死の判定に関する統一法案」は、心臓死と脳死を含めて死を定義する。「死は、心臓と肺の不可逆的な機能の停止であるという従来の基準か、または全脳のすべての機能の不可逆的消失であるという基準のいずれかにより、正確にあらわすことができる単一の現象である。」

　c）イギリスの判定基準
　イギリスの判定基準も心臓死と脳死とを併記し、二つの死の関係を述べている。
　「⑸　大部分の事例においては、死にゆく患者は、われわれが死と呼ぶ不可逆的状態にいたる過程を通過するのであり、そこでは臓器の不

全が次々に起こって、結局は脳死が起こる点まで到達するのであり、この点からはもはや折り返すことはできない。(6) 少数の事例においては、脳死が他の臓器や組織の不全の結果としてではなく、恐らく頭部外傷か突発性頭蓋内出血による脳そのものの重大な損傷の直接の結果として起こる。この場合は、事柄の順序が転倒している。心搏や呼吸のような生命機能の不全が最後に脳死を結果するということでなくて、脳死が自然呼吸の停止を結果するのである。〈中略〉(8) 大部分の事例では、脳死は全生命機能の不全の部分または究極であるから、医師は、患者が死んでいることを結論する前に、個別的に脳死を特に同定する必要はない。」(立花隆、1986、90-91頁)

d) 日本の判定基準

日本では日本脳波学会が1968年に「脳死と脳波に関する委員会」を設置し、1974年に最初の脳死判定基準をまとめた。その基準における脳死とは、回復不能な脳機能の喪失であり、脳機能には、大脳半球だけでなく、脳幹の機能も含まれる。「脳の急性一次性粗大病変の際の脳死の判定基準」は次の通りである。

①深昏睡、②両側瞳孔散大、対光反射および角膜反射の消失、③自発呼吸の停止、④急激な血圧降下とそれにひきつづく低血圧、⑤平坦脳波、⑥以上の五つの条件が揃った時点より、6時間後まで継続的にこれらの条件が満たされる。参考条件として血管撮影上の脳循環停止所見。脊髄反射消失は必須条件ではない。脊髄を経由する反射は脳死でもなお出現する場合がある。

なお、厚生省は1983年に「脳死に関する研究班」を組織して調査・研究を行い、1985年に脳波学会の基準を改変して新しい判定基準をまとめた。この厚生省基準(通称、竹内基準)によれば、①深い昏睡、②自発呼吸の消失、③瞳孔の固定、④脳幹反射の消失、⑤平坦脳波、⑥6時間以上の経過、という検査の6項目が必要である。また、1988年に日本医師会の

生命倫理懇談会も「脳死および臓器移植についての最終報告」を出しているが、1992年の「脳死臨調」の最終答申では厚生省基準が採用されており、新しい臓器移植法でも同じである。ここでは、厚生省基準案をまとめた竹内一夫の解説を紹介しておこう。(竹内一夫、1987、75-116頁)

［脳死判定の対象］
　「対象となるのは、脳の死(機能停止)と体の死(心臓停止)に時間的なずれがあり、文字通り回復不可能の『脳死状態』に陥っているか、あるいは何らかの方法で、未だ回復する可能性が少しでも残っているかを臨床的に判断する必要がある場合だけである。」(同、79頁)後者の場合には更に最善の治療法を実施するが、具体的には脳死判定の対象は次の二つの場合になる。
　①脳の器質的障害により、深い昏睡と無呼吸を呈している症例。
　②原疾患が確実に診断されており、それに対して、現在行うことのできるすべての適切な治療を施しても、回復の可能性がまったくないと判断される症例。
　このような症例は脳という器官に目に見える障害を受けている場合であり、薬物中毒、代謝障害、てんかんなどによる昏睡では脳にははっきりした障害はない。原因はわからないが、意識も呼吸もない場合には、脳死の判定対象にはならない。また幼い子供の脳は、一般に障害に対する抵抗力が大人よりも強く、脳死状態に陥ってから心臓が停止するまでの期間が大人よりも長い傾向があるので、6歳未満の乳幼児は脳死判定の対象にはしない。いずれの場合にも、脳の働きが回復する可能性が残っているからである。

［脳死判定基準］
　脳死の判定のためには、上記の6項目を必要とするが、医者にはあらゆる可能な治療法についての知識と、それを実行する設備と技能が求められる。
　①深い昏睡＝全く意識がなく、いろいろな刺激を与えても何の反応も

示さない状態。
②自発呼吸の消失＝人工呼吸器により他動的に呼吸させられている状態。普通の生命徴候 (vital sign) は呼吸、脈搏および血圧を指すが、脳死状態の場合、呼吸は脳幹の代表的な機能であるので、自発呼吸のウエイトは一番高い。
③瞳孔の固定＝脳死状態では、瞳孔の直径が左右とも4ミリ以上であり、光をあててもそれが変わらない。瞳孔反射は脳幹機能の重要な指標である。
④脳幹反射消失＝脳幹は最も基本的な生命活動をつかさどるところであり、脳幹の機能を確実にチェックする。脳幹反射には角膜反射、眼球頭反射、前庭反射、咽頭反射、咳反射、毛様脊髄反射などがある。
⑤平坦脳波＝脳神経細胞 (100億以上) は微弱な電気活動である。脳波は脳細胞の活動のあらわれであるから、脳の機能が停止すれば脳波もあらわれない。広く普及している脳波検査は大脳の活動の客観的な記録であるが、補助検査である。
⑥6時間以上の経過＝以上の5項目を認識した後、6時間、集中治療の対象として断続的に観察して、変化がないことを確認する。「われわれの経験では、脳波以外の他の判定基準をすべて満足している場合、少なくとも1時間以上脳波が消失すれば、蘇生の可能性はまったくないといえる。したがって6時間の観察時間は6倍の安全性をもつと考えてよいであろう。」(同、103頁)

その他、電気刺激や音の刺激による脳幹反応、脳や血液循環停止の検査なども補助検査として参考条件に挙げられる。ところで、脳死判定は医者が行うが、特定の資格は必要ないと言われる。しかし、次のことが指摘されている。「医師免許証を持つ医師のすべてが脳死の判定に経験があるわけではないので、脳死判定に十分な経験があり、かつ移植と関係のない医師が少なくとも二人以上で判定することが望ましい。」(同、105頁)

確かに、脳死判定は好むと好まざるとにかかわらず、臓器移植とかか

わる可能性がある。だから、脳死判定には臓器提供者の出現を期待しがちな移植関係の医者を判定者から除外すべきであるとし、その他の二人以上の医者で判定の中立性と確実性を高めることが期待されている。

(3) 脳死判定基準に対する批判

　このような脳の機能の不可逆性を中心とした脳死判定基準でもなお不十分であるとして、立花隆は脳死の「器質死」を提唱する。それは、不可逆性を徹底的に証明するためには、脳の細胞が全部死んだことが実証されなければならないとする考え方である。人間は一つのシステムであるから、システムが死んだ時が人間の死である。

　「全体が死んでも部分が生きているという状態がしばらく継続する。しかし、どの部分も、全体を離れては継続的に生きていくことはできない。やがては死ぬ。人間が死んだとき、生体を構成しているあらゆる部分はまだ生きている。臓器もシステムの構成部分としての機能は失っても単体としては、まだしばらく生きている。だから、死後の臓器移植が可能になるわけだ。臓器が臓器としての機能を不可逆的に喪失して、臓器死の状態に陥っても、まだ、その臓器を構成する細胞は生きている。細胞死はそのあとに進行していく。」(立花隆、1986、96-97頁)

　こうして、立花隆は「脳の働きが止まっている状態を死んだとみなす機能死」に対して、脳の生物学的な実質の死、つまり「細胞死そのものの死をもって脳死とする器質死」を主張する。単に機能が全部止まっているというだけでは十分ではなく、脳細胞は生きているけれども、機能が停止している状態がありうると考える。脳の生死と脳の機能の発現とは必ずしも同一ではないとする。脳の機能が停止しているといっても、細胞が生きている限り、その機能が回復する可能性があると言う。脳細胞の自己融解現象という器質的変化を起こして元に戻らなくなるのが器質死である。このような死を確認するために、なお判定条件のなかに脳血流停止検査を加えることを求めている。

しかし、器質死の証明は現実的には不可能であり、脳死の賛成論者は機能死だけで十分に脳死を証明できるとする立場をとっている。「脳死臨調」の最終答申もその立場であり、次のように述べている。

「脳死の判定においては、全体としての脳の機能が本当に残っていないか、そのような機能の停止が本当に不可逆的なものか、を医学的に確実に知ることを目的とすれば足り、個々の脳細胞が全て死んでいるかどうかまでを確かめる意味はないものと考えられる。」(臨時脳死及び臓器移植調査会最終答申、1992)

4　脳死と人間の死

(1)　脳死と個体の死

脳死は脳の機能の全面的な不可逆的な停止であると定義し、その判定が一定の基準に従って判定されたとしても、脳死をこれまでの伝統的な心臓死と同じく「個体死」として認定されるかが論じられてきた。脳死者は本当に死んでいるのだろうか。人工呼吸器で呼吸が維持され、心臓は動いていて血色もよく、温かい状態である患者を見て、果たして「死んでいる」と言えるのか。そのような状態で生命維持装置を取り外すことができるのか。死の実感はないが、生とも質的に違う患者を家族はどのように受け止めるのか。現代医学の進歩によって、脳が最終的に人が生きていることを保証する器官であるとはいえ、「プロセスとしての死」のどの段階で「個体の死」と判断するのか。これこそ、脳死の社会的合意を得るための重要な問い掛けであった。

　　a)「脳死臨調」による「人の死」
「脳死臨調」の最終答申も、人の身体に生じる「人の死」を医学的・生物学的に定義することの困難さを認めながら、死が人々の価値観を前提とした文化現象であるから総合的な判断が必要であると言う。しかし、医学・生物学的な知見に基づいて、三徴候による死の判定と脳死による

「人の死」について、次のように述べている。

　「近年、人工呼吸器の登場によって人為的に呼吸運動の維持が可能になってきたのに伴い、この三徴候の中でもとくに重要と見られる呼吸停止が必ずしも死の徴候とはいえなくなってしまった。というのも、人工呼吸器を着けたまま、一見呼吸をしながら臨終（心停止）を迎える患者が少なからず存在するようになってきたからである。さらに将来、もし人工心臓が開発された場合には、もはや死の最も普遍的な徴候であった心停止という現象自体が生じなくなる可能性すら存在している。」（同、1992）

　「医学的に見て脳死が『人の死』であるとしても、実際に脳死によって死が判定されるのは例外的であって、大部分の場合は、これまでどおり心臓死（『三徴候』による死）をもって死と判定することで何ら差し支えない。何故なら、心臓死の場合もまた、心停止後脳の機能が停止し、脳による統合能力が失われ、個体としての統一性が失われるという点で、脳死と同じ意味での「死」と考えられるからである。」（同、1992）

b）個体の死である脳死と実感

　脳死した人の肉体は死体であり、そこから臓器を摘出して移植してもよいとしても、脳死状態を生死のどちら側に位置づけるかは、医学的知見とは別に各人の実感にも左右されるように思われる。立花隆はこの辺の事情を次のように表現している。

　「脳死からの臓器移植が進まないのは、脳死が個体死であるということがなかなかわかってもらえないからで、そこさえクリアできれば、あとはスムーズに進むはずだと考えている医者が多いが、そう単純なものではない。脳死は個体死であり、脳死者の肉体は死体であるという点に関して一般人の理解が得られたとしても、なおこれらの本能的反発（死体を切りきざむことに対する吐き気や嫌悪感）は残るのである。それは理性的認識によっては簡単におさえつけることができない本能的

な感性の働きによっているからである。」(立花隆、1992、19頁)

　脳死についてあまり知識のない普通の人は、脳死者から生命維持装置を外してから呼吸が止まり、血圧が下がり、血色が悪くなることなどを観察して、はじめて事後的に脳死も個体死であると納得することができる。立花隆は、このような普通の人の実感をも指摘しながら、やはり脳死は「人間の個体死である」と考えている。人間のアイデンティティの座は脳にあり、それは代替不可能であるから、「本当に脳が死んだと疑問の余地もなく言える状況」での脳死であれば、その人の脳が死んだらその人の死と考えざるを得ない。彼の言う脳死は器質死であるから、脳が器質的に死んだときには、絶対に生き返ることはない。脳細胞の死は、心停止によってもたらされるその人の死と同じように、その人の個体死をもたらすから、「脳死は人の死である」という論理は展開される。

　「普通は人間の死は、心停止による全身の循環停止によってもたらされる。脳細胞を含む全身の細胞は、血液が運ぶ酸素に依存して生きている。だから血流が途絶すれば、全身の細胞が遅かれ早かれ死んでいく。特に脳細胞は、酸素の消費が激しいから、血流途絶に弱く、かなり短時間で死んでしまう。心停止による人間の死は、心停止→全身の循環停止→脳循環の停止→脳細胞の死、という順序で進行し、個体のアイデンティティの座である脳の死をもってその人の個体死は完結する。」(同、122頁)

(2)　「脳死＝人の死」の社会的受容

　脳死を「人の死」また「個体の死」とすることは、臓器移植を前提とした論理の展開であった。すなわち「脳死が人の死である」ということが社会的に容認されなければ、脳死からの臓器移植を行うことは困難である。移植医療を推進するためには、医者に対する国民の信頼を回復しなければならないことは、幾度も指摘したところである。そのためにも、脳死を人の死とすることに関する社会的な合意が必要である。脳死を人

の死であるとすれば、移植が日常的な医療として行われ、一人でも多くの人を救うために死体の検死も臓器摘出もできる。脳死状態は客観的な事実であって、これを生と評価しようと死と評価しようと、その事実には変化はない。しかし、脳死を家族や遺族に納得してもらうためには時間も要するし、脳死を人の死とすることに躊躇する人々に対する配慮も必要である。疑わしい場合には、生に利益になるように判断するのが医者の職業倫理の基本である。したがって、現実的には、本人の善意の提供意思を条件に、臓器の摘出を社会的に容認する方向で解決の道が開かれてきた。日本の臓器移植法もその見解にあると理解される。

　また、確かに人の死は客観的に把握されるべき事柄であり、「死亡」は客観的な事実として受け入れられる。たとえ脳死は医学的に人の死であるとしても、なお人の生死は社会的な約束事でもあり、それは医学だけでは決められない面もある。脳死をもって人の死であるとしても、それを悲痛にくれる家族が受容できなければ、その人の個体の死とすることを待たなければならない。脳死を死として受容するまでは生であるとして治療を継続すべきか中止すべきか、その決断に迷わざるを得ない。人の死については、それぞれの社会の文化や宗教の背景からの判断も求められる。医者は脳死を前提にする提供者と家族の承認意思を前提にしてのみ、脳死体を含む死体から臓器を摘出することができるというのが、日本の臓器移植法の考え方である。したがって、脳死判定を終えるまでは、家族に対しては脳死について理解を得るようにする。その家族の理解が、家族である患者の脳死を受容するためにも重要である。脳死を人の死として受容しない場合には、脳死判定しても死の宣告をすることはできない。

(3)　関係としての人間の死

　このように脳死体を死体とする臓器移植法が施行されている現状にあって、脳死を人の死と認めない患者や家族の人権が損なわれたり、末期医療や救急医療における患者の命が軽視されるのではないかとも危惧

されている。つまり、臓器提供者に対する必要な医療がなされなかったり、救急医療がおろそかにされて安易に移植医療が展開されるのではないかという疑問が呈されている。

しかし、脳死や臓器移植との関連で人間の死を考えるとき、移植医療は二人以上の関係のなかにある医療であり、人間の生と死も一定の社会における人間関係のなかにあることをいま一度思い起こす必要がある。つまり人の死は心臓死であれ脳死であれ、人間関係のなかにある。生物学的な死の事実や医学的な死の判定とは別に、死は人間的な事実であるから、「誰の死であるか」（自分、家族、他人）が大切な視点である。

a）人と人とのかかわりにある脳死

生命学を提唱している森岡正博は、これまで議論されてきたのは医者の目から見た脳死論であり、脳死患者の家族からの視点に欠けていたとして、人と人とのかかわり合いにおける「脳死の人」を強調している。脳死の本当の問題は医学的な脳死理解もさることながら、脳死の人を私たちがどのように社会に迎え入れるか、その人とどのように付き合うかにあると言う。そして、病院の現場で脳死に直面する人を三つに区分している。

①蘇生術を施す医者。医者は、患者の脳の中身がいまどのようになっているかに全神経を集中させ、脳の破壊されている状況を正確に把握して適切な治療に備える。

②患者のケアをする看護婦。看護婦は昏睡状態の患者の身体に神経を集中し、身体の様子を観察し、身体に装着しているさまざまな測定装置や治療器具の具合を見る。その際、患者の感染管理に気を配り、患者の身体を厳重に管理する。

③患者の家族。患者を集中治療室の外から見守る家族は、患者とともに生活してきたかけがえのない肉親である。面会の機会を得て家族が直面するのは、脳死という状態になったひとりの「人」である。そこでは脳死という脳の中身でも、その身体でもなく、「脳死の人」に

出会うのである。つまり、脳は働いていないが心臓はまだ動いている人に出会っている。

森岡正博によれば、そのような人と人との関係の場において脳死を考えるべきであり、脳死が人の死かどうかについてもこの視点が大切である。

「倫理的に本当に問題なのは、脳死の人が生きているか死んでいるかという問いではなく、死んでいようが生きていようが、その『脳死の人』に私たちがどのようにかかわってゆけばよいかという問いだからである。」（森岡正博、1989、27頁）

b）人称における死の感覚

ここでは、臓器移植法案に関連して、1995年7月13日に行われた衆議院厚生委員会での意見陳述のなかからノンフィクション作家である柳田邦男の意見に注目しておきたい。彼はいろいろな機会に人称による死の感覚の重要性を説き、一人称、二人称、そして三人称の死という人間関係における死の受け止め方の相違について語っている。この感覚における受け止め方は、脳死の場合にも言えることである。

「人の死は同時に愛する者の中の何かが死ぬことであり、今一つは、そうした中で死を受け入れるには時間的経過というものが、極めて重要で不可欠であることを実感している。もし、脳死判定で、この人は死体ですから輸液もやめてお引取り下さい、あとは火葬に付すだけといった索漠とした医療現場にあっては具合が悪い。脳死が死体とされてしまう際には、死が急がされると、生活感覚の中で納得することが困難である。死のプロセスが始まるが、まだ完結していないのに、死が宣告されてしまうという問題がある。それは死の青田刈りといってもよい。」（中山研一、1995、213頁）

この問題を解決する方法の提言として、「死にゆくプロセス (dying)

に、強引に線引きをするよりも、脳死段階を死として臓器提供をするのも、心臓死まで待つのも、人工呼吸器を取り外すのも、各人・各家庭が自由に選択しうるような死の定義のあり方を考えるべきだ。」(同、214-215頁)としている。これは医療現場における患者や家族の主体的な人間関係と死の受容過程を保証することになるが、死の客観性に抵触することにもなる。脳死は人間の死の一つのプロセスであり、積極的な治療をするか、治療を停止するかという選択的治療と停止の決断を迫るものである。柳田邦男は『犠牲』の中で、「いのちの共有」という視点から生と死を理解する必要があると言う。(柳田邦男、1995、202-203頁)

① 親は子(新生児)のいのちを共有している。人間の命には生物学的な部分、精神的、社会的、宗教的な部分があり、それを共有して生きている。

② その「いのちを共有」したわが子を失う親に対する悲嘆の仕事(グリーフワーク)が大切である。医学的な眼を向けるだけでなく、人間の感情の世界を重視し、悲しみを受け入れる「時間」を受容する必要がある。

③ 各人称の視点を大切にする。自分はどういう死を望むか、事前の意志決定をする。延命治療を望むのか、拒むのか。脳死状態に陥ったら、臓器提供をするのか、断るのかの意志表示を文書で行う。自分の連れ合い、親子、兄弟姉妹、恋人など、人生を共に歩み、生活を分かち合った人の死は、他の人の死と異なる。第三者の死は冷静に受け止められる。それは医者にとっての患者の死でもあるから、脳死判定や臓器移植の場合、この第三者からの理解になっている。

いずれにせよ、その人の人生を完成させるにはどのようにしてやるのがよいか、可能な限り、自然死に近い死を実現するようにする。看取りのためのゆったりとした時間、現実を受け入れる時間が必要である。臓器を提供する人が、病気に苦しむ人を助ける医療に参加するという自己犠牲の意味を重視して、共有される命の精神的な側面を重視する。

「人はだんだん死んでいくという自然の摂理を基本に置き、日本人の従来の死の概念を壊さないようにする。一般的には心停止を待って死とするが、死の『前段階』である脳死の段階で死を受け入れるという人は、脳死での死亡を認められ、従って、臓器提供できる。」

「どの段階での死を選択するかは、あくまでも本人の生前の意思による。生前の意思の確認は、原則として自筆の文書(日記なども含む)によるが、文書がない場合は、本人の意思を裏づける二人以上の信頼しうる証言を必要とする。家族の意思ではなく、あくまでも本人の意思を推定するに足る証言である。とくに脳死を死とする場合は、本人の意思だけではなく、近親者の同意も必要である。(同、230頁)」

なお、脳死と臓器移植をめぐっては救急医療との関連で、患者の救命に全力を注ぐべきであるという根拠づけの一つとして、脳低温療法が注目されている。いずれにしろ脳の機能についてはまだまだ未知の部分が多くあるから、例えば柳田邦男の『脳治療革命の朝』にも見られるように、その療法の検証も今後進められてゆくであろう。

引用文献(引用順)
　立花隆、1986、『脳死』、中央公論社。
　山口厚、1992、「刑法における生と死」、有馬朗人(著者代表)『生と死』、東京大学出版会。
　加賀乙彦、1990、『脳死と臓器移植を考える』、岩波書店。
　星野一正、1991、『医療の倫理』、岩波書店。
　大谷實、1983、『いのちの法律学』、筑摩書房。
　竹内一夫、1987、『脳死とは何か―基本的な理解を深めるために』、講談社。
　立花隆、1992、『脳死臨調批判』、中央公論社。
　森岡正博、1989、『脳死の人―生命学の視点から』、東京書籍。
　中山研一、1995、『脳死移植立法のあり方』、成文堂。
　柳田邦男、1995、『犠牲(サクリファイス)』、文藝春秋。

参考文献（アルファベット順）

加藤尚武、1999、『脳死・クローン・遺伝子治療』、PHP研究所。
水谷弘、1986、『脳死論』、草思社。
＿＿＿＿＿、1988、『脳死と生命』、草思社。
中山研一、1992、『脳死論議のまとめ―慎重論の立場から』、成文堂。
澤田愛子、1999、『今問い直す 脳死と臓器移植』、東信堂。
立花隆、1988、『脳死再論』、中央公論社。
多井一雄、1998、『脳死と臓器移植』、いのちのことば社。
梅原猛、1992a、『脳死は、死ではない』、思文閣出版。
＿＿＿＿＿編、1992b、『「脳死」と臓器移植』、朝日新聞社。
唄孝一、1989、『脳死を学ぶ』、日本評論社。
和田寿郎、1992、『あれから25年 「脳死」と「心臓移植」』、かんき出版。
柳田邦男、2000、『脳治療革命の朝』、文藝春秋。

第13章　延命医療と尊厳死と安楽死

1　延命医療と生命の終焉

(1)　人工的延命の義務と限界
　a）議論のきっかけ
　医学と医療技術の進歩によって、人工的生命維持装置による延命が可能になった。それは臓器移植による延命術とは別種の倫理的判断を要するものである。医者の任務が患者の病気の治療と健康回復にあるとすれば、確かに延命はある意味では医療技術の進歩のすばらしい効果であるとも考えられる。しかし高齢化社会における老人医療や不治の末期癌患者の事情、また植物状態患者の生命維持などを考えると、どこまで死期を遅らせることが人間的であると言えるであろうか。また人工呼吸器を装着すること、あるいは装着した延命装置を取り外すことは倫理的に許されるのかを考えなければならない。末期の患者の生命を機械装置によって維持し続けることは、ただ避けられない「死の過程」を引き延ばしているに過ぎず、避けられない死に対する無意味な抵抗ではないかという疑問も出されている。また、人工呼吸器を取り外して「死なせること」は、殺人罪になるのだろうか。これらは、人間としての生存の意味や延命の意味への真面目な問い掛けである。果たして、人のいのちはどこまで延ばす義務があるのだろうか。このような延命とその中止の問題は、カレン・アン・クインラン事件の裁判をめぐって全世界的に議論されるようになった。

［カレン・アン・クインラン事件］

1975年4月15日、アメリカのニュージャージー州でカレン・アン・クインラン (karen Ann Quinlan 21歳) は友人たちとのパーティーでカクテルを飲み、急に昏睡状態に陥り、病院に運ばれた。医師団の努力にもかかわらず、昏睡状態から回復することもなく、人工呼吸器を着け、チューブによる栄養補給を受け、植物状態の生命を維持していた。

・意識回復の見込みがないとみた両親は、このような悲惨な状態のまま人工的に無理に生かされるよりも、早く安らかに死なせてあげたいと願い、人工呼吸装置を取り外すことを病院に要請した。その前に、カトリック信者であった両親は神父と相談して、装置を取り外す処置がカトリック教会の教義に反しないことを確認している。しかし、病院側はその両親の願いを受け入れなかったために、裁判所に申し立てた。

・その申し立ては、州高等裁判所の判決 (1975年11月10日) により却下された。その理由は、彼女から人工呼吸器を取り外すべきか否かは、主治医が決めるべき医療上の問題である。医学的に見て彼女の生命が維持されるべきであるとすれば、裁判所は治療中断を命じることはできない。彼女の父親は、これを不服として上告した。

・これに対して、州最高裁判所の判決 (1976年3月31日) によれば、回復の見込みのない彼女の場合、生命維持装置である呼吸器の取り外しを要求する権利が認められる。父親を後見人として任命し、彼女も確かにそう望んでいるはずだと判断するなら、彼女に代わってこの権利を行使することは許されるべきである。必要であれば、彼女の主治医も換えることもでき、新しい主治医が装置の取り外しに賛成するなら、病院の倫理問題担当者の同意を得て、それを実行してもよい。それは憲法上のプライバシーの権利に基づく治療拒否権の行使であり、後見人にその権限を与える。従って、その装置を取り外すことは殺人罪にならない。

・こうして、彼女の生命維持装置は取り外された。しかし、その後も自発呼吸で生命を維持しうる植物状態患者として生存していたが、

1985年6月に死亡した。

　b）キリスト教倫理による判断

　この事件と裁判の背景にあるのは、カトリック教会が提示してきた生命維持の義務についてのキリスト教倫理の判断であった。クインラン一家が所属していた教会の教区長、ローレンス・B.ケーシー司教は、「カレン・アン・クインランの生命維持のために特別手段を使用することについて」(1975年11月1日)という声明を発表し、カトリック教義による信仰から見て、彼女から生命維持装置を取り外すことは倫理的に問題はないと主張した。そのような生命維持装置は、回復が絶望的である彼女の状況からみて、その使用が倫理的に義務づけられている生命維持の「通常手段」であるとは言い難い。したがって、これを取り外すことは神の前にも許容される。すなわち、昏睡状態から回復する見込みが全くないと確認されている以上、その装置は「特別手段」であるから、これを取り外すことは倫理的に許容されるのである。その理由は、教皇ピオ12世の談話(1957年)における公式見解である。ここでは、その見解を宮川俊行の解説に基づいて要約しておこう。(宮川俊行、1979、144-153頁参照)

　①末期患者の延命の義務

　人間は自分の生命主体として、総合的に判断して、その生命、つまり人間が自分の人格の価値に応じた犠牲や努力を延命のために払うことは当然の義務である。期待できる結果や医療措置による身体的苦痛、家族に与える精神的また経済的な労力や負担などを考慮して、その治療や延命に意味があると判断される場合には、適性な犠牲を払っても延命することは義務である。しかし、「過剰」であると判断されるならば、それは良心上義務づけられないし、自由な選択にまかされる。実際上は、患者と家族と医者との相互の話し合いによって、何が患者本人にとって、また家族にとって最善であるかを判断し、決定することが望ましい。(「通常・特別手段の原則」参照)

　医者は患者との契約に基づき、患者や家族の希望する医療サービスを

忠実に提供するという基本的な義務を負っている。患者が倫理的に逸脱した行為を要求していない限り、また明らかに患者の善益を損なう内容のものでない限り、患者の決定に従うことが倫理上の義務であると思われる。

②過剰医療を避けること

末期の患者をめぐっては、原則的に「過剰」であると判断される医療措置を始める義務はない。またいったん始めた処置を続ける義務もない。なぜなら、確かに生命維持とその延長は基本的な善であっても、絶対に無条件の善ではないからである。人間の生命尊重や人への愛は、進行しつつある身体の死の過程を妨げる人為的介入を行うことを差し控えたり、中止することによっても表明されるのである。「死にゆく者」に過度の重荷を負わせたり、無益な措置による延命を図ることなく、人格的な存在としての尊厳にふさわしい死を迎えさせることに留意すべきである。より良い死を準備できるように助けることが大切である。そのためには、患者本人が生きてきた人生の途上で出会った人々とのかかわりや信仰をも軽視してはならない。この視点から、真の尊厳死への道が開かれる。

③延命中止の倫理性

総合的に判断して、「過剰」と思われる延命措置をしないこと（不作為）やその措置を中断することは、いわゆる「消極的安楽死」ではない。延命や生命保持の努力を放棄することは、「死にゆく者」にとっての最善を目指す医療行為や看護の一環である。「消極的安楽死」や「不作為安楽死」は、不作為による故意の致死行為である。すなわち、相応する重大な根拠なしに、生命延長の努力を故意に放棄することによって、他人を死に導こうとするものである。それは生命維持のための「通常の手段」を故意にとらないで「死なせること」(killing)である。他方、「特別の手段」を放棄しまたは中止することは、厳密には、自然に「死ぬにまかせること」(allowing to die)である。それは人工呼吸器のような特別の措置を打ち切り、延命を中止して「自然の死の過程」にゆだねることであり、倫理的に許容されることになる。

(2) 殺すことと死なせること

先のカレン事件の裁判の場合には、治療拒否または延命中止の判断根拠は憲法上のプライバシー権であり、精神能力を失った者のために後見人が代わってこれを主張しうるということであった。その権利に基づいて治療を打ち切って死を招いたとしても殺人罪にはならず、違法でもないということである。すでに生命維持の働きをしていると思われる人工呼吸器を撤去して「死なせること」は倫理的にも法的にも許されるということである。そこで、「死なせること」と「殺すこと」との関係をめぐって議論が展開される。

a）延命中止の自己決定権

ところで、患者は自分で延命中止を決定できるのであろうか。その決定を受けて、他の人はどのように患者を「殺さないで、死なせること」ができるのだろうか。先ず、自己決定に関する事例を紹介しておこう。

[フォックス修道士事件]
　1979年10月2日、アメリカのマリア会のフォックス修道士 (Brother Fox 83歳) がヘルニアの手術により大脳と脳幹の酸欠状態になり、人工呼吸装置を取り付けられ、植物状態に陥った。永久に植物状態になるのを恐れて、修道院長は家族と相談した上で、病院側にその装置の取り外しを申し入れたが、断られた。
・修道院長は裁判所に告訴し、人権委員会やカトリック法律家協会などは院長と家族側を支持したが、地方検事はこの要求を退けた。
・1979年12月6日、ニューヨーク州最高裁判所は、修道院長側の要求を認める判決を下した。その際、裁判所は根拠として「プライバシー権」を避けて、「自己決定権」を採用した。フォックス修道士は自分でその権利を行使できる状態ではなかった。けれども、代理人としての修道院長の権利を認める判断ではなく、修道士が無能力に

なる前に自らこの種の治療を拒否する意志を表明していたという理由で、その自己決定権によるその装置を撤去することの正当性を承認した。

この事件における最高裁の判決では、修道院長は本人の意志を伝達するにすぎず、本人に代わって判断する立場にはない。しかし、もし前もって書いている「生者の意志」(Living Will)を法律で認めれば、問題は解決するということにもまだ疑問が残る。アメリカでは1976年のカリフォルニア州における「自然死法」(Natural Death Act)をはじめとして、「生者の意志」の制度を導入して、末期状態に陥った場合には人工維持装置の撤去を求める傾向にある。

また、延命中止の自己決定権は脳死との関連でも重要になってきた。ドイツでは脳死説が多数説になっているので、脳死後の人工的生命維持装置の撤去についてはほとんど問題にされない。しかし、脳死以前に不可逆的な意識喪失に陥った患者からその装置を取り外してよいかという問題が論じられている。多数説によれば、末期患者に人工的な延命をしないのは「不作為」であるから、初めから装置を取り付ける義務がないとすれば、いったん装着したものを取り外すことも許されるのではないか、とする。しかし、装着しないこととそれを取り外すこととは別種の事柄である。装置を取り外すことは「作為」であるから、作為による殺人になる可能性があるとも思われる。

日本では脳死について種々の論議が展開され、その社会的合意が得られるまで、脳死状態になって心臓死に至らない間に、人工的延命装置の撤去が許されるかが問題にされていた。金沢文雄によれば、「人工呼吸器や人工心肺器で呼吸や循環が代用されている場合に限って、従来の臨床死の定義がそのままに妥当しないという理由から脳死による死の判定が認められてもよい。」(金沢文雄、1984、231頁)つまり、患者からその装置を取り外して「死なせる」ことが許されるという説は、何人も成果の期待できない人工延命装置を取る義務はないから、その装置を取り付けな

いことは許されると考えるのである。その装置の撤去は、装置を取り付けないという「不作為」と同一視されている。法的に臓器移植を前提とした脳死が容認されている日本の現状においても、なお延命中止の問題は別種の問題として取り扱う必要があると思われる。今は「殺すこと」と「死なせること」との微妙な相違について検討しておきたい。

　b）殺すことと死なせること
　末期の患者が病苦のゆえに早く「死なせてほしい」と依頼しているとき、その願いをどのように受け止め、解釈するかは容易ではない。誰も「殺されること」を願っているとは思われないし、誰も「殺すこと」を望んでいるとは考えられない。どのような末期の病状にあっても、治療を施さないという「不作為」は必ずしも「殺すこと」(killing)ではなく、「死ぬことを許す」(allowing to die)あるいは「死なせる」(letting die)という具合に記述される。そのような行為は果たして正当か否かが論じられる。伝統的にも「通常・特別手段」の原則を適用して、治療を差し控えたり停止させることによって意図的に「死なせること」は正当な行為として容認されてきた。
　ところで、医者はつねに患者を殺すことを道徳的に禁じられているが、あらゆる場合に生命を保護すべきだろうか。患者の生命を維持することに最大限の努力をすべきではあるが、特別の手段による生命維持や死が切迫している場合に、患者や家族の同意を得て、患者を「死なせること」は通常の医療行為の一部であるとも考えられる。医学上で正当化される行為は、「殺すこと」にではなく「死なせること」に限定されている。患者が不可避的に死に向かっているとき、その「死ぬ過程」にあって必死に生命を維持することなく、キリスト教の信仰表現によれば、「神の御手にゆだねて死なせる」ことは倫理的に許容されるのである。そのような宗教の表現でなくとも、「殺すこと」と「死なせること」との区別は必要である。

c) 慈悲殺

　このような区別における「殺すこと」は、通常「慈悲殺」(mercy killing)と呼ばれるものである。もうすぐ死ぬであろう患者が激痛のために自殺幇助を訴えている場合でも、殺すことは決して容認されない。そのような特定の「殺す行為」は、無危害の原則を侵害することにもなるし、それを認める医療は人間の信頼をも失わせるものである。たとえ人間の同情を呼び起こすような「慈悲のため」であっても、殺すことは医療への信頼を損なうものになる。

　「殺すことの禁止は、患者をケアし、彼らを危害から保護する役割にとって、堅固な信頼の基盤を造りあげようとする試みである。この禁止は、手段ならびに象徴として大切であり、これを除去するなら、われわれは容易に代わりを見いだすことができない慣行や抑制手段を、弱めてしまうことになるだろう。」(トム・L.ビーチャム、ジェイムズ・F.チルドレス、1997、165頁)

　もし慈悲殺が許されるならば、やがてそれは安楽死を容認する方向に道が開かれるのではないかと危惧される。慈悲殺が「罪のない人を直接に殺してはならない」という規則を侵害することなく、医学的にそれが正当化されるとすれば、社会的に無防備で非生産的な人々と死にゆく患者との区別がなくなるのではないかという批判も生じる。また、臓器移植のためにという理由で、臓器を確保するために苦悩している患者の「慈悲殺」が行われるのではないか。さらには、患者が耐え難い痛みに苦しんでいるのをみて、患者の利益のためにという理由で患者を「殺すこと」が正当化されるのは、医療財政上の負担をも軽減することになるという理論が成立するならば、それは意図的な安楽死への門戸を開くことにもなろう。こうして、患者の意志によらないで、社会や家族の負担を回避するためにという理由をもって、より積極的な安楽死への方向に徐々に移行していくであろう。

　ところで、「慈悲殺」とは、第三者が苦しんでいる患者の病状を哀れんで、早く楽にしてあげようと、患者の要請なしに殺してしまう殺人行為

である。星野一正によれば、慈悲殺とは、「親兄弟や友人、看護婦など患者の身近で世話をしている人などが、患者の苦しみなどに同情し、無理に生かし続けることに忍びなく、本人の意思によらず、また本人の同意や承諾も得ずに、第三者が患者の生命を短縮し終焉させることにより患者が迎える死」である。(星野一正、1996、41頁) このような死はどこの国においても法的には認められていないが、患者や家族に対する共感・同情のための慈悲殺は殺人行為ではないように思われ、容認しがちであるから注意を要すると言う。

「日本では、本人の意思という条件にはあまり関心がなく、家族による本人の気持ちの忖度でよいとする傾向が強い。悶え苦しむ病人を抱えた家族は、かわいそうで見るに忍びなく、もう治る見込みのないのに死ぬまでこんなに苦しみ悶えさせておくなんて残酷だと身を切られる思いに駆られて、いっそひと思いに楽にしてあげたほうがよいと思い詰めて、医師に要請してしまうことが多いと思われる。」(同、42頁)

2　延命中止による尊厳死の容認

(1)　日本における治療中止の要件
　　a）治療中止の三つの要件
　日本の医療界では末期医療をめぐって、先般の東海大学「安楽死事件」の横浜地裁判決 (1995年3月28日) において治療行為中止の要件が示された。その判決によれば、末期患者の治療停止を法的に容認するためには、次の三つの要件を満たしていることが求められる。
　①患者が治療不可能な病気に冒され、回復の見込みもなく死が避けられない末期状態にあること。
　②治療を中心とする時点で、それを望む患者の意思表示が存在すること。
　③もはや治療が無意味であると医師が医学的に判断し、自然死を迎えさせること。

なお、このような患者の状態で治療行為の対象となる措置は、薬物投与、科学療法、人工透析、人工呼吸器、輸血、栄養・水分補給など、疾病を治療するための治療措置および対処療法である治療措置、さらには生命維持のための治療措置などである。どのような措置をいつ中止するかは、死期の切迫の程度、当該措置の中止による死期への影響の程度などを考慮して決定される。

ところで、このような要件を導き出した論拠は何であろうか。先ず、意味のない治療を打ち切って尊厳ある死、つまり自然死を望む患者の自己決定権を容認している。次に、そのような無意味な治療を続けることは医者の義務ではないとして医療義務の限界を容認している。患者の自己決定権については、死ぬ権利ではなく、死の迎え方、死に至る過程についての選択権を認めたのである。あまり早すぎる治療の中止はかえって生命を軽視する風潮をもたらす恐れがあり、その中止の判断は慎重になされるべきである。患者の死期が迫っており、延命治療しか期待できなくなったとき、医者はその中止の時期を検討することになるが、その最終判断は複数の医者による診断を反復することが望ましいとされている。したがって、末期状態つまり死を避けることができないという判断も、何を中止するかという対象となる行為との関係で相対的なものになる。

b）治療中止の意思表示

第二の要件である治療中止を求める患者の意思表示については、それが明確であることが望ましいが、末期医療の実態からすれば、その意思の存否を確認することはむずかしいと思われる。そこで、実際には「患者の推定意思」を容認することによって、医者による治療停止が検討されることになる。その推定意思の確認のためには、患者が事前に延命中止を希望するという意思表示を文書や口頭で行っていることが求められる。それについての詳述を控えるが、患者の意思表示と内容が不確かである場合には、家族の意向によってそれを推定することも許容されると

考えられる。その家族が患者の意思を代弁できるための条件、つまり家族の意思表示によって患者の意思を推定するだけで足りるとする条件については、判決文では次の通りである。

「意思表示をする家族が、患者の性格、価値観、人生観などについて十分に知り、その意思を適確に推定し得る立場にあることが必要であり、さらに患者自身が意思表示する場合と同様、患者の病状、治療の内容、予後などについて、十分な情報と正確な認識をもっていることが必要である。そして患者の立場に立った上で、真摯な配慮に基づいた意思表示でなければならない。」(入江吉正、1996、365頁)

また、家族の意思表示を判断する医者の側でも、できる限り誤った判断を避けるために、家族との接触や情報交換による意思疎通をよくしておく必要がある。複数の医者による慎重な判断になるが、疑わしい場合には患者の生命を維持することを最優先するということが正しい賢明な判断である。

(2) キリスト教倫理の見解

以上のような横浜地裁判決で示された治療停止の要件を検証する限り、全般的にはキリスト教の医療倫理にも適合していると認めることができる。ただ、治療停止をいわゆる「消極的安楽死」とみるか、その概念の内容や安楽死の多様な区別をも検討しなければならないが、カトリック教会での見解では治療停止は「延命中止」として受け止めて、その倫理判断を提示してきたことについては既述の通りである。ここでは、延命中止をむしろ尊厳死として容認する可能性について、最近のキリスト教の公式見解を紹介しておこう。

a) ヴァティカン教理省の公式声明

先に述べたように、カレン・アン・クインラン事件では教皇ピオ12世の「通常・特別手段」の原則が適用され、人工的延命装置を取り外すことは倫理的に問題はないと判断された。その原則を踏まえて、ヴァティ

カン教理省は「安楽死についての声明」(1980年5月4日)を発表し、生命維持のために均衡のとれた手段を使用することについても、次のような一般原則を示している。

　「誰でも自分自身を世話し、また世話を求める責務がある。病人の世話をする人々は精魂をこめて自分たちの業務を果たさなければならず、必要あるいは有益であると思われる治療法を使用しなければならない。けれども、あらゆる状況において可能なすべての治療法に訴えるべきであろうか。今日まで倫理神学者たちは『特別な手段』の使用までは義務づけられてはいないと答えてきた。けれども今日では、そのような答えは原則においては常に有効ではあっても、用語の不明確さのためまた療法の急速な進歩のために、あまり明瞭ではなくなったように思われる。そこである人たちは『均衡ある手段』と『不均衡な手段』について話すのを好んでいる。いずれにせよ、療法の形態、耐える困難と危険の度合い、必要な経費、この措置利用の可能性などを検討して、期待される成果、病人の容態、体力や気力などを比較考量してふさわしい手段を決めることができるであろう。」(浜口吉隆、1996、269頁)

ここで述べられている原則を、前述の日本における治療中止の要件と見比べるならば、そこには合意できる共通点がある。「声明」(第4章)はその原則の適用について述べているが、その内容を要約しておこう。
①他の療法がなければ、病人の同意を得た上で、最新の医療措置を用いることも正当である。それがまだ実験段階にあり、多少のリスクを含んでいても、それを承諾することによって、病人は人類の福祉のために寛大で高潔な模範を示しうる。
②しかし、それらの措置が期待したような成果をもたらさないとき、それを中止することも正当である。この種の決定をするとき、専門家である医者の意見を聞いて、病人とその家族の的確な望みに沿うように考慮しなければならない。その際、医療機器と人的投資が見込まれる成果と不釣り合いでなく、使用される技術が患者にもたら

す恩恵よりも大きな苦痛と不快を与えないかどうか判断すべきである。
③医学が提供できる標準的な手段で満足することはいつも正当である。したがって、すでに使用しているが、まだ危険が伴ったり、過度の重荷を課すような治療を誰も義務づけることはできない。むしろ、それは人間的条件を受け入れること、あるいは期待される諸効果と不釣り合いな医療措置を取り付けることを避けたいということ、また家族や共同体にあまりにも過度の負担をかけたくないことを意味する。
④使用されている手段にもかかわらず、切迫している死を避け得ないとき、ただほんの一時的な苦痛に満ちた延命にしかすぎない処置を止める決定をすることは良心的にみても正当である。けれども同様な状態にある病人に施される標準的治療を中止してはならない。したがって、そのような場合、医者は危機状態にある人を助けなかったのではないか、と不安がる理由はない。

ただ、ここでいう「標準的治療」とは、末期の病人に一般に普通に与えられる程度の措置であると考えられているから、先の横浜地裁判決における治療停止の対象とされている措置がそれに妥当するかは検討の余地がある。治療が不可能になった場合に、どのような看護をすべきか決断が迫られる。そのとき、医療従事者は延命のための無意味な努力を断念することになるが、それは自分たちにゆだねられている患者を見捨ててしまうことを意味しない。これこそ、「善い死に方」である尊厳死のために看護をどうするかという問題である。横浜地裁判決では「栄養・水分補給」までも中止するとしているが、この判定はむずかしい。著名な倫理神学者であるヘーリンクは普通の飲食と人工栄養補給とを分けて、次のように述べている。

「患者に飲食を与えることは、正にこの終末段階でのコミュニケーションの機会であり、従って特別の献身と心遣いをもってなされるべきである。患者が意識を有していても普通の方法で飲食を摂取できな

いなら、人工栄養補給は、患者がそれを耐え難く感じないかぎり施さなければならない。栄養補給を拒絶することは、それが人工栄養（点滴）の場合でも、もう有益でない措置の中止と同一に論じられることはできない。栄養補給の拒否はむしろコミュニケーションの断絶と言うべきである。しかし患者が最終的に無意識状態にある場合は、人工栄養補給は、もしそれがあまりにも困難になり、もはや何らの助けにもならないことが判明すれば、停止されてよい。」（ベルンハルト・ヘーリンク、1990、213-214頁）

b)『カトリック教会のカテキズム』

全世界のカトリック教会のために、1992年10月11日付で教皇の承認を得て発布された『カトリック教会のカテキズム』は、前述の教理省の「安楽死についての声明」をより明確に要約したものになっている。

①過剰医療を避けること。「負担の重い、危険な、異例の期待される結果に適さない医療措置の停止は許される場合がある。『過度の延命措置』を拒否することは殺人行為ではなく、死を妨げないことを認めることである。その決定は、意思能力があれば患者自身によってなされ、それができなければ、常に患者の合理的な意思と正当な善益を尊重しながら、本人の後見人によってなされるべきである。」(2278)

②通常医療に限定すること。「死が迫っていると考えられる場合、病人に対して通常施されるべき看護を中断することは許されない。危篤の病人の苦しみを緩和するために鎮痛剤を使用することは、たとえ寿命を縮める恐れがあっても、倫理的には人間の尊厳に適う場合がある。それは死を目的としても手段としても望まず、予期される避け難いものとして認められる場合だけである。ターミナルケアは無私の愛の特別な形であり、勧められるべきである。」(2279)

このような延命中止は、安楽死の範疇よりも尊厳死として許容できることになる。キリスト教でいう尊厳死は、人間が自分の死の時を従順に

受け入れ、神への信頼をもってその生命、つまり自分の人生をすべて神に帰すことである。それは一生を通して与えられた恩恵に感謝しつつ、永遠のいのちの世界、神の懐へ帰ることに他ならない。不治の病で死期が近づいているとき、無理な延命をせず、静かな死の時を迎えさせることが大切である。また、人間の生と死は社会的なものであり、人間関係のなかで生きてきた人生はその関係のなかで閉じられるものである。それは共に生きてきた人々とのかかわりのなかにある出来事であり、誕生は家庭内の出来事であったとしても、死ぬ時には生涯の間に出会った人々と別れるのであるから、多くの人々から受けた恩恵を感謝するとともに、互いの不足や欠点による過ちをゆるし合う時でもある。こうして、最終的には人が神の前にその生涯を閉じるという「善き死」を迎えられるように支援するのである。このように考えるとき、人の死はその生涯の完成であると言うことができる。

3 鎮痛と安楽死

(1) 鎮痛医療と生命短縮

現代医療の進歩の一つに鎮痛がある。痛みはあらゆる手段によって除去すべき無条件の悪ではないが、誰でも激しい痛みに耐えられずにそれが除去されることを望むものである。他方、場合によっては身体的な痛みに積極的な価値を見出だして、自らその痛みに耐えて自己犠牲することもある。病気の場合、痛みに喘ぐ人をその痛みから解放してあげることは当然であり、倫理的にも宗教的にも許されるだけでなく、積極的に勧められるべき行為である。しかし、鎮痛の行為が生命を短縮する場合に、延命中止や安楽死との関連でその意義が議論されてきた。

① 鎮痛という手段が鎮痛だけでなく、副作用として死を早めるという生命短縮をもたらすことがある。果たして意図しない蓋然的結果が予見されても、その生命短縮をやむを得ないものとして敢えて鎮痛に踏み切っていいものだろうか。

これについては倫理的に次のように考えられる。鎮痛手段によって激しい痛みから解放することは是非とも必要であるから、生命短縮という蓋然的な結果は必要悪であり、たとえ結果的に死ぬという事態になっても、倫理的には許容される。

②鎮痛薬でも致死量を投与すれば、確実に死がもたらされる。苦痛なく死をもたらそうとして、致死量を用いて痛みを除去することは、直接的な積極的安楽死になる。それは激しい苦痛からの救出という目的実現のための手段として、死なせること（致死行為）を直接に目指して行為するからである。また、モルヒネの反復使用によって慢性の中毒症状を呈している場合、鎮痛行為が死に直結している「最後の一服」を与えることが許されるだろうか。

このような事例に対して、伝統的には「二重結果の原則」を適用し、心理的または物理的な直接性の有無が論じられてきた。しかし、現代の医療倫理ではその原則の第四の条件である「悪い方の結果が生じるのを黙許するに足るだけの相応の重大な理由があること」を適用するようになった。このような厳しい事例について、宮川俊行は次のように論じている。

　「激しい痛みからの救助の要請がたしかに深刻で、この手段による鎮痛の必要性の前には必然的致死という、是非避けたい、好ましくない結果さえ、当の傷病者にとっては、より小さい悪、すなわち必要悪として受け入れざるをえない、という動きの取れない極限状況が真に成立しているならば、この鎮痛行為は神の前に倫理的には非難されないのである。」（宮川俊行、1983、202頁）

　もちろん、原則的には蓋然的・必然的な死の危険や死を早める危険を避けなければならない。しかし、倫理的に絶対に許されないのは、生命の尊厳にふさわしい特別に重大な事情や理由なしに生命を消滅させたり、消滅の深刻な危険にさらすことである。極限状況に陥らないようにしなければならないが、もしそのような状況に直面した場合、痛みを放置することなく、死の危険や死を早めることを全体的に総合的に比較考量し

て、最終決断をせざるを得ない。

(2) 日本における安楽死容認の要件

現在の安楽死や尊厳死の議論は前述の終末期医療（延命やその中止、鎮痛）の文脈でなされるが、安楽死がどのような意味で理解されているか判然としない場合が多いように思われる。日本においても安楽死協会の啓蒙運動から尊厳死へのそれに変貌したこともあって、なお尊厳死と安楽死との境界が不明瞭になっている。臨床医療においてはそれらの識別は一層厳しいものと推測される。われわれは前述の延命中止との関係で尊厳死を理解し、ここでは日本における安楽死容認の要件を確認し、その妥当性についてキリスト教倫理の視点から評価しておきたい。

a）山内事件と名古屋高裁判決（1962年）

1961年の「山内事件」は、安楽死の合法性を認めた世界で初めての判例として知られている事件である。父親（当時52歳）が脳溢血で倒れ、その後遺症で長く寝たきりになり、病状も悪化して非常に苦しんでいた。「早く死にたい。殺してくれ！」と何度も叫ぶのを聞いて、長男（当時24歳）は父親への孝養心から有機リン殺虫剤を混入した牛乳を飲ませて殺したという事件である。農薬混入の犯人として長男は逮捕され、裁判になった。

・名古屋高裁の判決（1962年12月22日）は、これを尊属殺人罪として懲役1年、執行猶予3年を言い渡した。これは安楽死の成立を認めて無罪にしたのではなく、安楽死が合法的に是認されるための六つの要件を積極的に示したものである。

① 病者が現代医学の知識と技術から見て不治の病に冒され、しかもその死が目前に迫っていること。

② 病者の苦痛が甚だしく、何人も真にこれを見るに忍びない程度のものであること。

③ もっぱら病者の死苦の緩和の目的でなされること。

④病者の意識がなお明瞭であって意思を表明できる場合には、本人の真摯な嘱託又は承諾のあること。
⑤医師の手によることを本則とし、これにより得ない場合には、医師により得ない首肯するに足る特別の事情があること。
⑥その方法が倫理的にも妥当なものとして容認しうるものであること。

・この事件の場合には、⑤と⑥の要件が欠けているから違法とされ、合法的な安楽死とは認められなかった。なお、⑥の「倫理的に妥当な方法」とは何かが不明瞭である。六つの要件は、独立的ではなく、そのすべてが揃っていなければならない。不治の病であっても死期が迫っていなければ、安楽死の対象にはならない。

b）東海大安楽死事件と横浜地裁判決（1995年）

　東海大学「安楽死事件」というのは、その医学部付属病院で1991年4月13日、当時の徳永仁助手が、多発性骨髄腫で入院していた患者（当時58歳）に家族の強い要請を受けて塩化カリウムを注射し、死亡させたことが翌月に発覚した事件である。

・1992年3月28日に、当助手は殺人罪で起訴された。公判で被告・弁護側は「安楽死に準ずる行為で公訴権の乱用」として、公訴棄却または無罪を主張した。

・1995年3月28日に、横浜地裁は懲役2年、執行猶予2年を言い渡した。なお、判決において積極的安楽死が許されるための四条件が示された。それは、死期の迫った患者の自己決定権の立場から死を選ぶ権利を司法の場で初めて認めたものとして、重要な判決である。この四条件は、先の名古屋高裁の六条件に代わるものになる。

①患者が耐え難い肉体的苦痛に苦しんでいること。
②患者は死を避けられず、その死期が迫っていること。
③生命の短縮を承諾する患者の明示の意思表示があること。
④患者の肉体的苦痛を除去、緩和するために方法を尽くし、代替手段がないこと。

徳永医師が起訴された行為は、①③④の要件が満たされていないと判断され、殺人行為であると判断された。判決文によれば、量刑を課す理由は次の通りである。医療現場で誤った行為がなされ、それが国民の医療不信につながってしまう恐れが挙げられている。

「医療への信頼基盤は、生命の維持が保障され、優先されるところにある。その信頼感が損なわれると、末期患者や身体障害者、精神障害者、無脳児、痴ほ症患者など弱者の生命が軽視されないかと不信感を生むことになる。しかも患者の意思が尊重されないとなると、家族の都合によって患者の生命が左右される心配が出てくるからである。」

この判決での①の要件では、安楽死の目的が肉体的苦痛からの患者の解放に限定されている。その解放の手段として、医者が患者を死なせる措置をとるのである。精神的苦痛を含めると、自殺の容認や生命を軽視する風潮を生む恐れがある。②の要件では、死期が迫っているから、先の解放措置は死をもたらす。その死期の切迫度は相対的であり、患者の苦痛緩和や除去が死を結果することも予想される。③の要件では、生命の存続か終りかの選択は患者自身に任されており、安楽死を容認するには患者の意思が不可欠である。その意思表示は明示的意思か推定的意思か、家族の代弁で十分か、その家族とは誰かなどの論点は残されている。④の要件では、代替措置がない状況で、安楽死の方法が問題になる。治療を中止する消極的安楽死は許容されており、肉体的苦痛の緩和や除去を目的とする間接的安楽死も患者の自己決定権を根拠として容認されている。この判決での中心は積極的安楽死を認めるか否かにあり、慎重な検討と判断が求められる。代替措置がないとき、あえて生命を犠牲にするには、その選択を患者の自己決定権を論拠にして、医者の措置が死と直結していてもその安楽死を容認することになる。そのために患者の明示的な意思表示が求められているのである。

これらの要件に照らして徳永医師の行為を検証した結果、次のような判断がなされた。

①点滴等を外した治療行為の中止について。中止を求める動機である

患者の苦痛と内容について、家族は正確に認識していなかった。医者は患者と家族と意思疎通を十分に行っておらず、家族の意思表示が十分かどうか判断できる立場になかった。それで、家族の意思表示をもって患者の意思を推定することはできないと判断された。
②塩化カリウム等を投与した行為について。患者には耐えられない肉体的苦痛は存在せず、患者の明示的な意思表示も存在しないから、間接的安楽死や積極的安楽死の要件を満たしていないと判断された。

安楽死をめぐっては、倫理的な規範的評価は法と密接に結びついている。法は社会生活の基本的秩序や共通善の維持を目的としているから、実効性と濫用防止を重視する。安楽死についても、人命の尊重という最大の公的利益と苦痛の除去、および人間にふさわしい死を迎えるための患者自身の自己決定権との調和を実現するような行為基準を求めることが要請されている。金沢文雄によれば、法的見地から安楽死について次のように考えられる。(金沢文雄、1984、226-227頁)
①直接的安楽死は、法的に殺人、嘱託・承諾殺人、自殺教唆・幇助などの構成要件に該当し、許されない行為である。直接安楽死を原則的に許される行為と解することは、他人の生命の不可侵という法秩序の基本原則をゆるがすものであり、生命の守り手である医者の職業倫理と矛盾するものである。
②間接的安楽死は、法的には危険な治療行為の延長線上にあるものとして正当化される。当然、患者の真摯な承諾とか医者によるなどの諸要件が求められる。「最後の一服」という確実に即死を招く行為は、治療行為に含まれると考えるのは困難である。しかし、医者が鎮痛のために麻酔剤を与える場合、通常は間接的安楽死と認められる。間接的安楽死の場合、死苦緩和という治療目的によって投薬され、それに致死の危険が伴っていても苦痛緩和の必要性との間に相当な均衡が保たれている限り、倫理的に許容される。

(3) キリスト教医療倫理の見解

キリスト教医療倫理は、「殺してはならない」というモーゼの十戒を神の意志を告げる自然道徳律として理解し、自他の生命の致死行為を倫理的に絶対に許されないとしている。横浜地裁による安楽死を容認する要件をキリスト教倫理の立場からどのように評価すべきだろうか。前述の「安楽死についての声明」によれば、倫理的に非難される安楽死は、他人の肉体的苦しみに対する同情を動機として、その苦しみからの解放のためになされる致死行為である。したがって、横浜地裁における安楽死は倫理的に容認されないことになる。それは前述の延命中止とは区別された直接的な致死行為だからである。宮川俊行によれば、そのような安楽死が倫理的に容認されない理由については、伝統的なキリスト教医療倫理の立場から次のように要約される。(宮川俊行, 1983)

① それは神の支配権の侵害である。生命を破壊することは人間の権限に属しない。人間の生死を人為的に決定することは、生命に対する神の支配権を冒す直接的・意図的な殺害行為である。

② それは罪のない生命の積極的な致死行為である。それは行為者の意図の善悪や事情がどうであれ、決して許されない悪い行為であり不正な殺人である。

③ それは弱者の生命の抹殺行為である。医者や看護婦は末期患者の生命を守り、維持する立場にいる。もしそのような致死行為が許されるならば、人間の信頼関係は破壊され、弱者は抹殺される恐れがある。

④ それは不治の病人や患者を無意味な生存とみなす恐れがある。人間の生存の価値は生の快適さや安楽さなどによるものではない。苦しみのなかにある生存を無意味であると判断しかねない。また耐え難い苦しみという判断は不確かである。

これらの理由のうち、③と④は横浜地裁でも言及されており、①と②とがキリスト教倫理に固有な理由であると理解することができる。このことは『カトリック教会のカテキズム』からも確認される。「障害者、病

人や瀕死者のいのちを終わらせる直接の安楽死は、動機と手段とを問わず、道徳的に容認できない。したがって、苦しみを除去するための致死行為あるいは放任することも、その行為自体もしくは意向によって、人間の尊厳と創造主である生ける神への崇敬に反する重大な殺人行為である。善意から判断を誤っても、それが殺人行為であることは変わりなく、つねに禁じられ、拒否される行為である。」(2277)

引用文献(引用順)

宮川俊行、1979、『安楽死の論理と倫理』、東京大学出版会。
金沢文雄、1984、『刑法とモラル』、一粒社。
トム・L.ビーチャム、ジェイムズ・F.チルドレス、1997、『生命医学倫理』(永安幸正、立木教夫監訳)、成文堂。
星野一正、1996、『わたしの生命はだれのもの―尊厳死と安楽死と慈悲殺と』、大蔵省出版局。
入江吉正、1996、『死への扉―東海大安楽死殺人』、新潮社。
浜口吉隆、1996、『伝統と刷新』、南窓社。
ベルンハルト・ヘーリンク、1990、『生命・医・死の倫理』(田淵文男訳)、中央出版社。
宮川俊行、1983、『安楽死と宗教―カトリック倫理の現状』、春秋社。

参考文献(アルファベット順)

阿南成一、1977、『安楽死』、弘文堂。
保坂正康、1993、『安楽死と尊厳死』、講談社現代新書。
ジョナサン・D.モレノ編、1997、『死ぬ権利と生かす義務―安楽死をめぐる19の見解』、三田出版会。
ジャネット・あかね・シャボット、星野一正監修、1995、『自ら死を選ぶ権利―オランダ安楽死のすべて』、徳間書店。
黒柳弥寿雄、1994、『尊厳死を考える』、岩波書店。
宮川俊行、1983、『安楽死について―『バチカン声明』はこう考える』、中央出版社。
宮野彬、1984、『安楽死から尊厳死へ』、弘文堂。
日本尊厳死協会編、1990、『尊厳死―充実した生を生きるために』、講談社。
沖種郎、1991、『尊厳ある死―最期まで人間として生きるために』、二見書房。
坂井昭宏編著、1996、『安楽死か尊厳死か』、北海道大学図書刊行会。
澤田愛子、1996、『末期医療からみたいのち―死と希望の人間学』、朱鷺書房。

資　料

- ◇1　ヒポクラテスの誓い
- ◇2　ジュネーブ宣言
- ◇3　ニュルンベルク綱領(1947年)
- ◇4　ヘルシンキ宣言(1964年)
- ◇5　患者の権利章典に関する宣言
    　　　(1972年11月17日　アメリカ病院協会)
- ◇6　患者の権利に関するリスボン宣言
    　　　(1981年9月28日－10月2日　第34回世界医師会総会)
- ◇7　アメリカ大統領委員会報告(1982年10月21日)

◇資料1　ヒポクラテスの誓い

　医師アポロン、アスクレピオス、ヒギュア、パナケイアならびにすべての男神女神にかけて、またこれらの神々を証人として宣誓し、私の能力と判断に従って、この宣誓と制約を守り抜く所存であります。医術を私に授けた師には私の両親と同様に仕えて生計を共にし、師がお金を必要とする時には私財を分けて提供し、師の家族を自分自身の身内と思い、その人たちが医術を学びたいならば謝礼もなく契約もせずに伝授いたします。自分の息子たちならびに医師の宣誓を済ませ年季奉公をした弟子たちには、医術の教えを授け、口述指導をし、また他のすべてについて伝授いたしますが、これらの人々以外には医術を伝授いたしません。私の能力と判断に従って医術の療法を、病める人を助けるために用いますが、決して人を傷害したり悪いことをする考えで悪用いたしません。また、たとえ頼まれても有害なものを誰かに投与したり、そのようなことをするようにと誰かに指示したりもいたしません。同じように、流産させるために婦人に堕胎に役立つものを与えません。私は、純潔にそして敬虔に私の生涯を送り、医術を施していきたいと思っております。結石を患っている人に対して私は手術をせず、その医術を業としている人に任せます。どの家を訪問する場合でも、婦人を助けるために訪れるのであって、私は、故意に悪事を働いたり、危害を加えたり、ましてや訪れる先で、相手の男・女または奴隷、自由市民のいずれの場合にしても、肉体的暴行を加えるようなことは慎みます。職業上見たり聞いたりして知ったことや職業とは関係のない私の交際上知ったことや職業とは関係のない私の交際上知ったことで、口外してはならないことについては、決して口外せず、神聖な秘密として守ります。さて、もし私が、以上の宣誓を守り抜き破ることがなかったならば、私の生涯に対して、また私の医術に対して、よい評判をすべての人々から永久に受けることをお許しください。しかし、もし私が宣誓を破り背くならば、逆の報いをしてください。
　　　　　　　　　　　　　　　　　　　　　　　　（星野一正訳）

◇資料2　ジュネーブ宣言
　　　（1948年ジュネーブにおける第2回世界医師会総会で採択、
　　　　1968年シドニーにおける第22回世界医師会総会で修正）

医師の一人として参加を許されるに当たり、
- 私が自分の生涯を人類に奉仕することを厳粛に誓うものである。
- 私は医師が当然受けるべきである深い尊敬と感謝の念を恩師に捧げる。
- 私は良心と尊厳をもって医業に従事する。
- 私は第一に患者の健康について考慮を払う。
- 私は患者の信頼に応えて秘密を尊重する。
- 私は全力をあげて光輝ある医学の伝統を擁護する。
- 私の同僚は私の兄弟である。
- 私は診断に当たって宗教、国籍、人種、政党、社会的地位によって患者を差別しない。
- 私は受胎の瞬間から、人命を最大限に尊重する。たとえいかなる脅迫があろうとも、人道の法則に反して医学上の知識を用いるようなことはしない。
- 私は他からの拘束を受けず、自分自身の名誉にかけてこれらのことを厳粛に約束する。

◇資料3　ニュルンベルク綱領（1947年）

　人間に対するある種の医学的実験は、それが充分納得のいく範囲内で、医療の倫理に依拠しておこなわれるときは、われわれに明証性の大きな重みを提示するものである。人体実験の推進者たちは、そのような実験が他の研究法や手段では得られない社会の善となる結果を生むという理由で、その見解の正当性を主張している。しかしながら、道徳的、倫理的および法的な考え方を満足するためには、いくつかの基本的原則を遵守しなければならぬことについては、だれしも認めるところである。

　1. 被験者の自発的同意は絶対的本質的なものである。これは、被験者本人が法的に同意する資格のあることを意味するが、さらに暴力、欺瞞、

虚偽、脅迫や他の制約や強圧の間接的な形式のいかなる要素の干渉を除いた、自由な選択力を働かしうる状況にあること、および実験目的を理解し、啓発された上での決断をうるために被験者に充分な知識と理解を与えなければならない。そのためには、被験者によって肯定的決断を受ける前に、実験の性格、期間および目的、行われる実験の方法、手段、予期しうるすべての不利と危険、実験に関与することからおこりうる健康や個体への影響などを知らされなければならない。

同意の性格を確認する義務と責任は、実験を計画するもの、指導するもの、実施するもの、すべてにかかわる。これは個人的な義務と責任であり、罰を免れている他人に委ねることはできない。

2. 実験は社会の善となる結果を生むべきものであり、他の研究手段をもってはえられないものであり、さらに放縦・不必要な実験であってはならない。
3. 実験は、動物実験の結果、病気の自然史の知識、または研究上の他の問題により、あらかじめ実験の実施を正当化する結果が予想されることを基盤にして設計されなければならない。
4. 実験は、すべて不必要な肉体的ならびに精神的苦痛や障害をさけるようおこなわれなければならない。
5. 死や回復不能の傷害がおこると信ぜられる理由が演繹的にある場合、実験をおこなってはならない。ただし、実験をする医師自らが被験者になる場合は、この限りではない。
6. おこりうべき危険の程度は、その実験によって解かれる問題の人間への貢献度を越えるものであってはならない。
7. 被験者を傷害、死から守るため、いかに可能性のすくないものであっても適切な設備を整えておかなければならない。
8. 実験は科学的に資格のあるものによってのみおこなわれなければならない。実験を指導するもの、実施するものは、実験の全段階を通じて最高の技倆と注意を必要とする。
9. 実験中、被験者は、実験を継続することが彼にとって不可能な肉体的精神的状態に達したときは、実験を中止する自由がなければならない。
10. 実験中、責任をもつ科学者は、実験の続行が、被験者に傷害や死を結果しうると思われるときに要求される誠実性、技倆、判断力の維持に疑

念の生じたるときは、いつでも実験を中断する用意がなければならない。

(中川米造訳)

◇資料4　ヘルシンキ宣言（1964年）
「ヒトにおけるbiomedical研究に携わる医師のための勧告」
（1964年6月、フィンランドのヘルシンキにおける第18回世界医師会総会で採択。1975年10月、日本の東京における第29回世界医師会総会で改正。
1983年10月、イタリアのベニスにおける第35回世界医師会総会で修正。）

緒言
・人々の健康を守ることが医師の使命である。医師はこの使命達成のために自分の知識と良心を捧げるべきである。
・世界医師会のジュネーブ宣言は"私は第一に患者の健康について考慮を払う"という言葉で医師を義務づけている。また国際医の倫理では"患者の身体的、精神的抵抗を弱めるような医療行為を、医師は患者の利益になる場合のみ利用すべきである"と明言している。
・ヒトにおけるbiomedical（生医学的または生物医学的）研究目的は、診断、治療および予防の方法の改善と病気の原因および病因についての理解でなければならない。
・今日の医療においては、大部分の診断的、治療的または、予防的な方法は危険を伴い、これはヒトにおけるbiomedical研究の場合に一層あてはまることである。
・医学の進歩は研究に基づくものであるが、この研究は最終的には、部分的にはヒトにおける実験でなければならない。
・ヒトにおけるbiomedical研究の分野では、本質的には患者のための診断および治療を目的とする医学的研究と、その本質的目的が純粋に学術的で、しかも研究の対象とされている被験者にとっては直接診断的または治療的価値の含みのない医学的研究との間には、根本的な区別を認めなければならない。

・環境に影響をおよぼすことのある研究の実施においては、特別の注意が必要であり、また研究に用いる動物の福祉も尊重されなければならない。
・学術的知識を深め、苦しんでいる人類を助けるための研究室での実験の結果を人間に応用することは重要でなければならないので、世界医師会は、ヒトにおけるbio-medical研究に携わる医師の指針として、次のような勧告を用意した。これらの勧告は今後も、引き続き検討されなければならない。ここに起草された基準は、世界中の医師のための単なる指針であることが強調されなければならない。従って医師達は、自国の法律のもとにおける刑事、民事および倫理上の責任から免れることはできない。

I 基本原則

1. ヒトにおけるbiomedical研究は、一般的に受け入れられている科学的原則に従い、適切に行われた研究室における実験および動物実験ならびに科学文献における完全な知識に基づくものでなければならない。
2. ヒトにおける一つ一つの研究の計画およびその実施は実験計画書に明確に記載され、この計画書は、検討、意見、指導を受けるために特別に任命された独立した委員会に送付されなければならない。
3. ヒトにおけるbiomedical研究は、医学的資格をもつ人の監督の下に、臨床的に有能な人によってのみ行われなければならない。研究の対象である人に対する責任者は、常に医学的資格を有する者であり、たとえその被験者が研究参加に同意していても、その被験者には決して責任はない。
4. ヒトにおけるbiomedical研究は、その研究の重要さを被験者に起こりうるrisk（リスク―危険性）と比較考慮した上でなければ、合法的に行うことはできない。
5. どのbiomedical研究でも、被験者または他の人々に対して、予知できる利益と、予想できるriskとを比較考慮しなければならない。被験者の利益に対する考慮は、常に科学的、社会的利益よりも優先しなければならない。
6. 被験者が自分の人格を保全する権利は、常に尊重されなければならない。被験者のプライバシーを尊重し、彼の身体的、精神的全体性および

その性格や個性に対して研究が与える影響を最小限に留めるためには、あらゆる予防手段を講じなければならない。

7. 医師は研究に伴う危険性（hazards）が予知できることに自信がもてる場合以外は、研究を行うことを差し控えるべきである。危険性が、起こりうる利益よりも大きいということがわかった場合、医師はいかなる研究も中止すべきである。

8. 研究結果の発表に際しては、医師は結果の正確性を守る義務がある。この宣言にもられている原則に従っていない研究の報告を、発表する目的でそれをうけとるべきではない。

9. ヒトにおける研究においては、被験者となる人は、その研究の目的、方法、予想される利益と、研究がもたらすかも知れない危険性、および不快さについて十分知らされなければならない。被験者となる人は、この研究に参加しない自由をもち、参加していても、いつでもその同意を撤回する自由があることを知らされなければならない。その次に医師は被験者の自由意志によるinformed consent（内容を知らされた上での研究または治療についての同意）を、できれば書面で入手すべきである。

10. 被験者のinformed consentを得る際に、医師は被験者が医師と被扶養者の関係にある場合、または脅迫されて同意することのある場合は、特に注意しなければならない。このような場合、informed consentは、この研究に携わっていない、しかも両者の正式関係には全く関係していない医師によって得られなければならない。

11. 法的無能力者の場合は、informed consentは、その国の法律に従って、法的保護者から入手すべきである。被験者が身体的精神的無能力者あるいは、未成年者であるため、informed consentを得ることが不可能な場合は、その国の法律に従って、責任ある親族による許可が、被験者による許可の代わりになる。実際に未成年者から同意を得られる場合は、未成年者の法的保護者からの同意を入手する以外に、未成年者からも同意を得なければならない。

12. 研究計画書には、この宣言にもられている倫理的配慮が常に含まれており、この計画書は、この宣言にある基本原則に従うものであることを明示しなければならない。

II 医療の一部分としての医学研究（臨床研究）
 1. 病人の治療に際して、新しい診断法や治療法が生命の救助、健康の回復、または苦痛の軽減になる医師が判断した場合は、それを自由に用いるようにしなければならない。
 2. 新しい方法による起こりうる効果、危険性、および不快さを現行の最良の診断法および治療法による利点と比較しなければならない。
 3. いかなる医学研究においても、どの患者も対照群があれば、それを含めて、現行の最も有効と証明されている最良の診断法および治療法を受けることができるという保障が与えられなければならない。
 4. 患者が研究に参加することを、拒否しても、これは患者対医師の関係を決して妨げてはならない。
 5. もし医師が、informed consent を得ることは必要でないと考える場合は、その決定に対する特別の理由を I の基本原則の 第2項に述べてある独立した委員会に伝えるため、実験計画書にそのことを明記しなければならない。
 6. 医師はヒトにおける biomedical 研究を医療の一部として行うことができるが、この場合その目的は新しい医学知識を得ることである。しかし、この場合、この研究は患者に対して潜在的な診断的または治療的価値があるということによって、正当化される場合に限られるべきである。

III 医療に関係のないヒトにおける biomedical 研究（非臨床的 biomedical 研究）
 1. 純粋に科学的に応用するために医学研究をヒトにおいて行う場合には、その biomedical 研究が行われている被験者の生命と健康の擁護者になるのは医師の義務である。
 2. 被験者は、健康な人か、または患者で実験計画がその患者の病気と関係のない場合、自発的意志により研究に参加するものでなければならない。
 3. 研究者は、もし研究を続ければ、研究が被験者に有害になると判断すれば、研究を中止すべきである。
 4. ヒトにおける研究において、科学的、社会的な利益が、被験者の福利に対する配慮に絶対に優先してはならない。　（日本医師会事務局仮訳）

◇資料5　患者の権利章典に関する宣言
　　　（1972年11月17日　アメリカ病院協会）

　アメリカの病院協会は、以下の患者の諸権利を尊重することがより効果的な患者のケアならびに患者、その医師および病院組織のより大きな満足に貢献するという期待をもって、患者の権利章典を発表する。さらに、当協会は、これらの権利が治療過程の必要不可欠の部分として患者のために病院によって支持されることを期待してこれらの権利を発表する。医師と患者との間の個人的な関係（personal relationship）が適切な医療ケアにとって必須であることは認識されている。伝統的な医師＝患者関係は、ケアが組織的に施されるとき、新たな局面を迎える。判例は、医療機関もまた患者に対する責務を負うことを確立している。これらの諸要素の承認のもとに、これらの権利が確認されるのである。

1. 患者は、思いやりのある、丁重なケアを受ける権利を有する。
2. 患者は、自分の診断、治療、予後について完全な新しい情報を自分に十分理解できる言葉で伝えられる権利がある。そのような情報を患者に与えることが医学的見地から適当でないと思われる場合は、本人に代わる適当な人に伝えねばならない。患者は、自分に対するケアを調整する責任をもつ医師は誰であるか、その名前を知る権利がある。
3. 患者は、何らかの処置や治療をはじめる前に、インフォームド・コンセントを与えるのに必要な情報を医師から受ける権利がある。緊急時を除いて、そのようなインフォームド・コンセントのための情報は少なくとも特定の処置や治療上甚大なリスクや無能力状態がつづくと予想される期間を含まなければならない。ケアや治療について医学的に見て有意義な代替の方策がある場合、あるいは患者が医学的に他にも方法があるなら教えてほしいといった場合は、患者はそのような情報を受け取る権利をもっている。患者は、又、処置や治療について責任を有する人の名前を知る権利を有する。
4. 患者は、法が許す範囲で治療を拒絶する権利があり、またその場合には医学的にどういう結果になるかを知らされる権利を有する。

5. 患者は、自分の医療ケアプログラムに関連して、自己のプライバシーについてあらゆる配慮を求める権利がある。症例検討や専門医の意見を求めることや検査や治療は秘密を守って慎重に行われなくてはならない。ケアに直接かかわるもの以外は、患者の許可なしにその場に居合わせてはならない。
6. 患者は自分のケアに関係するすべての連絡や記録が守秘されることを期待する権利を有する。
7. 患者は病院がその能力の範囲内において、患者のサービスについての要求に答えることを期待する権利を有する。病院は症例の救急度に応じて診療やサービスや他医への紹介などを行わなくてはならない。転院が医学的に可能な場合でも、転院がなぜ必要かということと転院しない場合にどのような代案があるかということについて完全な情報と説明とを受けた後でなければ、他施設への移送が行われてはならない。転院を頼まれた側の施設は、ひとまずそれを受け入れなくてはならない。
8. 患者は、かかっている病院が自分のケアに関するかぎりどのような保険医療施設や教育機関と関係しているかに関する情報を受け取る権利を有している。患者は、自分を治療している人たちの間にどのような専門職種としての(相互の)関わり合いが存在するかについての情報を得る権利を有する。
9. 病院側がケアや治療に影響を与える人体実験を企てる意図がある場合は、患者はそれを通報される権利があるし、その種の研究プロジェクトへの参加を拒否する権利を有している。
10. 患者は、ケアの合理的な継続性を期待する権利を有する。患者は、予約時間は何時で医師は誰で診療はどこで行われるかを予め知る権利を有する。患者は、退院後の継続的なケアについて、医師またはその代理者から知らされる仕組みを病院が備えていることを期待する権利を有する。
11. 患者は、どこが医療費を支払うにしても請求書を点検し説明を受ける権利を有する。
12. 患者は、自分の患者としての行動に適用される病院の規定・規則を知る権利を有する。権利のカタログが、患者が期待する権利を有するところの治療を患者に保証するのではない。病院は、疾病の予防および治療

ばかりでなく、医療関係者および患者の教育ならびに臨床研究を遂行するための多くの機能を持っている。これらすべての活動は、患者に対する多大な配慮とともに、そして、とりわけ、患者の人間としての尊厳の承認を伴って行われなければならない。こうして尊厳の承認が、患者の諸権利の擁護を保障するのである。(厚生省健康政策局医事課編、1985、『生命と倫理について考える』、医学書院)

◇資料6　患者の権利に関するリスボン宣言
　　　(1981年9月28日－10月2日　第34回世界医師会総会)

　実際的、倫理的または法律的な範囲があるかもしれないということを認識した上で、医師は常に自己の良心に従い、また常に患者の最善の利益のために行動すべきである。下記の宣言は、医師が患者に与えようと努める主な権利の一部を述べている。法律または政府の行動が患者にこれらの権利を否定する場合には、医師は適当な手段によりそれらの権利を保証または回復するように努力すべきである。
1. 患者は自分の医師を自由に選ぶ権利を有する。
2. 患者は何ら外部からの干渉を受けずに自由に臨床的および倫理的判断を下す医師の治療看護を受ける権利を有する。
3. 患者は十分な説明をうけた後に治療を受け入れるか、または拒否する権利を有する。
4. 患者は自分の医師が患者に関するあらゆる医学的および個人的な詳細な事柄の機密的な性質を尊重することを期待する権利を有する。
5. 患者は尊厳をもって死を迎える権利を有する。
6. 患者は適当な宗教の聖職者の助けを含む精神的および道徳的慰めを受けるか、またはそれを断わる権利を有する。　　(日本医師会事務局仮訳)

◇資料7　アメリカ大統領委員会報告（1982年10月21日）

　インフォームド・コンセント（Informed Concent）を取り扱った委員会報告書は、『医療における意志決定（Making Health Care Decisions）』で、本文1冊と資料2冊の計3冊が発行されている。そもそも、インフォームド・コンセントとは、「十分な説明を受けた上での患者の同意・承諾」のことで、医療の場での患者の自己決定権が論じられているとき用いられ始めた言葉である。報告書のこのような膨大なページ数が物語るように、この検討課題は、委員会の審議の中軸をなすものであった。委員会は、医学、看護、倫理、社会科学など多数の証人を喚問し、平行して三つの委託研究（病院内のインフォームド・コンセントに関する観察調査、同インタビュー、医師と一般国民の医療の場における意思決定に関する全国調査）を行って、報告書をまとめた。まず委員会はインフォームド・コンセントの概念を医療の場における意思決定の中軸としてとらえ、それを促進することによって、患者側としては、より「良い」、より「主体性に富んだ」決断を下せるようになり、医師側としても、患者の信頼の向上と法律的責任への不安の減少が期待でき、両者ともに益するものがあるとの認識に達した。

　委員会の検討結果と結論をまとめると、以下の通りである。

1. インフォームド・コンセントの概念は、本来法律上のものであったが、倫理的な性格ももつ。
2. 倫理的に有効な同意とは、相互の尊重と参加による意思決定を行う過程である。
3. インフォームド・コンセントは、一部の知識階級の患者のみに当てはめられるものではなく、すべての患者について、また、いかなる医療の場面でも適応されるべき概念である。
4. インフォームド・コンセントとは、自らの価値観と人生の目標に基づいて患者は医療の内容を決める権利を有するという考えである。しかし、患者の選択は絶対的なものではなく、以下の点で留意する。
   ・患者の選択は、一般的に認められた医療の枠を破ったり、医師の道徳的信念を侵したり、権利を唱えることのできない医療を求めたりしてはならない。
   ・個人が自らの意思を決定できる状態にあることを前提として論議が

進められるべきであるが、そのような状態にはない、すなわち自ら意思決定できない (In competent) ものにかわって、意思決定を行う際の取り決めが作られべきである。
5. 医療従事者は、ただ単にその情報が好ましくないという理由だけで、情報の提供を拒んではならない。
6. 患者は自らの状態を理解して、治療の選択ができるよう情報を与えられるべきである。
7. 医療従事者と患者の意思の疎通は、本来法律によって促されるのではなく、教育、資格試験、研修によってもたらされるべきである。
8. 家族の果たすべき役割は大きく、患者のプライバシーと主体性を損なわない範囲で奨励されるべきである。
9. 十分患者と話しあうことには、医療費の裏付けも必要である。
10. 意思決定能力を欠いた患者の利益を保護するために、次の配慮を行う。
    ・第三者によって決定を下す場合には、本人に意思決定能力がまだあれば、下すであろう内容のものとし、それが不明である場合は、代理人が患者の最善の利益を推し測って決めるものである。
    ・病院側は、意思決定能力を欠く患者のための意思決定に関して検討を行うため「倫理委員会」を組織することを考慮すべきである。
    ・州の司法機関は、意思決定能力を欠く患者にかわって決定を下す者の指名法など、十分な対応ができるよう法体系を整備すべきである。
   (厚生省健康政策局医事課編、1985、『生命と倫理について考える』、医学書院)

出典

資料1　星野一正、1997、『インフォームド・コンセント―日本に馴染む六つの提言』、丸善ライブラリー。

資料2, 3, 4, 6　杉田勇・平山正美編著、1994、『インフォームド・コンセント―共感から合意へ』、北樹出版。

資料5, 7　厚生省健康政策局医事課編、1985、『生命と倫理について考える』医学書院。

年表　日本の移植医療と法制化の動向

1910	山内半作 (1879-1956) が臓器移植を研究し、犬や猫に腎臓移植を実験。
1936	世界最初の腎臓移植 (アメリカ)。
1958	「角膜移植に関する法律」公布＝移植目的で死体から摘出可。
1967. 12	世界最初の心臓移植 (南アフリカ、バーナード博士)。
1968. 5.	日本移植学会の発議、医師を代表とする「臓器移植法規、制定委員会」発足。
8.	ハーバード大学医学部特別委員会、世界初の脳死判定基準を発表。アメリカ「統一死体提供法」制定。
8.	日本最初の心臓移植、札幌医科大学 (和田教授) にて実施 (83日目に死亡)。
12.	和田教授の心臓移植に対し、殺人罪および業務上過失致死罪で大阪地検に告発。
1970. 9.	和田教授への刑事告発に対し、札幌地検は不起訴処分とすることを発表。
1973. 3.	日本弁護士連合会、和田教授に警告書を出す。
1974. 11.	日本脳波学会が日本初の「脳死判定基準」公表。
1978. 8.	アメリカ「統一脳死法」制定＝法律上および医学上の目的のため脳幹を含む脳の全機能が不可逆的停止に陥った者は死亡したものとする。
1979. 12.	「角膜及び腎臓の移植に関する法律」公布 (1980. 3. 18施行)＝死体から摘出。
1980	免疫抑制剤「サイクロスポリン」(1976年開発) による移植件数急増。その百倍の能力をもつ免疫抑制剤「FK506」藤沢薬品で開発。
1981. 2.	アメリカ「統一死亡判定法」制定＝循環機能、呼吸機能、脳幹を含む全脳のいずれかが不可逆的停止に陥った者は死亡したものとする。
1981. 7.	アメリカ大統領委員会 (医学、生物医学、行動科学に関する倫理問題研究) による「死の判定ガイドライン」発表＝脳死と心臓死 (三

徴候死)の両方容認。
| 1982 | 日本初の倫理委員会が徳島大学に設置される。
| 1983. 9. | 厚生省「脳死に関する研究班」(竹内教授班長)発足＝脳波学会の基準見直し。
| 1983 | アメリカで世界最初の心肺移植。
| 1984. 5. | 日本人(牧野太平)が初めてアメリカで心臓移植(1986.6.11.死亡)。
| 9. | 筑波大学付属病院で脳死者から膵臓と腎臓の同時移植(刑事告発)。
| 1984 | アメリカ「統一臓器移植法」及び「臓器売買の禁止に関する法律」制定。
| 1985. 2. | 超党派国会議員による生命倫理研究問題懇談会を発足し、立法化を検討。
| 12. | 厚生省「脳死に関する研究班」が脳死判定基準(竹内基準)発表。
| 1986. 3. | 東京都立広尾病院で脳死者から腎臓移植(刑事告発)。
| 1987 | アメリカ「統一人体贈与法」制定＝本人の提供意思が明確な場合、または本人の反対がない場合は親族の承諾がある場合に臓器提供ができる。
| 1988. 1. | 日本医師会「生命倫理懇談会」報告＝脳死をもって人間の個体死と認める。それを受け入れるかは患者や家族に委ね(選択権)、立法化せずとも一定の条件を満たせば臓器移植は許容されるとした。
| 1988. 5. | 新潟信楽園病院で脳死者から腎臓移植(刑事告発)。
| 5. | 日本人男性フィリピンで囚人から生体腎臓移植を受ける。
| 6. | 日本精神・神経学会人権問題委員会、「脳死判定の確実性に疑問があり、現段階で脳死を容認することはできない」という見解を発表。
| 7. | 日本弁護士連合会、「脳死を死と認める場合は、立法あるいは社会的合意が形成されるべきで、現状で移植を行うことは人権上問題がある」と意見書提出。
| 1989. 1. | 新潟県水原郷病院で脳死者から臓器移植(刑事告発)。
| 7. | 日本人の母子がオーストラリアで生体肝移植(一歳男児)。
| 11. | 日本最初の生体肝移植、島根医大で実施(285日目の1990.8.死亡)。
| 1990. 2. | 臨時脳死及び臓器移植調査会(脳死臨調)設置＝脳死は人の死か、

脳死体からの臓器移植はどのような条件のもとで認められるかを総合的に検討する。
2. 東京大学医科学研究所倫理委員会、脳死者からの肝臓移植を承認。
3. 「脳死臨調」(永井道雄会長)が初会合。
6. 京都大学と信州大学でそれぞれ生体肝移植を実施。
7. 大阪大学医学部倫理委員会、肝臓、腎臓、心臓移植を承認。
9. 大阪大学で脳死になった犯罪被害者の人工呼吸器を止めて腎臓を摘出、移植。法医学の教授が死亡診断書を脳死時刻で作成。
11. 岡山県協立病院で脳死者から臓器移植(刑事告発)。

1991　WHO(世界保健機構)が「臓器移植に関する九原則」を発表＝臓器摘出は本人意思を確認、死者から摘出が望ましい、生体移植は血縁者に限る、年少者からの摘出は禁止、売買の禁止など。
3. 岡山大学医学部委員会、肝臓移植を承認。
3. 国立循環器病センター倫理委員会、心臓移植を承認。
3. 東北大学医学部倫理委員会、肝臓、心臓、心肺同時、肺の移植を承認。
3. 神戸大学医学部倫理委員会、心臓移植は時期尚早との結論。
4. 東京女子医大倫理委員会、心臓、心肺同時、肺、膵臓、腎臓の移植を承認。
6. 臨時脳死及び臓器移植調査会(脳死臨調)の中間意見発表＝脳死移植容認。
6. 広島大学で成人間生体部分肝移植を実施(285日目に死亡)。
7. 大阪千里救命救急センターで交通事故で脳死状態になった男性の肝臓摘出を準備した(刑事告発)。
9. 日本弁護士連合会の理事会、「脳死臨調」の中間報告に対し、「脳死を人の死と認めることはできない」と意見書。
11. 二十四大学病院に脳死判定基準できる(十五大学病院で竹内基準より項目増)。
11. 生命倫理研究会・脳死と臓器移植問題研究チーム「臓器の摘出に関する法律」(試案 11. 20)。
12. アメリカ合衆国連邦政府「患者の自己決定法」施行。
12. 骨髄移植推進財団の設立＝翌年1月より骨髄バンクのドナー登録

開始。

1992. 1. 臨時脳死及び臓器移植調査会（脳死臨調）の最終答申＝脳死を人の死とした上で臓器移植を認める多数意見（委員13名）と脳死は人の死とは認めないが臓器移植は認める少数意見（委員2名、参与2名）とを併記。
　　 1. 大阪府三島救命救急センター（高槻市）が交通事故で脳死状態になった男性の臓器摘出断念。府警が脳死段階での検死拒否。
　　 2. 厚生省「脳死・臓器移植対策室」を新設。
　　 3. 日本弁護士連合会、「脳死臨調」の答申に反論の意見書。
　　　　生命倫理研究議員連盟（中山太郎会長）、首相に臓器移植の法整備要請。
　　 6. アメリカ（スタツール教授）で肝不全患者にヒヒの肝臓移植（異種移植）実施。
　　10. 栃木県普門院診療所で脳死者から人工呼吸器を取り外す（刑事告発）。
　　12. 脳死移植の立法化を検討するため超党派国会議員による「脳死及び臓器移植に関する各党協議会」が発足。
1993. 7. 大阪地方裁判所は傷害致死事件（1990.8.29）の判決で、被害者が心臓停止した時点を死亡時刻と認定。本件の被害者は、大阪大学医学部付属病院で脳死判定後に人工呼吸器が取り外され、心停止を待って司法解剖し、同時に腎臓を摘出して二人の患者に移植された。
　　10. 大阪千里救命救急センターで脳死状態の男性から臓器摘出を準備。大阪府からの「待った」で断念（刑事告発）。
　　　　九州大学で心停止後に肝摘出、移植（72日目に死亡）。
　　12. 各党協議会が脳死を人の死とする臓器移植法案の要項案を発表。日本弁護士連盟が反対声明。移植関係学会合同委員会、移植実施施設として心臓移植で八施設、肝臓移植で十施設を選定。
1994. 1. 各党協議会が法案を次期国会に提出することに各党合意。
　　　　厚生省作業班、臓器移植法案の「臓器摘出の手続きの指針案」発表＝生前の本人意思を家族が忖度した時にも摘出できる。
　　 4. 「臓器の移植に関する法律案」（旧法律案）を第129回国会に提出（十

　　　　　五名の衆議院議員)。
1995. 3. 横浜地方裁判所による東海大学病院事件の判決＝「延命治療行為の中止(尊厳死)」と「積極的生命終結行為(安楽死)」の違法性を阻却する要件を提示。
　　　4. 北海道の女児が米国で両親から肺の一部をもらう生体肺移植を受ける。
　　　5. 社団法人日本腎臓移植ネットワークを設立。
　　　7. 日本弁護士連合会「臓器の移植に関する法律案」に対する意見書(3.17)。
　　　8. 日本最初の遺伝子治療、北海道大学医学部付属病院で実施。
1996. 5. 日本最初の小腸移植、京都大学医学部で実施(二歳六ケ月の子供に母親の小腸を移植、一年四ケ月後に死亡)。
　　　6. 本人意思が書面で残された場合に限定して臓器移植を認めるよう法案を修正。
　　　9. 衆議院解散に伴い、「臓器の移植に関する法律案」(旧法律案)廃案。
　　　9. 日本移植学会、法律なしでの脳死移植の実施を発表。
　　　12. 「臓器の移植に関する法律案」(中山太郎案＝脳死を人の死とする)を第139回国会に提出(十四名の衆議院議員、12.11)＝家族の忖度削除。
1997. 3. 「臓器の移植に関する法律案」(金田誠一案＝脳死を人の死としない)を第140回国会に提出(六名の衆議院議員、3.31)。
　　　3. 日本移植学会、法律がなくても脳死移植ができるように独自指針をまとめる。
　　　4. 「臓器の移植に関する法律案」(猪熊重二案＝脳死を人の死としない)を同国会に提出(五名の参議院議員、4.18)。衆議院厚生委員会で審議計27時間。
　　　4. 「中山案」が衆議院本会議で自由投票により可決(賛成320票、反対148票)。「金田案」は否決。「中山案」を参議院に送付(4.24)。
　　　5. 参議院臓器移植特別委員会で「中山案」と「猪熊案」の審議開始。
　　　6. 「中山案」に対する修正案(関根則之修正案)を参議院本会議で可決(賛成181票、反対63票)、同日、修正中山案を衆議院本会議で可決(賛成323票、反対144票、6.17)。「猪熊案」が参議院で国会閉会

で廃案 (6.18)。
7. 「臓器の移植に関する法律」公布 (7.16)、同年施行 (10.16) ＝移植目的で脳死した者の身体を含む死体から摘出可。

1998. 3. 1984年〜1993年に行われた脳死判定や臓器移植を行った22人の医師に対する殺人罪の刑事告発 (第三者による) を受理した東京、水戸、宇都宮、岡山、新潟、大阪の六地方検察庁は、八件すべてを嫌疑不十分または嫌疑なしとして不起訴と発表。
3. 沖縄県立病院での移植手術 (1996.12) で、腎臓提供者の承諾を得た後、家族が反対したにもかかわらず医師が摘出したのは殺人罪であるとして、ドナーの遺族が医師を告訴 (日本最初)。
6. 公衆衛生審議会臓器移植専門委員会、臓器移植施設の拡大を決定 (96を380に)。
8. 京都大学病院で国内二例目の生体小腸移植 (四歳の女児と三二歳の母親)。
10. 日本最初の生体肺移植手術を岡山大学医学部で実施 (二十四歳の女性患者に二一歳の妹の右肺三分の一を、左肺や四八歳の母親から半分を移植)。
1999. 1. 厚生省、移植医療普及のために健康保険証や運転免許証に貼って臓器提供の意思表示できる小型シールの配布を開始。また、ドナーカードを全国約6800店舗のコンビニエンスストアに置き、若者層に移植医療をアピール。
2. 臓器移植法施行後最初の脳死・臓器移植の実施。高知赤十字病院で四十歳代の患者の脳死判定 (2.28)、心臓は大阪大、肝臓は信州大、腎臓は東北大と国立長崎中央病院で移植、角膜も提供 (3.1)。

　　＊この年表は、須藤正親、池田良彦、髙月義照、『なぜ日本では臓器移植がむずかしいのか』、東海大学出版会1999年、115-124頁を使用し、加筆作成したものである。なお、臓器移植の歴史概観については、本書185-190頁参照。

◇**参考文献**(刊行年順)◇　　　　　　　　　　　　　　　(各章末文献を除く)

1. キュブラー・ロス、1971、『死ぬ瞬間』(川口正吉訳)、読売新聞社。
2. 中川米造、1977、『医の倫理』、玉川大学出版局。
3. A・V. キャンベル、1978、『医の倫理―医師・看護婦のジレンマ』(羽白清・羽白多恵子訳)、紀伊國屋書店。
4. 村上國男、1979、『医の倫理』、農山漁村文化協会。
5. 日野原重明、1983、『延命の医学から生命を与えるケアへ』、医学書院。
6. 日本移植学会編、1983、『脳死と心臓死の間で―死の判定をめぐって〈脳死シンポジウム〉』、メヂカルフレンド社。
7. ＿＿＿＿、1985、『続：脳死と心臓死の間で―臓器移植と死の判定』、同社。
8. ＿＿＿＿、1986、『続々：脳死と心臓死の間で―明日への移植に備える』、同社。
9. 大谷實、1985、『いのちの法律学―脳死・臓器移植・体外受精』、筑摩書房。
10. 寺本松野、1985、『そのときそばにいて―死の看護をめぐる論考集』、日本看護協会出版会。
11. 樋口和彦・平山正美編、1985、『生と死の教育―デス・エデュケーションのすすめ』、創元社。
12. アルフォンス・デーケン編、1986、第一巻『死を考える』、第二巻『死を看取る』、第三巻『死を教える』、メヂカルフレンド社。
13. 吉利和編、1986、『医師の生命観』、日本評論社。
14. 加藤尚武、1986、『バイオエシックスとは何か』、未来社。
15. 日本学術協力財団編、1986、『脳死をめぐる諸問題―日本学術会議第100回総会における記録等』、日本学術協力財団。
16. 加藤一郎ほか著、1986、『脳死・臓器移植と人権』、有斐閣。
17. ホアン・マシア、1987、『生命の未来学―バイオエシックスを超えて』、南窓社。
18. 鷲田小彌太、1988、『脳死論―人間と非人間の間』、三一書房。
19. 唄孝一、1988、『臓器移植と脳死の法的研究』、岩波書店。
20. 波平恵美子、1988、『脳死・臓器移植・がん告知―死と医療の人類学』、

福武書店.
21. 塚崎智・加茂直樹編、1989、『生命倫理の現在』、世界思想社.
22. 本間三郎ほか、1989、『臓器移植―その愛・法・倫理』、多賀出版.
23. 神戸生命倫理研究会編、1989、『脳死と臓器移植を考える―新たな生と死の考察』、メディカ出版.
24. 日本移植学会・社会問題検討特別委員会編、1989～1991、『臓器移植へのアプローチ』I～V、メディカ出版.
25. 西村克彦、1990、『反脳死論』、信山社.
26. 村上國男、1990、『病名告知とQLO―患者家族と医療職のためのガイドブック』、メヂカルフレンド社.
27. 名古屋弁護士会編、1991、『脳死と臓器移植―見えざる死をみつめて』、六法出版社.
28. 粟島次郎、1991、『脳死―臓器移植と日本社会』、弘文堂.
29. 水野肇、1991、『脳死と臓器移植―日本人の選択』、紀伊國屋書店.
30. 星野一正編著、1991、『死の尊厳―日米の生命倫理』、思文閣出版.
31. 加賀乙彦、1991、『生きている心臓』(上下)、講談社.
32. _____、1991、『脳死・尊厳死・人権』、潮出版社.
33. 渡辺淳一、1991、『いま脳死をどう考えるか』、講談社.
34. J. レイチェルズ、1991、『生命の終り―安楽死と道徳』(加茂直樹監訳)、晃洋書房.
35. トーマス・スターツル、1992、『ゼロからの出発―わが臓器移植の軌跡』(加賀乙彦監修、小泉摩耶訳)、講談社.
36. 安平公夫監修、竹中正夫・郷原宴一編、1992、『生命の意味I、II』、思文閣出版.
37. 静岡・看護フォーラム編、1992、『病院の中の生と死―ターミナルケアを考える視点』、ゆみる出版.
38. 荻原真、1992、『日本人はなぜ脳死・臓器移植を拒むのか』、新曜社.
39. 小坂義弘、1992、『臓器移植を支えるために―日本初の生体部分肝移植の経験から』、真興交易医書出版部.
40. NHK脳死プロジェクト編、1992、『脳死移植』、NHK出版.
41. 村上陽一郎、1993、『生と死への眼差し』、青土社.
42. 岸永三、1993、『臓器移植―生きるための選択』、東洋経済新聞社.

43. 日本基督教団宣教研究所編、1993、『老い・病・死—教会の現代的課題』、日本基督教団出版局。
44. 橋本信也編、日本医師会監修、1994、『医療における心とことば』、中央法規。
45. 飯田亘之、1994、『生命技術と倫理』、市井社。
46. 池永満、1994、『患者の権利』、九州大学出版会。
47. 森岡正博、1994、『生命観を問いなおす—エコロジーから脳死まで』、筑摩書房。
48. 宮谷宣史編、1994、『死の意味—キリスト教の視点から』、新教出版社。
49. 中島みち、1994、『対話:「脳死時代」の生き方と死に方—臓器移植・ガン告知・尊厳死』、時事通信社。
50. 脳死・臓器移植研究会、中山研一・福間誠之共編、1994、『本音で語る脳死・移植—医と法の対話』、メディカ出版。
51. 渡辺良夫、阿部知子編、1994、『「脳死」からの臓器移植はなぜ問題か—臓器移植法案に反対する医師達からのメッセージ』、ゆみる出版。
52. 森岡正博編著、1994、『「ささえあい」の人間学』、法蔵館。
53. 田畑邦治、1994、『出会いの看護論—人間の尊厳と他者の発見』、看護の科学社。
54. 村中祐生、1995、『「いのち」の時事—仏教者からみた脳死・臓器移植』、すずき出版。
55. 石井誠士、1995、『癒しの原理—ホモ・クーランスの哲学』、人文書院。
56. A．キンブレル、1995、『ヒューマン・ボディショップ—臓器移植と生命操作の裏側』(福岡伸一訳)、化学同人。
57. アルフォンス・デーケン、飯塚眞之編、1995、『新しい死の文化をめざして』、春秋社。
58. 柏木哲夫、1995、『死を学ぶ—最後の日々を輝いて』、有斐閣。
59. 今井道夫・香川知晶編、1995、『バイオエシックス入門』(第二版)、東信堂。
60. カール・ベッカー他、1995、『潔く死ぬために—臨死学入門』、春秋社。
61. 中山愈、1996、『生命倫理』、弘文堂。
62. NHK人体プロジェクト編著、1996、「安楽死—生と死をみつめる』、NHK出版。

63. 教皇ヨハネ・パウロ二世、1996、『いのちの福音』、カトリック中央協議会。
64. 柳田邦男、1996、『いのち―8人の医師との対話』、講談社。
65. _____、1996、『「死の医学」への日記』、新潮社。
66. 虫明満編、1996、『人のいのちと法―生命倫理の周辺』、法律文化社。
67. ユーリウス・ハッケンタール、1996、『最後まで人間らしく―患者の自己決定権について』（関田淳子・柳沢ゆりえ・岩切千代子訳）、未来社。
68. 葛生栄二郎・河見誠共著、1996、『いのちの法と倫理』、法律文化社。
69. 小松美彦、1996、『死は共鳴する―脳死・臓器移植の深みへ』、勁草書房。
70. 太田富雄編著、1996、『現代医療の光と影』、晃洋書房。
71. アルフォンス・デーケン、1996、『死とどう向き合うか』、日本放送出版会。
72. 棚橋實編著、1997、『いのちの哲学―いま生命倫理に問われているもの』、北樹出版。
73. 町野朔ほか編、1997、『資料・生命倫理と法 II 安楽死・尊厳死・末期医療』、信山社。
74. 石原明、1997、『法と生命倫理20講』、日本評論社。
75. 河合隼雄・柳田邦男共同編集、1997、『死の受容』、岩波書店。
76. 加賀乙彦編著、1997、『素晴らしい死を迎えるために―死のガイドブック』、太田出版。
77. **Albert R.Jonsen, Mark Siegler, William J.Winslade**、1997、『臨床倫理学―臨床医学における倫理的決定のための実践的なアプローチ』（赤林朗・大井玄監訳、大井幸子他訳）、新興医学出版社。
78. 脳死・臓器移植を考える委員会編、1997、『愛ですか？臓器移植―議員と市民の勉強会報告集』、社会評論社。
79. 飯島宗一・加藤延夫監修、堀田知光・太田美智男編、1997、『人間性の医学』、名古屋大学出版会。
80. 清水哲郎、1997、『医療現場に臨む哲学』、勁草書房。
81. シャーリー・ドウブレイ、1997、『シシリー・ソンダース―ホスピス運動の創始者』（若林一美他訳）、日本看護協会出版会。
82. 中野東禅、1998、『中絶・尊厳死・脳死・環境―生命倫理と仏教』、雄

山閣。
83. 立山龍彦、1998、『自己決定権と死ぬ権利』、東海大学出版会。
84. 関根透、1998、『日本の医の倫理―歴史と現代の課題』、学建書院。
85. 山口研一郎編、1998、『操られる生と死―生命の誕生から終焉まで』、小学館。
86. 医療倫理Q＆A刊行委員会編、1998、『医療倫理Q＆A』、太陽出版。
87. 桂秀策、1998、『やさしい脳死理論―臓器移植のために』、丸善プラネット。
88. 平野武編、1998、『生命をめぐる法、倫理、政策』、晃洋書房。
89. 柳田邦男、1998、『「犠牲」への手紙』、文藝春秋。
90. 加藤尚武・加茂直樹編、1998、『生命倫理を学ぶ人のために』、社会思想社。
91. 山口研一郎編、1998、『操られる生と死―生命の誕生から終焉まで』、小学館。
92. 鈴木盛一、1998、『生命（いのち）から生命へ「臓器移植」』、海竜社。
93. 佐々木迪夫、1998、『癌の告知・ターミナルケア』、丸ノ内出版。
94. 関正勝、1998、『生命倫理』、聖公会出版。
95. クレール・ケベール、1998、『死から新しいいのちへ―看取る人の心得』、女子パウロ会。
96. 小田垣雅也、1998、『ネオ・ロマンティズムとキリスト教』、創文社。
97. 町野朔・秋葉悦子、1998、『脳死と臓器移植』[第二版]及び[第二版追補]、信山社。
98. 間瀬啓允、1998、『生命倫理とエコロジー』、玉川大学出版部。
99. 高久史麿編、1999、『医の現在』、岩波新書。
100. 松本信愛、1999、『いのちの福音と教育』、サンパウロ。
101. 今井道夫、1999、『生命倫理学入門』、産業図書。
102. 関根清三編、1999、『死生観と生命倫理』、東京大学出版会。
103. 神田健次編、1999、『生と死』、日本基督教団出版局。
104. 額田学編著、1999、『脳死・移植の行方』（かもがわブックレット129）、かもがわ出版。
105. 須藤正親、池田良彦、高月義照、1999、『なぜ日本では臓器移植はむずかしいのか―経済・法律・倫理の側面から』、東海大学出版会。

106. 日本死の臨床研究会編、1999、『死とむきあうための12章』、人間と歴史社。
107. 星野一正編著、1999、『生の尊厳―日米欧の医療倫理』、思文閣出版。
108. 山内一也、1999、『異種移植―21世紀の驚異の医療』、河出書房新社。
109. レネイ・フォックス、ジュディス・スウェイジー、1999、『臓器交換社会―アメリカの現実・日本の近未来』、青木書店。
110. 藤木典生、メイサーダリル編、1999、『アジアと生命倫理―ユネスコアジア生命倫理会議及び遺伝医学と倫理のWHO支援サテライトシンポジウム』、ユウバイオス倫理研究会。
111. 厚生省保険医療局臓器移植法研究会監修、1999、『逐条解説 臓器移植法』、中央法規。
112. 日野原重明、1999、『医のアート、看護のアート』(日野原重明著作選集〈上〉)、中央法規。
113. _____、1999、『死と、老いと、生と』(日野原重明著作選集〈下〉)、中央法規。
114. 曽我英彦・棚橋實・長島隆編、1999、『生命倫理のキーワード』、理想社。
115. 平野恭子、2000、『検証 脳死・臓器移植―透明な医療をどう確保するか』(岩波ブックレット No. 497)、岩波書店。
116. 和田寿郎、2000、『ふたつの死からひとつの生命(いのち)を』、道出版。
117. 近藤誠・中野翠・宮崎哲弥・吉本隆明他、2000、『私は臓器を提供しない』、洋泉社。
118. 梅原猛、2000、『脳死は本当に人の死か』、PHP。
119. 遠藤允、2000、『いのちのバトンリレー―造血細胞バンクのいま』、ローカス。
120. ジョン・B.カブ Jr.、2000、『生きる権利と死ぬ権利』(延原時行訳)、日本基督教団出版局。
121. 立木寛子、2000、『沈黙のかなたから』、朝日ソノラマ。
122. 木村利人、2000、『自分のいのちは自分で決める―生老病死のバイオエシックス=生命倫理』、集英社。
123. 平野武編、2000、『生命・環境と現代社会』、晃洋書房。
124. ハーバード・ヘンディン、2000、『操られる死―〈安楽死〉がもたらす

もの』(大沼安史・小笠原信之訳)、時事通信社。
125. グレゴリー・E.ペンス、2000、『医療倫理―よりよい決定のための事例分析Ⅰ・Ⅱ』(宮坂道夫・長岡成夫共訳)、みすず書房。
126. 山口研一郎・桑山雄次、2000、『脳死・臓器移植拒否宣言―臓器提供の美名のもとに捨てられる命』、主婦の友社。
127. チャールズ・カッカーン、2000、『医師はなぜ安楽死に手を貸すのか』(杉谷浩子訳)、中央書院。
128. 村上陽一郎、2000、『科学の現代を問う』、講談社現代新書。
129. ウァルデマール・キッペス、2000、『スピリチュアルケア―病む人とその家族・友人および医療ッスタッフのための心のケア』、サンパウロ。
130. 窪寺俊之、2000、『スピリチュアルケア入門』、三輪書店。
131. 寺本松野・村上國男・小海正勝、2000、『IC―自己決定を支える看護』、日本看護協会出版会。
132. 河野勝彦、2000、『環境と生命の倫理』、文理閣。
133. デイヴィッド・ロスマン、2000、『医療倫理の夜明け―臓器移植・延命治療・死ぬ権利をめぐって』(酒井忠昭監訳)、晶文社。
134. 立花隆、2000、『人体再生』、中央公論新社。
135. 中島みち、2000、『脳死と臓器移植法』、文春新書。
136. 山崎章郎、2000、『ホスピス宣言―ホスピスで生きるということ』、春秋社。
137. 森岡正博、2000、『増補決定版 脳死の人―生命学の視点』、法蔵館。
138. カール・ベッカー編著、2000、『生と死のケアを考える』、法蔵館。
139. 現代思想、『特集 健康とは何か』(2000年9月号)、青土社。
140. 香川知晶、2000、『生命倫理の成立―人体実験・臓器移植・治療停止』、勁草書房。
141. アンドレ・グアゼ、2000、『「医」の倫理とは―明日の医療と哲学』(森岡恭彦訳)、産業図書。
142. ホアン・マシア、2000、『いのちの重み―生命観と倫理観への問い』、あかし書房。
143. 立石真也、2000、『弱くある自由へ―自己決定・介護・生死の技術』、青土社。
144. 広瀬輝夫、2000、『死の医学―良い死に方、死なせ方』、学生社。

(2001年1月31日作成)

あとがき

　本書が成立するまでには、次のような経緯があったことを記しておきたい。私は本務校の南山大学において、1985年度から1994年度まで開講されていた総合科目群の一つである「生命と環境」(複数教員による分担)で、「生命倫理と宗教」を講じていた。また、1995年度から1999年度まではカリキュラム改編によるテーマ科目群の「生命と環境」のうち「生命倫理」を担当し、さらに2000年度の再度の同科目群のカリキュラム改編により「生命と倫理問題」として開講している。本書は、それらの講義録をもとに、教科書として書き改めたものである。

　これまでの経験から一般的に言えることは、現代の医療をめぐるいろいろな倫理問題について学生も一般市民も非常に興味をもっているということである。確かに、それらの問題が以前にも増して自分たちに身近なものになっていることを実感しているように思われる。言うまでもなく、複雑な医療現場の問題を説き明かし、倫理的な解答を見いだすことは容易ではない。しかし、健康維持や病気という視点から自分の生命や死の問題を深く考えるという初めての機会を得ることができたという学生の素直な反応もみられ、いつも新たな刺激を受けている。また、キリスト教の立場からの明確な医療倫理が提示されており、日本人としての移植医療や脳死の考え方との相違なども知ることができ、自分なりの倫理的な判断が求められていることを自覚する学生もいる。なお、本書では生命の誕生にまつわる諸問題、例えば体外受精や出生前診断または遺伝子操作などについては取り扱っていない。これらについては人間の性と結婚および家庭という文脈を踏まえて考える必要があり、別の講義科目を設定しているからである。

日本でも、各章の参考文献や巻末文献に挙げてあるように、生命と死をめぐる医療については各専門の立場から数多くの資料が出版されている。それらを読破し理解するだけでも並大抵のことではない。本書ではキリスト教倫理の立場からそれらの一部を要約し、基本的な倫理的判断ができるようにと考えた。ひとりでも多くの人が自分の生命と死について深く考え、よりよい人生を生き、それを全うするための一助にでもなれば、幸いである。

　最後に、本書の出版にあたっては、東信堂社長、下田勝司氏にはその相談の段階から快諾の意向を示されるとともに、内容および文献に至るまで丁寧なご指摘をいただいた。ここにその献身的な姿勢に対して、心から感謝の意を表したい。

　2001年8月

浜口　吉隆

著　者

浜口吉隆（はまぐち　よしたか）
1946 年　　長崎県福江市に生まれる
1970 年　　南山大学文学部哲学科卒業
1972 年　　同神学科卒業
1973 年　　カトリック司祭叙階（神言修道会）
1978 年　　上智大学大学院神学研究科修士課程修了
1978 年 10 月－1982 年 9 月　ローマ・グレゴリアン大学大学院にて倫理神学専攻
現　在　　南山大学教授（倫理神学、生命倫理担当）

主要著書
『結婚―その意味と成功のひけつ』（共著）女子パウロ会、1985 年
『伝統と刷新―キリスト教倫理の根底を探る』南窓社、1996 年
『修道院の窓から』南窓社、1998 年

キリスト教からみた生命と死の医療倫理

2001 年 10 月 20 日　初　版第 1 刷発行　　　　　　　　〔検印省略〕
2021 年 3 月 30 日　初　版第 4 刷発行　　＊定価はカバーに表示してあります

著者Ⓒ浜口吉隆　発行者　下田勝司　　　　　　印刷・製本　中央精版印刷
東京都文京区向丘 1-20-6　郵便振替 00110-6-37828
〒113-0023　TEL 03-3818-5521 (代)　FAX 03-3818-5514　　株式会社　東信堂　発行所

Published by TOSHINDO PUBLISHING CO.,LTD.
1-20-6,Mukougaoka, Bunkyo-ku, Tokyo, 113-0023, Japan
ISBN4-88713-410-X C3012 ©Yoshitaka Hamaguchi
E-Mail: tk203444@fsinet.or.jp　URL: http://www.toshindo-pub.com/

東信堂

ハンス・ヨナス「回想記」	H・ヨナス 盛永・木下・馬渕・山本訳	四八〇〇円
責任という原理――科学技術文明のための倫理学の試み（新装版）	H・ヨナス 加藤尚武監訳	四八〇〇円
空間と身体――新しい哲学への出発	桑子敏雄	二五〇〇円
環境と国土の価値構造	桑子敏雄編	三五〇〇円
森と建築の空間史――南方熊楠と近代日本	千田智子	四三八一円
メルロ＝ポンティとレヴィナス――他者への覚醒	屋良朝彦	三八〇〇円
〈現われ〉とその秩序――メーヌ・ド・ビラン研究	村松正隆	三八〇〇円
省みることの哲学――ジャン・ナベール研究	越門勝彦	三二〇〇円
ミシェル・フーコー――批判的実証主義と主体性の哲学	手塚博	三二〇〇円
カンデライオ（ジョルダーノ・ブルーノ著作集 1巻）	加藤守通訳	三二〇〇円
原因・原理・一者について（ジョルダーノ・ブルーノ著作集 3巻）	加藤守通訳	三六〇〇円
英雄的狂気（ジョルダーノ・ブルーノ著作集 7巻）	加藤守通訳	三六〇〇円
ロバのカバラ――ジョルダーノ・ブルーノにおける文学と哲学	N・オルディネ 加藤守通監訳	三六〇〇円
自己〈哲学への誘い――新しい形を求めて　全5巻〉		
哲学の立ち位置	浅田淳一編	三二〇〇円
哲学の振る舞い	松永澄夫編	三二〇〇円
社会の中の哲学	伊佐敷隆弘編	三二〇〇円
世界経験の枠組み	松永澄夫編	三二〇〇円
哲学史を読むⅠ・Ⅱ	松永澄夫編	各三八〇〇円
言葉は社会を動かすか	高橋克也編	三二〇〇円
言葉の働く場所	村瀬鋼編	三二〇〇円
食を料理する――哲学的考察	松永澄夫編	二〇〇〇円
言葉の力（音の経験・言葉の力第Ⅰ部）	鈴木泉編	二五〇〇円
音の経験（音の経験・言葉の力第Ⅱ部）	松永澄夫	二八〇〇円
環境――言葉はどのようにして可能となるのか	松永澄夫	三〇〇〇円
環境安全という価値は…	松永澄夫編	二〇〇〇円
環境設計の思想	松永澄夫編	二三〇〇円
環境文化と政策	松永澄夫編	二三〇〇円

〒113-0023　東京都文京区向丘1-20-6　TEL 03-3818-5521　FAX 03-3818-5514　振替 00110-6-37828
Email tk203444@fsinet.or.jp　URL:http://www.toshindo-pub.com/

※定価：表示価格（本体）＋税

東信堂

【世界美術双書】

バルビゾン派	井出洋一郎	二〇〇〇円
キリスト教シンボル図典	中森義宗	二二〇〇円
パルテノンとギリシア陶器	関 隆志	二二〇〇円
中国の版画——唐代から清代まで	小林宏光	二二〇〇円
象徴主義——モダニズムへの警鐘	中村隆夫	二二〇〇円
中国の仏教美術——後漢代から元代まで	久野美樹	二二〇〇円
セザンヌとその時代	浅野春男	二二〇〇円
日本の南画	武田光一	二二〇〇円
画家とふるさと	小林 忠	二二〇〇円
ドイツの国民記念碑一八一三―一九一三	大原まゆみ	二二〇〇円
インド・アジア美術探索	永井信一	二二〇〇円
日本・アジア美術探索	袋井由布子	二二〇〇円
古代ギリシアのブロンズ彫刻	羽田康一	二二〇〇円

【芸術学叢書】

芸術理論の現在——モダニズムから	谷川渥監修	三八〇〇円
絵画論を超えて	藤枝晃雄編著	
涙と眼の文化史——中世ヨーロッパの標章と恋愛思想	尾崎信一郎	四六〇〇円
社会表象としての服飾——近代フランスにおける異性装の研究	新實五穂	三六〇〇円
バロックの魅力	徳井淑子	三六〇〇円
新版 ジャクソン・ポロック	小穴晶子編	二六〇〇円
ロジャー・フライの批評理論——知性と感受性の間で	要 真理子	四二〇〇円
レオノール・フィニ——境界を侵犯する新しい種	尾形希和子	二八〇〇円
いま蘇るブリア=サヴァランの美味学	川端晶子	三八〇〇円
ネットワーク美学の誕生——「下からの綜合」の世界へ向けて	川野 洋	三六〇〇円
イタリア・ルネサンス事典	J・R・ヘイル監訳編 中森義宗	七八〇〇円
福永武彦論——『純粋記憶』の生成とボードレール『ユリシーズ』の詩学	西岡亜紀 金井嘉彦	三二〇〇円 三二〇〇円

〒113-0023 東京都文京区向丘1-20-6
TEL 03-3818-5521　FAX03-3818-5514　振替 00110-6-37828
Email tk203444@fsinet.or.jp　URL:http://www.toshindo-pub.com/

※定価：表示価格（本体）＋税

東信堂

《未来を拓く人文・社会科学シリーズ》〈全17冊・別巻2〉

科学技術ガバナンス	城山英明編	一八〇〇円
ボトムアップな人間関係——心理・教育・福祉・環境・社会の12の現場から	サトウタツヤ編	一六〇〇円
高齢社会を生きる——老いる人／看取るシステム	清水哲郎編	一八〇〇円
家族のデザイン	小長谷有紀編	一八〇〇円
水をめぐるガバナンス——日本、アジア、中東、ヨーロッパの現場から	蔵治光一郎編	一八〇〇円
生活者がつくる市場社会	久米郁夫編	一八〇〇円
グローバル・ガバナンスの最前線——現在と過去のあいだ	遠藤乾編	二二〇〇円
資源を見る眼——現場からの分配論	佐藤仁編	二〇〇〇円
これからの教養教育——「カタ」の効用	葛木佳德編	二〇〇〇円
「対テロ戦争」の時代の平和構築——過去からの視点、未来への展望	黒木英充編	一八〇〇円
企業の錯誤／教育の迷走——人材育成の「失われた一〇年」	青島矢一編	一八〇〇円
日本文化の空間学	桑子敏雄編	二二〇〇円
千年持続学の構築	木村武史編	一八〇〇円
多元的共生を求めて——〈市民の社会〉をつくる	宇田川妙子編	一八〇〇円
芸術は何を超えていくのか？	沼野充義編	一八〇〇円
芸術の生まれる場	木下直之編	二〇〇〇円
文学・芸術は何のためにあるのか？	岡田暁生編	二〇〇〇円
日本文化の空間学	吉田洋編	
紛争現場からの平和構築——国際刑事司法の役割と課題	石田勇治編	二八〇〇円
〈境界〉の今を生きる	荒川歩・川喜田敦子・谷川竜一・内藤順子・柴田晃芳編	一八〇〇円
日本の未来社会——エネルギー・環境と技術・政策	角和昌浩・鈴木達治・城山英明編	二二〇〇円

〒113-0023 東京都文京区向丘1-20-6 TEL 03-3818-5521 FAX03-3818-5514 振替 00110-6-37828
Email tk203444@fsinet.or.jp URL:http://www.toshindo-pub.com/

※定価：表示価格（本体）＋税

東信堂

子ども・若者の自己形成空間——教育人間学の視線から	高橋勝編著	二七〇〇円
教育文化人間論——知の逍遥／論の越境	小西正雄	二四〇〇円
グローバルな学びへ——協同と刷新の教育	田中智志編著	二〇〇〇円
教育の共生体へ——ボディエデュケーショナルの思想圏	田中智志編	二五〇〇円
人格形成概念の誕生——近代アメリカの教育概念史	田中智志	三六〇〇円
社会性概念の構築——アメリカ進歩主義教育概念史	田中智志	三八〇〇円
教育の自治・分権と学校法制	結城忠	四六〇〇円
教育による社会的正義の実現——アメリカの挑戦(1945-1980)	D・ラヴィッチ著 末藤美津子訳	五六〇〇円
学校改革抗争の100年——20世紀アメリカ教育史	D・ラヴィッチ著 末藤・宮本・佐藤訳	六四〇〇円
国際社会への日本教育の新次元——今、知らねばならないこと	関根秀和編	一二〇〇円
ヨーロッパ近代教育の葛藤	太田美啓幸 編	三二〇〇円
ミッション・スクールと戦争——立教学院のディレンマ	前田一男編	五八〇〇円
多元的宗教教育の成立過程——アメリカ教育と成瀬仁蔵の「帰一」の教育	大森秀子	三六〇〇円
協同と表現のワークショップ——学びのための環境のデザイン 編集代表	茂木一司	二四〇〇円
演劇教育の理論と実践の研究——自由ヴァルドルフ学校の演劇教育	広瀬綾子	三八〇〇円
教育の平等と正義	大桃敏行・中村雅子・後藤武俊訳	三二〇〇円
オフィシャル・ノレッジ批判——保守復権の時代における民主主義教育	M・W・アップル著 野崎・井口・小暮・池田監訳	三八〇〇円
〈シリーズ 日本の教育を問いなおす〉		
拡大する社会格差に挑む教育	西村和雄・大森不二雄・木村拓也編	二四〇〇円
混迷する評価の時代——教育評価を根底から問う	西村和雄・倉元直樹・木村拓也編	二四〇〇円
教育における評価とモラル	西戸瀬和信雄編	二四〇〇円
地上の迷宮と心の楽園 【コメニウス セレクション】	J・コメニウス 藤田輝夫訳	三六〇〇円
《現代日本の教育社会構造》（全4巻）		
〈第1巻〉教育社会史——日本とイタリアと	小林甫	七八〇〇円

〒113-0023　東京都文京区向丘1-20-6
TEL 03-3818-5521　FAX 03-3818-5514　振替 00110-6-37828
Email tk203444@fsinet.or.jp　URL:http://www.toshindo-pub.com/
※定価：表示価格（本体）＋税

東信堂

グローバル化と知的様式——社会科学方法論についての七つのエッセー	J・ガルトゥング 大矢・重澤・光次郎訳	二八〇〇円
社会的自我論の現代的展開	船津 衛	二四〇〇円
組織の存立構造論と両義性論——社会学理論の重層的探究	舩橋晴俊	二五〇〇円
社会学の射程——ポストコロニアルな地球市民の社会学へ	庄司興吉	三二〇〇円
地球市民学を創る——変革のなかで	庄司興吉編著	三二〇〇円
市民力による知の創造と発展——身近な環境に関する市民研究の持続的展開	萩原なつ子	三二〇〇円
社会階層と集団形成の変容——集合行為と「物象化」のメカニズム	丹辺宣彦	六五〇〇円
階級・ジェンダー・再生産——現代資本主義社会の存続メカニズム	丹辺宣彦	三二〇〇円
現代日本の階級構造——理論・方法・計量・分析	橋本健二	四五〇〇円
人間諸科学の形成と制度化——社会諸科学との比較研究	橋本健二	三八〇〇円
現代社会と権威主義——フランクフルト学派権威論の再構成	保坂 稔	三六〇〇円
権威の社会現象学——人はなぜ、権威を求めるのか	藤田哲司	四九〇〇円
現代社会学における歴史と批判(上巻)	山田信行編	二八〇〇円
現代社会学における歴史と批判(下巻)——グローバル化の社会学	武川正吾編	二八〇〇円
インターネットの銀河系——ネット時代のビジネスと社会	M・カステル 矢澤・小山訳	三六〇〇円
自立支援の実践知——阪神・淡路大震災と共同・市民社会	似田貝香門編	三八〇〇円
〔改訂版〕ボランティア活動の論理——ボランタリズムとサブシステンス	西山志保	三六〇〇円
自立と支援の社会学——阪神大震災とボランティア	佐藤恵	三二〇〇円
NPO実践マネジメント入門(第2版)	パブリックリソースセンター編	二三八一円
個人化する社会と行政の変容——情報、コミュニケーションによるガバナンスの展開	藤谷忠昭	三八〇〇円

〒113-0023　東京都文京区向丘1-20-6　TEL 03-3818-5521　FAX 03-3818-5514　振替 00110-6-37828
Email tk203444@fsinet.or.jp　URL http://www.toshindo-pub.com/

※定価：表示価格（本体）＋税